W0256730

168

Anaesthesiologie und Intensivmedizin
Anaesthesiology
and Intensive Care Medicine

vormals „Anaesthesiologie und Wiederbelebung"
begründet von R. Frey, F. Kern und O. Mayrhofer

Herausgeber:
H. Bergmann · Linz (Schriftleiter)
J. B. Brückner · Berlin   M. Gemperle · Genève
W. F. Henschel · Bremen   O. Mayrhofer · Wien
K. Meßmer · Heidelberg   K. Peter · München

Anwendungsgebiete der Computertechnologie in Anaesthesie und Intensivmedizin

Herausgegeben von
H.-J. Hartung, P.-M. Osswald
und H.-J. Bender

Mit 169 Abbildungen

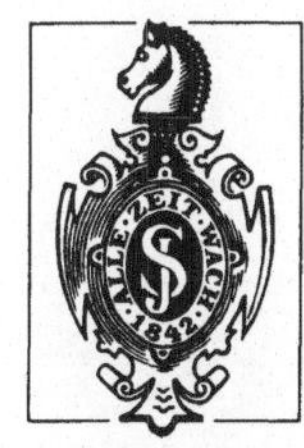

Springer-Verlag
Berlin Heidelberg New York Tokyo 1985

Dr. Hans-Joachim Hartung
Priv.-Doz. Dr. Peter-Michael Osswald
Dr. Dr. Hans-Joachim Bender

Klinikum Mannheim, Institut für Anästhesie, Theodor-Kutzer-Ufer,
6800 Mannheim

ISBN-13:978-3-540-13693-4   e-ISBN-13:978-3-642-69942-9
DOI: 10.1007/978-3-642-69942-9

CIP-Kurztitelaufnahme der Deutschen Bibliothek
Anwendungsgebiete der Computertechnologie in
Anaesthesie und Intensivmedizin / hrsg. von
H.-J. Hartung ...
Berlin; Heidelberg; New York; Tokyo: Springer, 1985
(Anaesthesiologie und Intensivmedizin; 168)
ISBN-13:978-3-540-13693-4

NE: Hartung, Hans-Joachim [Hrsg.]; GT

Satz: Elsner & Behrens GmbH, Oftersheim

2119/3140-543210

Vorwort

Anästhesieabteilungen sind ebenso wie Intensivstationen heutzutage integrierter Bestandteil eines Krankenhauses geworden. Differenzierte Anästhesieverfahren und Behandlungsmethoden in der Intensivtherapie erfordern die Verfügbarkeit physiologischer Daten für den behandelnden Arzt und das Pflegepersonal, um schnelle und exakte Entscheidungen in lebensbedrohlichen Situationen treffen zu können.

In den vergangenen Jahren hat sich die Computertechnologie zu einem hilfreichen und mittlerweile unverzichtbaren Bestandteil in der Überwachung während der Narkose und der Intensivtherapie entwickelt. Die Verbesserung des physiologischen Monitorings führte zu einer sicheren Patientenversorgung.

Das vorliegende Buch beinhaltet die Erfahrungen, die wir in 6 Jahren mit dem Einsatz der Computertechnologie in dem Bereich der Anästhesie und Intensivtherapie gesammelt haben. Es kann nicht die Absicht dieses Buches sein, eine allgemeine Übersicht über die Möglichkeiten dieser neuen Technologie in der Medizin zu geben, vielmehr sollte aus der Sicht des Anwenders die persönliche Wertung über den Nutzen von Prozeßrechnern im Bereich der Anästhesie und Intensivmedizin anhand von sinnvollen Anwendungsbeispielen aufgezeigt werden.

Es liegt in der Natur der verwendeten Technologie, daß viele Einsatzbeispiele, die in diesem Buch beschrieben werden, durch die rasante Entwicklung auf dem Computermarkt zum Teil als überholt anzusehen sind. So hat sich die Rechnerkapazität, die man für einen US-Dollar kaufen kann, in den letzten 5 Jahren etwa um den Faktor 50000 erhöht. Im wesentlichen gleich geblieben ist dagegen die Leistung, die ein Fachmann innerhalb eines Jahres an Software erstellen kann.

Aus diesem Grunde bleiben auch die in diesem Buch vorgestellten Programmsysteme nach wie vor aktuell und können weitgehend unverändert auf andere Rechner übernommen werden.

Verändert hat sich in den letzten Jahren auch das Verhältnis der Ärzte gegenüber dieser neuen Technologie.

So beschränkte sich bei Aufnahme unserer Arbeiten der Einsatz von Computern noch auf wenige Teilbereiche in der Medizin, die nur wenigen Spezialisten vorbehalten und verständlich waren. Der

Prozeßrechner wurde von den benutzenden Ärzten als „schwarzer Kasten" angesehen, der die gestellte Aufgabe zuverlässig zu erfüllen hatte. Der hohe Anschaffungspreis der Geräte rechtfertigte auch diese Erwartungshaltung, die aber oft genug nicht erfüllt werden konnte. Diese Situation hat sich mit dem Auftreten der Mikroprozessoren bzw. in der jüngsten Zeit durch das Auftreten der Personal Computers (PC) grundlegend geändert. Durch den niedrigen Anschaffungspreis bedingt, hielten die Personal Computers Einzug in viele Teilbereiche der Medizin. Der Umgang mit dem Computer wurde vertrauter, zudem sahen sich auch plötzlich viele Wissenschaftler in der Lage, sich eigene Rechner zu leisten und unterschiedlichste Fragestellungen mit Hilfe der Computertechnologie lösen zu können. Nicht unbeträchtlich hat hierzu auch die hohe Zuverlässigkeit der Computer beigetragen.

In dieser veränderten Situation erscheint es uns sinnvoll, durch die Veröffentlichung unserer Erfahrungen weitere Anregungen für interessierte Ärzte, Schwestern und Pfleger sowie Informatiker und Bioingenieure zu geben, um eine weitere Verbreitung und einen sinnvollen Einsatz dieser Technologie zu fördern. Wir hoffen auch, beim Leser Enttäuschungen verhindern zu können, die durch zu hohe Erwartungen von Benutzern an diese neue Technologie oft genug aufgetreten sind.

Unser besonderer Dank gilt Frau B. Binninger, die uns bei der Erstellung des Manuskriptes mit bewundernswerter Geduld tatkräftig unterstützte.

Mannheim, im November 1984   Die Herausgeber

Inhaltsverzeichnis

Abkürzungen und Symbole

(Die aufgeführten Größen werden im Text meist ausgeschrieben bzw. erläutert; sie sind mit den in den Abbildungen der Computerausdrucke verwendeten, die formal unterschiedlich sind, leicht zu identifizieren. Das Verzeichnis gibt eine erste Übersicht und kann in Zweifelsfällen zu Rate gezogen werden)

ABG	arterielle Blutgasanalyse
AF	Atemfrequenz (pro Minute)
ARDS	„adult respiratory distress syndrome", Atemnotsyndrom des Erwachsenen
AMV	Atemminutenvolumen
AVD	Differenz zwischen dem Sauerstoffgehalt im arteriellen und im gemischt-venösen Blut (auch $D_{a\bar{v}}O_2$)
AZV	Atemzugvolumen, Atemhubvolumen (vgl. V_T)
BE	Base excess
C.I.	„cardiac index", Herzminutenvolumenindex pro Quadratmeter Körperoberfläche (m^2 KOF)
C.O.	„cardiac output" Herzminutenvolumen
C_{O_2}	Sauerstoffgehalt
CO_2-Prod.	Kohlensäureproduktion, Kohlensäureabgabe
Compl.$_{Trach}$	effektive Compliance (eff. Compl.), berechnet unter Verwendung des intratracheal gemessenen endexspiratorischen Drucks
CPAP	„continuous positive airway pressure", kontinuierlicher positiver Druck in den Atemwegen (Bezeichnung v. a. bei Spontanatmung, gelegentlich auch bei Beatmung gebräuchlich)
CPPB	„continuous positive pressure breathing", Synonym: CPAP, d. h. Spontanatmung mit positivem Atemwegsdruck
CVP	„central venous pressure", Zentralvenendruck, zentraler Venendruck (auch ZVD)
$D_{Aa}O_2$	alveoloarterielle Sauerstoffpartialdruckdifferenz
$D_{a\bar{v}}O_2$	Sauerstoffgehaltsdifferenz zwischen arteriellem und gemischt-venösem Blut
E	Exspiration (vgl. z. B. $F_E CO_2$)
EEP	„endexpiratory pressure", endexspiratorischer Druck
$F_E CO_2$	Fraktion des CO_2 in der gemischten Ausatmungsluft (Angabe meist in %)

F_IO_2	Fraktion des Sauerstoffs im Einatmungsgasmisch (Angabe gelegentlich in %)
FRC	funktionelle Residualkapazität, endexpiratorisches Lungenvolumen
Hb	Hämoglobin
HF (HR)	Herzfrequenz („heartrate")
Hkt	Hämatokrit
I	Inspiration (vgl. z. B. $p_{AW(I)}$)
IMV	„intermittent mandatory ventilation",
IPPB	„intermittent positive pressure breathing", Überdruckbeatmung
IPPV	„intermittent positive pressure ventilation", Synonym: IPPB
KG	Körpergewicht (z. B. mg/kg KG)
KOF	Körperoberfläche
LVSW	„left ventricular stroke work", linksventrikuläre Schlagarbeit
O_2-Uptake	Sauerstoffaufnahme, Sauerstoffverbrauch
p	Zeichen für Druck (engl. meist P)
p_aO_2, p_aCO_2	arterieller Sauerstoff bzw. Kohlensäurepartialdruck
p_AO_2, p_ACO_2	alveolärer Sauerstoff- bzw. Kohlensäurepartialdruck
P_{AP} [$P_{AP(m)}$, $P_{AP(d)}$]	pulmonal-arterieller Druck [(m) Mitteldruck, (d) diastolisch]
P_{AW} [$P_{AW(I)}$, $P_{AW(E)}$]	Atemwegsdruck (inspiratorisch, exspiratorisch)
P_{LA}, P_{RA}	Links- bzw. Rechtsvorhofdruck (vgl. PCWP)
pO_2, pCO_2	Sauerstoff- bzw. Kohlensäurepartialdruck
PCWP	„pulmonary capillary wedge pressure", pulmonalkapillärer „wedged" Druck, indirekt gemessener Linksvorhofdruck
PEEP	„positive endexpiratory pressure", positiv endexspiratorischer Druck
PF	Pulsfrequenz (pro Minute)
$\dot{Q}_S$	Shuntperfusion (Q_{Shunt})
$\dot{Q}_T$	Totalperfusion (Q_{Total})
$\dot{Q}_S/\dot{Q}_T$	intrapulmonaler Rechts-links-Shunt (in % des Herzminutenvolumens)
R-L-Shunt	intrapulmonaler Rechts-links-Shunt
R_{pulm}	vaskulärer Widerstand in der Lungenstrombahn (kleiner Kreislauf)
R_{syst}	vaskulärer Widerstand im Systemkreislauf (großer Kreislauf)
R_{ex}	exspiratorischer Atemwegswiderstand
R_{in}	inspiratorischer Atemwegswiderstand
RR	Blutdruck, gemessen nach Riva Rocci
S oder S_{O_2}	Sauerstoffsättigung
SAP	Sauerstoffsättigung im pulmonal-arteriellen Blut, d. h. gemischt-venöse Sättigung
S_aO_2	Sauerstoffsättigung im arteriellen Blut

$S_{\bar{v}}$ Sauerstoffsättigung im gemischt-venösen Blut („mixed venous oxygen saturation")

SI   Schlagvolumenindex: Schlagvolumen pro m^2 KOF

SV   Schlagvolumen

T   Temperatur

TK_{O_2} O_2-Transportkapazität

V   (künstliche) Beatmung (ventilation)

$\dot{V}$ Atemminutenvolumen

V_D Totraumvolumen (V_{dead})

V_T totale Ventilation, Atemzugvolumen (V_{tidal})

V_D/V_T Totraumquotient, Fraktion der Totraumventilation bezogen auf die totale Ventilation, d. h. auf das Atemminutenvolumen

VES   ventrikuläre Extrasystolen

Vol.-%   Volumenprozent (ml/100 ml)

ZEEP   „zero endexpiratory pressure", endexspiratorischer Nulldruck

ZVD   zentralvenöser Druck (vgl. CVP)

Fachausdrücke der elektronischen Datenverarbeitung

Adresse	Kennzeichnung einer Datenablage im Speicher.
ADU	Analog-Digital-Umwandler.
Alphanumerisch	Darstellung von Daten durch Buchstaben, Ziffern und Sonderzeichen.
Analog	Darstellung und Verarbeitung von Daten in einer dem Gegenstand, Sachverhalt oder Vorgang entsprechenden, gleichartigen Weise (z. B. Strecken, Stromspannungen, Stromstärken und andere physikalische Größen).
ANNABEL	Programmbezeichnung.
AOPTIS	Interne Bezeichnung eines Programmsegments.
Assembler (assemblieren)	Programm zur Umwandlung eines in der Assemblersprache geschriebenen Programms in ein für die Verarbeitung geeignetes Maschinenprogramm (gehört zur Software).
BASIC	*B*eginners *A*ll-Purpose *S*ymbolic *I*nstruction *C*ode, einfache problemorientierte Programmiersprache (entwickelt vom Dartmouth College, USA).
Batchverarbeitung	Stapelverarbeitung; die Daten einer Periode werden gesammelt und in einem Durchgang verarbeitet.
Bit	*B*inary dig*it*, kleinste Informationseinheit (Ja/Nein-Entscheidung), Bauelement von Datenspeichern, z. B. Ferritkern im Kernspeicher.
BUS	Zum Datentransfer erforderliche Einrichtungen, z. B. Kabel (vgl. DFÜ).
Byte	Kleinste adressierbare Einheit (Stelle) eines Speichers, 1 Byte = 8 Bit (plus Prüfbit).
Closed loop control	Steuerung eines Systems durch einen geschlossenen Regelkreis.
Code	Vereinbarung oder Vorschrift, bestimmten Zeichen oder Symbolen eine bestimmte Bedeutung zuzuordnen. Nach DIN 44300 ist ein Code eine Vorschrift für die eindeutige Zuordnung der Zeichen eines Zeichenvorrats (Bildmenge) zu denjenigen eines anderen Zeichenvorrats.
Compiler	Kompilierer, Programm zur Umwandlung eines in einer höheren Programmiersprache (z. B. COBOL) geschriebenen Programms in ein verarbeitungsfähiges Maschinenprogramm; gehört zur Software.
Controller	Interface für ein peripheres Gerät.

Datei	Alle logisch zusammengehörigen Datensätze eines Sachgebiets, z. B. Stammsätze aller Mitarbeiter, Materialbewegungen einer Verarbeitungsperiode usw.
Datenbank	Vereinigung mehrerer Dateien in einem Speicher in einer Weise, die den Zugriff und das Arbeiten mit den Daten für alle Beteiligten ermöglicht.
Datensatz	Alle logisch zusammengehörigen Daten zur Beschreibung eines Gegenstands, Sachverhalts oder Vorgangs.
DFÜ	Datentransfer mit Hilfe des Telefonnetzes der Post.
Dialogbetrieb	Lösung einer Aufgabe mit Hilfe einer Datenverarbeitungsanlage durch einen mehrmaligen Wechsel von Frage und Antwort (DIN 44300).
Digital	Darstellung und Verarbeitung von Daten und Informationen unter Verwendung von Ziffern (im Gegensatz zur analogen Darstellung).
Diskette	Biegsame Magnetplatte, wird z. B. bei der Datenspeicherung benutzt.
Display	Datensichtgerät, Bildschirmterminal.
DV	Datenverarbeitung.
Echtzeitverarbeitung	Die Daten werden so, wie sie entstehen oder erfaßt werden, verarbeitet, auch Real-time-Verarbeitung oder schritthaltende Verarbeitung genannt.
EDV	Elektronische DV.
File	Datei.
Flag	Kennzeichnung für einen Programmzustand.
Floppy disk	Diskette.
Format (formatieren)	Struktur, Aufbau eines Datensatzes.
FORTRAN	Programmiersprache.
Generator	Systemprogramme, die aus einem in einer Formular- oder Parametersprache (z. B. RPG oder als Entscheidungstabellen) geschriebenen Aufgabe ein EDV-Programm erstellen (generieren). Generatoren gehören zur Software.
Hardcopy	Auf Papier gedruckte Ausgabe von Daten.
Hardware	Der technische Teil eines EDV-Systems, also die verschiedenen Geräte ohne die Systemprogramme (Software).
„Help" oder Hilfefunktion	Benutzerhilfe.
IABSYS	Programmname.
IMPRO, DFMS, FIAC	Vom Computerhersteller mitgelieferte Basisprogramme.
Implementierung (implementieren)	Sie umfaßt alle Arbeiten, die notwendig sind, um eine neue Anwendung auf eine EDV-Anlage zu bringen (mit Ausnahme der Programmierung und des Testens).
Input	Dateneingabe.

Interface	Schnittstelle zwischen den einzelnen Elementen eines DV-Systems, sie kann hardware- oder softwarebezogen sein.
Interpreter	Sprachübersetzer von einer höheren Programmiersprache zum Maschinencode.
Job	Eine für den Computer definierte Aufgabe.
Job control	Jobsteuerung, Teil des Betriebssystems.
JOROOT	Programmname.
Konfiguration	Zusammenstellung eines DV-Systems aus verschiedenen Elementen.
Maske	Im Programm definierte Anweisung, wie Daten für die Aufgabe auf einem Formular oder einem Datensichtgerät angeordnet und aufbereitet werden sollen, z. B. Unterdrücken führender Nullen, Kommasetzung usw.
Menüprinzip	Benutzerführung durch angebotene Menüs (Kombination bestimmter Formate).
Modul	Baukastenförmiges Element eines Systems, *modularer Aufbau*: baukastenförmiger Aufbau, bei dem Teile weggelassen oder ausgetauscht werden können, ohne das gesamte System zu beeinträchtigen.
Monitor	Überwachungs- und Steuerungsprogramm, gehört zum Betriebssystem.
Monitor (med.)	Patientenüberwachungsgerät.
Off-line-Verarbeitung	Die Daten werden nicht sogleich nach der Erfassung in das System eingegeben, sondern zwischengespeichert und periodisch verarbeitet. Geräte (Drucker, Belegleser), die unabhängig von der Zentraleinheit betrieben werden können, arbeiten im Off-line-Betrieb.
On-line-Verarbeitung	Die Daten werden am Ort des Geschehens erfaßt und über ein Terminal zur sofortigen Verarbeitung in das System eingegeben.
Output	Datenausgabe.
Overlay	Segmentale Verarbeitung von Daten.
Partition	Wird der Arbeitsspeicher auf verschiedene Programme und Jobs aufgeteilt, dann entstehen „partitions".
PASCAL	Programmiersprache.
Plausibilitätsprüfung (-kontrolle)	Eine Prüfung, bei der festgestellt wird, ob bestimmte Angaben in Abhängigkeit von anderen Angaben in anderen Datenfeldern möglich sind oder nicht.
Plotter	Von der Zentraleinheit gesteuerte Einheit zur Ausgabe grafischer Darstellungen (Zeichengerät).
Prozeßrechner	Datenverarbeitungsanlage zur Steuerung technischer Prozesse, z. B. Erdölraffinerie, Zementwerk, Stahlwalzwerk usw.
Real time	Realzeit, Echtzeit.
Resident	Dauernder Verbleib.
ROOT	Im Speicher residenter Programmteil.

Software	Die Software umfaßt alle zur Nutzung eines DV-Systems notwendigen Steuerprogramme wie Betriebssysteme, Compiler und Monitore.
Stand-alone-System	Computersystem, das isoliert ohne Hintergrundrechner arbeitet.
Time-Sharing Operating System (TSOS)	Betriebssystem, welches den Zugriff mehrerer Benutzer „gleichzeitig" zuläßt.
Workfile	Arbeitsdatei.

Hardwareverzeichnis

Gerät	Hersteller	Ort/Vertrieb
Dietz 621 X2, Minicomputer	Dietz	Mühlheim
Microprozessor M 6800	INSO	Karlsruhe
Bildschirm	Tektronix	Oregon (USA)
Drucker	Binder	Villingen-Schwenningen
Kopierer	Tektronix	Oregon (USA)
Massenspektrometer	Perkin-Elmer	Hoyer/Bremen
EMMA	Engström	München
Dinamap-Monitor	Kritikon	Hamburg
Monitore (Kreislauf)	Beliebige Firmen, z. B. Siemens	Erlangen
Beatmungsgerät inkl. Monitoring – Servo 900 –	Siemens	Erlangen

Perspektiven der elektronischen Datenverarbeitung (EDV) in Anästhesie und Intensivmedizin

Geschichtliche Entwicklung und Anwendungsbereiche

Die bemerkenswerte Entwicklung der Computertechnologie und eigene Erfahrungen beim klinischen Einsatz dieser Apparaturen veranlassen uns, sinnvolle Anwendungsbereiche und Aufgabengebiete dieser wertvollen Maschinen in der Anästhesie zu definieren.

Verfolgt man die Entwicklung, so spielt die Computertechnologie erstmals bei der Behandlung des schwerkranken Patienten eine Rolle. Die ersten Anwendungsbereiche befaßten sich mit der Erfassung von Vitalparametern auf der Intensivstation [180, 284]. Norlander berichtet 1973 über ein Patientendatensystem für Operation und Intensivpflege [181]. Conrad u. George stellten ein Off-line-System zur Unterstützung des Managements beamteter Patienten vor [46]. Die Arbeitsgruppe um Kalinsky berichtete von einem interaktiven Computersystem, das auf Mikroprozessoren kontinuierliche Erfassung hämodynamischer Parameter eines Patienten verwirklicht [45]. Peters u. Hilberman erarbeiteten spezielle Algorithmen zur Verbesserung des kardiopulmonalen Managements während des Weanings (Entwöhnung) [204]. Später wurden dann computergestützte Berichterstattung bzw. Krankenblattführung eingesetzt [131, 152, 249] und erste Erfahrungen mit der „closed loop control" der Flüssigkeits- und Medikamententherapie gesammelt [260]. Zwei zusammenhängende Arbeiten berichteten als einzige von einer eigentlichen Berichterstellung im Rahmen der Intensivtherapie [105].

In der Folge wurden vielfach statistische Methoden angewandt. Es war letztlich gelungen, eine große Anzahl von Daten überschaubar zu machen [186, 219, 246].

Parallel hierzu erfolgte die Entwicklung der Computeranwendung in der Anästhesie [48]. Erste Anwendungen von Computersystemen mit Randlochkarten als Datenträger findet man bereits 1940 [118]. Eine Weiterentwicklung stellte die Benutzung von Markierungsbelegen als Datenträger dar [157]. In der folgenden Zeit wurden die Belegsysteme wieder aufgegeben und komfortable Dialogprogramme auf Rechenanlagen entwickelt.

Trotz jahrelanger Untersuchungen und intensiver Forschung ist zwar auch heute noch eine weit verbreitete computergestützte Entscheidungsfindung nicht möglich [98], aber es gibt wertvolle Entwicklungen, die in eine hoffnungsvolle Zukunft der Computertechnologie [236] weisen. Hierbei haben sich im wesentlichen 4 Hauptanwendungsgebiete herauskristallisiert:

Verarbeitung administrativer Daten, Monitoring, Ausbildung und Entscheidungsfindung.

Darüberhinaus ist für zukünftige Planungen von Bedeutung, welches Computersystem für die anstehende Fragestellung am besten geeignet erscheint. Auf den Entwicklungsstand der genannten Anwendungsgebiete der Computertechnologie und zukünftigen Entwicklungstendenzen soll nachfolgend näher eingegangen werden.

Verarbeitung administrativer Daten

Der Einsatz von Computern bei der Handhabung administrativer Daten und bei der Abrech-
nung medizinischer Leistungen ist in weiten Teilen der Medizin etabliert. So ist es z. B. möglich geworden, brauchbare Statistiken über die Komplikationen verschiedener Anästhesieverfahren darzustellen. Auch werden vielfach schon automatisch erstellte Entlassungsberichte
und Briefe an andere beteiligte Ärzte, Versicherungen bzw. Kassen weitergeleitet. Insgesamt
gesehen aber scheint der Anästhesist nur spärlichen Gebrauch von den zur Verfügung stehenden Möglichkeiten zu machen [264].

Computergestütztes Monitoring

Wesentlich häufiger wird in der Anästhesie die computergestützte Kontrolle sowohl von Vitalparametern als auch der medizinischen Ausrüstung [2, 102] akzeptiert. In den letzten Jahren
brachten verschiedene Firmen eine neue Generation von Überwachungsgeräten auf den
Markt, die die enorme Entwicklung der vergangenen Jahre auf dem Sektor der Hardware
berücksichtigen. So werden heute zahlreiche Monitoringsysteme und Analysegeräte angeboten, die regelmäßig Mikroprozessoren mit elektronischen Signalgebern enthalten. Die Ausrüstung zur intraoperativen Überwachung beinhaltet neben EKG-Displays und Arrhythmiecom-
putern automatische Blutdruckmonitore, Respiratoren und Narkosegasanalysatoren. Alarm-
geber, Protokollierung von Meßergebnissen und automatische Wiederholung von Messungen
gehören ebenso in diese Entwicklungen wie das Kalibrieren von Elektroden oder die Berechnung physiologischer Beziehungen [116, 195]. Der überwachbare Zeitraum ist durch die verwendeten Speicherkapazitäten auf maximal 3 Tage begrenzt, wenn nicht Erweiterungen der
Systeme vorgenommen werden.
   In der letzten Zeit werden auch von verschiedenen Arbeitsgruppen erstellte Überwachungssysteme in der Anästhesie zunehmend erfolgreich angewendet [59, 62, 233]. Einige
Arbeitsgruppen haben computergestützte Überwachungssysteme erweitert mit dem Ziel, bestimmten klinischen oder patientenspezifischen Bedürfnissen Rechnung zu tragen [202]. Der
Schwerpunkt dieser Modelle liegt jedoch darin, Daten zu erfassen und zu dokumentieren;
eine geeignete transparente Datendarstellung, welche das Protokoll überflüssig werden ließe,
wird nicht geboten. Eine Fortentwicklung zeichnet sich lediglich bei einer Arbeitsgruppe ab,
die ein komplettes computererstelltes Protokoll produziert, wobei allerdings Erfahrungen
über die Anwendung im Routinebetrieb nicht vorliegen.

Ausbildungsunterstützung

Seit mehreren Jahren werden Computer von einigen Anästhesisten zur Ausbildung eingesetzt
[100]. Gut strukturierte Programme können hierbei ein hohes Maß an Lehrmaterial zur Verfügung stellen, das mit anderen Methoden nicht überschaubar angeboten werden kann [1, 8,
170]. Die Nutzanwendung liegt in der Beantwortung aktueller Fragestellungen und in der
Bereitstellung von Lerninhalten für Studenten. Problematisch ist hierbei die Vorbereitung
des Lehrmaterials, die sich nicht nur schwierig, sondern in der Entwicklung auch zeitaufwendig
gestaltet. Der Einsatz kleiner transportabler Mikroprozessoren ist bei einer breiteren Anwen-

dung solcher Systeme von entscheidendem Vorteil. Sicherlich werden solche computergestützten Lehrprogramme in Zukunft beim Training in der Anästhesieausbildung zunehmend von Wert sein [39, 117, 171].

Entscheidungshilfesysteme

Am wenigsten realisiert ist bisher die Anwendung der Computertechnologie zur unmittelbaren therapeutischen Entscheidungshilfe während der Narkoseführung; dazu gehört ja neben der Bereitstellung geeigneter Therapievorschläge auch das Erkennen von abnormen Bedingungen oder Komplikationen. Das Problem liegt hierbei sicher nicht darin, daß ein geeigneter Rechner fehlt, sondern vielmehr in der Auswahl bzw. Verfügbarkeit geeigneter Meßfühler. Bei der Anwendung zielorientierter Softwaretechniken lassen sich die genannten Schwierigkeiten eher bewältigen, da beispielsweise Symbolmanipulierungssprachen keinen formalen Unterschied zwischen Daten und Programmen machen [90]. Lediglich in kleinen Teilbereichen der Anästhesie, wie z. B. der automatischen Relaxometrie oder der Steuerung von Infusionen, konnte bisher eine adäquate Kontrolle der Therapie eingesetzt werden [41, 247].

Unter der Bezeichnung Expertensysteme sind einige computergestützte Beratungssysteme entwickelt worden, die sich mit den Problemen der Wissenserwerbung und der Wissensvermittlung befassen [251]. Beispiele hierfür sind Systeme zur Lungenfunktionsdiagnostik oder zur Antibiotikatherapie [144].

Auswahl geeigneter Computersysteme

Zwar gibt es recht einheitliche Definitionen der Aufgabengebiete eines Computers, doch die Frage nach der Auswahl des geeigneten Computers für den jeweiligen Bedarf ist nicht in gleichem Maße einheitlich zu beantworten. Realistische Vorstellungen und eine ausreichende Information über die erwarteten Leistungen der Ausrüstung sind wesentliche Voraussetzungen für die Auswahl eines Computersystems [220, 263]; des weiteren darf auch ein möglicher Ausbau bzw. eine Erweiterung des geplanten Systems nicht unberücksichtigt bleiben [52].

Ein größeres Minicomputersystem ist vorteilhaft für die Entwicklung und Lösung unterschiedlicher Fragestellungen. Es ist gut geeignet für die klinische Forschung und bietet viel Kapazität und Flexibilität [99]. In der klinischen Routine hingegen eignen sich am Krankenbett installierte kleine mobile Mikroprozessoren besser. Sicherlich bieten sie auch ein höheres Maß an Betriebssicherheit. Die Kombination von Mikroprozessoren für die klinische Routine mit einem Minirechnersystem für die Entwicklung und Bearbeitung weitergehender Fragestellungen hat sich uns als besonders vorteilhaft erwiesen [21]. Ebenfalls bietet sich eine dezentralisierte Datenvorverarbeitung durch Mikroprozessoren dann an, wenn eine gleichzeitige Überwachung mehrerer Operationsplätze realisiert werden soll. Entscheidend für ein solches Konzept ist die günstige Preisentwicklung der Mikroprozessoren im Vergleich zu den Entwicklungskosten von Meßprogrammen [82].

Für die Anwendung der Computertechnologie in der Praxis der Anästhesie ist es wesentlich, neben einer ausreichenden Datensicherheit auch einen genügenden Schutz der Daten zu garantieren, um Mißbrauch und Manipulation auszuschließen. Hierbei müssen legitime, z. T. auch widersprüchliche Interessen von Ärzten, Patienten und Verwaltung berücksichtigt werden. Während Magnetplatten oder Disketten nach Sammlung größerer Datenmengen unter Verschluß gehalten werden können, ist die Einführung hierarchisch abgestufter Zugangscodes bei der Anwendung der Programme nützlich, um die Gefahr eines unerlaubten Zugriffs auf personenbezogene Daten zu vermindern.

Einer wachsenden Zahl von Anästhesisten wurde in den letzten Jahren die enormen Möglichkeiten der Computertechnologie bewußt: große Datenmengen lassen sich überschaubar machen. Letztlich wird man davon ausgehen können, daß sich die Computer bei der Ausrüstung medizintechnischer Geräte in den nächsten Jahren weiter durchsetzen werden. So wird der Computer dem Anwender in der Praxis eine Erleichterung im Umgang mit der notwendigen technischen Umgebung verschaffen und zur Effektivität der Patientenversorgung beitragen. Durch eine spezifische Anwendung der Computer können bei der Behandlung der Patienten Verbesserungsmöglichkeiten erreicht werden. Allerdings darf bei der Verknüpfung verschiedener Problemkreise der Klärung von Zusammenhangsfragen und im Benutzerdialog nicht die gleiche rasche Entwicklung erwartet werden. Der Computertechnologie kommt hier eher eine positiv unterstützende Rolle zu.

Insgesamt wird es wohl möglich sein, daß die Computertechnologie mehr und mehr Aufgaben der Medizintechnik, speziell des Narkoseapparats, übernimmt. Eine automatische Protokollführung mit kombinierter Off-line- und On-line-Meßwerterfassung stellt die logische Erweiterung dieser Technologie dar. Bedauerlicherweise wird die Anwendung der Computertechnologie in der Anästhesie in weiten Kreisen noch als außerordentliches Spezialgebiet betrachtet, das lediglich von Experten sinnvoll eingesetzt werden kann. Diese Haltung verzögert nicht unwesentlich eine weitere Verbreitung der Computertechnologie.

Entwicklung der Computertechnologie in der Anästhesie

Wenige Technologien haben innerhalb so kurzer Zeit einen so großen Einfluß in allen Bereichen unseres täglichen Lebens gewonnen, wie dies in den letzten 15 Jahren der Computertechnologie gelungen ist. In Wissenschaft und Verwaltung werden heute täglich Aufgaben bewältigt, die ohne Computerhilfe die gesamte Menschheit an jedem Tag ihrer bisherigen Existenz in Anspruch nehmen würde. Während in vielen Bereichen der naturwissenschaftlichen Forschung Computer schnell unentbehrlich wurden, weil durch sie viele neue Untersuchungsmethoden erstmals realisiert werden konnten, verlief der Einsatz von Rechenanlagen in der Medizin im Vergleich dazu schleppend und wenig erfolgreich [248]. So wurden zunächst große zentrale Rechenanlagen zur Datensammlung und Patientenüberwachung in den Gebieten Physiologie, Intensivmedizin und in der Verwaltung eingesetzt [191, 284]. Noch relativ rasch gelang es, Computer in verschiedenen Laboratorien zu integrieren, so z. B. in der klinischen Chemie [152], in der Pharmakologie [131] und in den verschiedensten klinischen Untersuchungslabors [137, 269]. Enttäuschend dagegen war der Einsatz von Computern bei der Patientenversorgung. Relativ rasch stellte sich heraus, daß die oftmals erwartete Verbesserung der Patientenüberwachung sowie eine geplante Arbeitserleichterung ausblieben. Die Vergabestelle für Forschungsgelder des National Institute of Health der USA konnte 1976 in einem Rundschreiben bedauernd feststellen:

„Computertechnologie und Informatikwissenschaft wurden mit beachtlichem Erfolg in vielen Gebieten der modernen Wissenschaften und Industrie angewendet und sind zu einem bestimmenden Faktor in vielen Bereichen der Physik und der Grundlagenforschung geworden. Eine Anwendung auf dem Gebiet der Medizin und des Gesundheitswesens, obwohl oft und in letzter Zeit in zunehmendem Maße versucht, hat bisher nur zu enttäuschenden Ergebnissen geführt" [85].

Die Bereitschaft, solche Programme einzusetzen sowie die mit der Anschaffung verbundenen hohen Kosten zu tragen, ohne daß damit eine Verbesserung der Patientenversorgung bewiesen wäre, war verständlicherweise gering.

Eine entscheidende Veränderung in dieser Situation entstand vor ca. 5 Jahren durch 2 Entwicklungen.

Einerseits gelang es, durch die Verwirklichung der computergestützten axialen Tomographie mittels Röntgenstrahlen erstmals ein inzwischen unentbehrliches medizinisches Diagnoseverfahren zu entwickeln, welches nur mit Hilfe der Eigenschaft von Computern, nämlich viele Daten in kurzer Zeit aufzunehmen und verarbeiten zu können, verwirklicht werden konnte. Durch die ständige Weiterentwicklung dieser Geräte sowie die Einführung neuer Techniken, wie NMR-Spektroskopie, digitale Subtraktionsangiographie, zweidimensionale Sonographie, Positrontomographie und einige andere mehr, wurden Prozeßrechner zum vollakzeptierten Hilfsmittel in vielen Bereichen der klinischen Medizin [51, 148]. Zum anderen führte die Miniaturisierung der Elektronik zu Rechenanlagen, deren Größe, Geschwindigkeit und v. a. deren Preis niemand voraussehen konnte. Diese sog. Mikroprozessoren bieten für weniger als ein Zehntel der Kosten der ersten frühen Zentralrechenanlagen mehr Speicherplatz, mehr und schnellere Dateneingabestellen, bessere und v. a. wesentlich schnellere Datenausgabemöglichkeiten. Waren zunächst Prozeßrechner immer einer ganzen Gruppe von Benutzern zugeordnet, so sahen sich plötzlich einzelne Forscher oder Ärzte in der Lage, einen eigenen Rechner zu erwerben bzw. für jede anfallende Aufgabe, z. B. für jeden Patienten, einen Rechner einzusetzen.

Diese Entwicklung auf dem Hardwaresektor wäre ohne die zu beobachtende Resonanz geblieben, wären nicht auch bei der Programmentwicklung entsprechende Fortschritte erzielt worden. Alle anfänglich erstellten Rechnersysteme blieben für den benutzenden Arzt eine Art „schwarzer Kasten"; Kommunikation mit dem Rechner blieb einer Gruppe von Spezialisten vorbehalten, die über das Wissen über die jeweils verwendete Programmsprache und das Know-how des eingesetzten Betriebssystems verfügten. Diese Feststellung resultierte natürlich z. T. aus den anfänglichen Schwierigkeiten, die beim Einsatz einer jeden neuen Technologie auftreten. So hat sicher jedes neue Computersystem zunächst eine beachtliche Anzahl von Hardware- und Softwarefehlern, die nach einer Anlaufphase allerdings beseitigt sein sollten. Neben diesen üblichen Startschwierigkeiten einer Technologie spielen speziell in der Medizin [172] 2 weitere Faktoren eine wesentliche Rolle, die das Aufkommen der Computertechnologie erschwerten. So handelt es sich in der Medizin um 2 völlig verschiedene Zielgruppen, die mit dem Computer in Berührung kommen: einerseits den hochspezialisierten Arzt mit wenig Zeit und Motivation, die neue Technologie zu verstehen und anzuwenden, andererseits den hilflosen ängstlichen Patienten, der sich den neuen Geräten ausgeliefert fühlt. Versuche, diese beiden Benutzergruppen an den Computer zu gewöhnen, d. h. ein akzeptables „Benutzerinterface" zu erstellen, verlangen neben einer ausgefeilten Programmgestaltung mit hohem Benutzerkomfort auch viele, schnelle Computereingabestellen (Terminals). Beide Elemente, also Hardware wie Software, sollten dabei von Anfang an zuverlässig arbeiten, gegen falsche Bedienung abgesichert sein sowie eine rasche Kommunikation mit dem Rechner ermöglichen. Diesen Anforderungen konnten die Rechenanlagen vor 10 Jahren, insbesondere in der so wichtigen Anlaufphase, nicht gerecht werden [70]. Ein weiterer Grund für das anfängliche Mißtrauen gegenüber der Computertechnologie in der klinischen Medizin wird in der Tatsache gesehen, daß es nie gelang, den Einsatz von Rechnern als eine absolute Notwendigkeit erscheinen zu lassen. So wurde es schon als Erfolg angesehen, wenn eine computerunterstützte EKG-Auswertung eine substantiell richtige Rhythmusanalyse lieferte [128] oder eine rechnergestützte Datendokumentation auf einer Intensivstation bei der Krankenblattführung dem diensthabenden Arzt 5 Minuten an Sucharbeit abnahm [44].

Dementsprechend beschränkte sich auch der Einsatz großer Computersysteme zunächst darauf, Teilfunktionen ärztlicher Tätigkeiten ersetzen zu können.

Ein auf einer Anlage entwickeltes Programmsystem war nur selten auf andere Rechenanlagen zu übertragen, da viele Hersteller für ihre Produkte eine spezielle Sprache entwickelten.

Dies hat sich erst durch die weite Verbreitung der einfachen Programmsprache BASIC geändert, die es jedem Laien innerhalb kurzer Zeit erlaubt, mit seinem Heimcomputer zu kommunizieren. Mit der neuen Sprache PASCAL steht dem etwas vertrauteren Benutzer ein weiteres, wesentlich effektvolleres Programmierungshilfsmittel zur Verfügung, das inzwischen in fast allen für jedermann erwerbbaren Mikroprozessoren eingesetzt werden kann. Neben einer einheitlichen Sprache benutzen viele Rechnerhersteller inzwischen auch identische Betriebssysteme, unter deren Kontrolle diese Programme arbeiten. Dank dieser Gemeinsamkeiten ist es heutzutage oft möglich, daß Programme zwischen verschiedenen Forschergruppen ausgetauscht werden können. Dies bedeutet, daß Programme, die auf einem Rechner entwikkelt wurden, auf anderen Anlagen lauffähig gemacht werden können.

Die wesentlich einfachere Handhabung der Mikroprozessoren, ihre Ausgereiftheit gegenüber Bedienungsfehlern und v. a. ihre technische Zuverlässigkeit versetzen jeden interessierten Arzt in die Lage, seine anstehenden Datenerfassungs- und Datenverarbeitungsprobleme mit Hilfe von Mikroprozessoren zu lösen.

Spezielle Problematik am Institut für Anästhesiologie und Intensivmedizin am Klinikum Mannheim

Bisherige Entwicklungen

Das primäre und augenfälligste Ziel der medizinischen Dokumentation ist die Hilfestellung für eine möglichst gute Krankenbehandlung [132]. Die Führung des Krankenblattes stellt den Prototyp einer ärztlichen Dokumentation dar. Schriftliche Aufzeichnungen über den Kranken und den Krankheitsverlauf lassen sich mindestens bis auf die Zeit des Hippokrates zurückführen, in dessen Schrift über die Epidemien 193 Krankengeschichten (62 Patienten starben) wiedergegeben werden [221].

Das konventionelle Krankenblatt enthält in der Regel eine Anhäufung von Kurven, Verordnungen und Befunddokumenten sowie eine Hintereinanderreihung von ärztlichen Bemerkungen, die, meist ohnehin unleserlich, nicht geeignet erscheinen, um daraus einen Überblick zu gewinnen. Gerade auch im Hinblick auf den Patientenreport (z. B. bei der Visite, bei Verlegung) ist die derzeitige Form der Befunddokumentation, insbesondere bei Patienten mit langer Liegedauer und komplexem Krankheitsgeschehen, als ungeeignet zu betrachten [145].

Die erste regelmäßige Dokumentation im Bereich der Anästhesie soll von Codman u. Cushing um 1895 durchgeführt worden sein [118]. Diese Aufzeichnungen enthielten Angaben über die vitalen Parameter des Patienten, Menge und Dauer der Narkosekomplikation, Verhalten des Patienten während des Ein- und Ausleitens der Narkose sowie Zwischenfälle.

In Deutschland gab es die ersten derartigen Aufzeichnungen für pharmakologisch-klinische Untersuchungen von Narcylen [121], sie dienten in erster Linie der Protokollierung von Forschungsergebnissen. 1928 führte Killian in den Freiburger Kliniken ein Narkoseprotokoll ein, welches Raum ließ für Angaben über den intraoperativen Verlauf der Narkose und Bemerkungen und Anweisungen für die unmittelbar postoperative Phase [122].

Der Sinn all dieser Bemühungen ist darin zu sehen, die vom Arzt am Patienten erhobenen Daten und Befunde zu dokumentieren und für nachbehandelnde Ärzte lückenlos darzustellen, so daß ein Informationsfluß ohne Informationsverlust gewährleistet ist.

Ein solches Ziel kann, im Rahmen der konventionellen Führung schriftlicher Aufzeichnungen, dann nicht mehr erreicht werden, wenn unter Zeitdruck gearbeitet werden muß, z. B. bei kritischen und arbeitsintensiven Situationen während der Anästhesie oder wenn große Informationsvolumina zu bewältigen sind.

Erste Anwendungen von Computersystemen mit Randlochkarten als Datenträger wurden von Saklad [236] im Jahre 1940 mitgeteilt. Neben den Randlochkarten fanden bald andere Markierungsbelege, mit fortschreitender Computertechnik Magnetbänder und Lochstreifen, Eingang in die anästhesiologische Datenverarbeitung.

Die Dokumentation aller Maßnahmen erfolgt durch das Narkoseprotokoll (Abb. 1), welches somit zentrale Bedeutung für die aktuelle und auch die retrospektive Beurteilung der Narkoseführung und des Zustands des Patienten gewinnt. Die durchgeführten Maßnahmen

Klinikum der Stadt Mannheim — **Fakultät für Klinische Medizin der Universität Heidelberg**

Institut für Anästhesiologie und Reanimation — Dir. Prof. Dr. H. Lutz

Name, Vorname		□ männlich	Klinik　　Station	Anästhesieprotokoll vom
Geb.-Datum　　Geb.-Name		□ weiblich	Arztwahl　ja □　nein □	
Diagnose				Anästh.-Hpt.buch-Nr
Operation				
Anästhesist　　　　I.-Nr　　Operateure				
Bei Ablösung Anästhesist　　von　bis　Supervisor　I.-Nr.				

Prämedikation / Präoperat. Status:

Datum	Medikament	Dos. mg	Appl. Ort	Verab. (Uhr)	Blutdruck	HF	Hb	HKt	BZ	K+	Na+	Ges.-Eiw	Kreat	Nüchtern (Std.)

Gew. kg · Größe m · Blutgruppe · Zahnstatus · Gerinn.-strg · Risikogr · Dauermedik · Gravidität

Pat. anw.	Pat. abw.	Prämed selbst	Prämed. and.	Prämed. telef.	keine Prämed	wirkg. ausr	wirkg. unzur		Schock	Fieber	Allergie	Diabet	Herz-erkr	Kreis-lauf	Nieren-erkr	Leber erkr	ZNS-Erkr
Op.-progr.	Außer Progr.	Norm. Dienstz.	Bereitsch. Wochentag	Bereitsch. Sa/So/Fei	Soforteing. (I)	Dringl. nicht geplant (II)	Bald Dringl. geplant (III)	Nichtdringl. geplant (IV)	Periph. Gef.erkr	Stoffw. krankh	Endokr. Erkrank	Mißbildungen	Lungen-erkr	Atemwege	Poly-trauma	Infek-tionen	Psych. Erkr

Medikament-Zeilen: Barbiturat · Hypnomidate · Ketanest · DHB · Fentanyl · Succinyl · Alloferin · N_2O L/Min · O_2 L/Min · Krist. Lsg · Koll. Lsg · Plasma · Blut/Ery-Konz

Skala links: 200 · 180 · 160 · 140 · 120 · 100 · 80 · 60 · 40 (38°, 36°, 34°, 32°, 30°)

Haloth./Enfl. Vol.%: 4,0 · 3,0 · 2,0 · 1,5 · 1,0 · 0,5

Zeitachse: 10　20　30　40　50　10　20　30　40　50　10　20　30　40　50

Infusionsweg: Plastiknadel · Stahlkanüle · SCK · Venenkath · (Ort)

Rechte Spalte — Geräte-Check · (Name) · Arbeitsplatz · (Tisch) · Assist. Schw. · (Name) · Leistungsnachweis:

1 Präop. Beratg · 25 Präop. Unters · 140 IV Mononark · 2210 Ma. na. b 1 Std · 2211 Ma. n. w 1/2 Std · 141 int. Nark. b 1 Std · 142 int. Na. b 21/2 St · 143 int. Na. w 1/2 Std · 148c Plexusanästh · 148 Leitungsan. · 149a Periduralanä · 151a Spinalanästh · ..S. b. m. Bl. dr. K · 45 Infusion · 2004 Med. Dauertr · 30 Zusatzmedik · 47 Bluttransfusion · 872 Blutgruppe · 880 Kreuzprobe · 874 rh-neg. erw. Te · 144 Hypotension · 145 Hypothermie · 100 Monitoring · 80 B. Dr. Ven. se · 2111 Subclav. Kath · 809 Hb Best · 810 Hkt Best · 833 Blutzuckerbest · 811 Blutgerinn test · 3107 Astrup · 3109 Lungenfunkt · 3008 Po. op. Kr. I. ko · 5 Postop. Visite · 73 Reanimation · 359 Tracheotomie · 671 Zusätzl. Intub · 676 Zus. Absaug · 672 Dr. Laryngoskp · 72 Künstl. Beatm

Lagerung	Op.-Gebiet	Komplikationen	Volumenverlust
Rücken	Oberfläche	ja / nein	Blutverlust ml
Bauch	Extremitäten	Injektionsschwierigk	Harn ml
Seite re	Kopf/Hals/Wirb	Allerg. Reakt	Andere ml
Seite li	Intraabd. o Gef	Schwere Hypotens	
Halbsitzd	Intrathor. o Gef	Hypertonie	**Volumenersatz**
Gynäkolog	Große Gefäße	Schwere Blutung	Vollblut ml
Kopftief	Intrakraniell	Herzrhythmusstrg	Ery-Konz ml
Andere	Andere	Asystolie	Thromboz ml
Umlagerung		Erschw. Intubation	Plasmafrakt ml
		Zahnschädigung	Dextran 40 ml
Airway	**Atmung**	Atemwegsspasmus	Dextran 60 ml
ohne	Spontan	Singultus / Erbrechen	Gelatine ml
manuell	Kontroll man	Aspiration	Stärke ml
Pharyng. Tubus	Kontroll masch	Gerätetechn. Fehler	Elektrolytlsg ml
orotrach. Tubus	Respiratortyp	Lagerungsschaden	Zuckerlösung ml
nasotrach. Tubus		Exitus i. lab	Gesamtmenge ml
Tracheostoma		Störung kurz / Störung lang / Störung behoben / Störung nicht beh	

Anästh. bereit (Uhr) · Op. bereit (Uhr) · Anästh.-Zeit von-bis (Uhr) · Op.-Zeit von-bis (Uhr)

postop. Koop · postop. Bew.-trübg · postop. ohne Bewußtsein

Verlegt auf Allg.-Station · Verlegt auf Wachstation · Verlegt auf Intensivstation · Verlegt in Aufwachraum

54 1 15 010

Abb. 1. Anästhesieprotokoll des Instituts für Anästhesiologie und Reanimation am Klinikum Mannheim

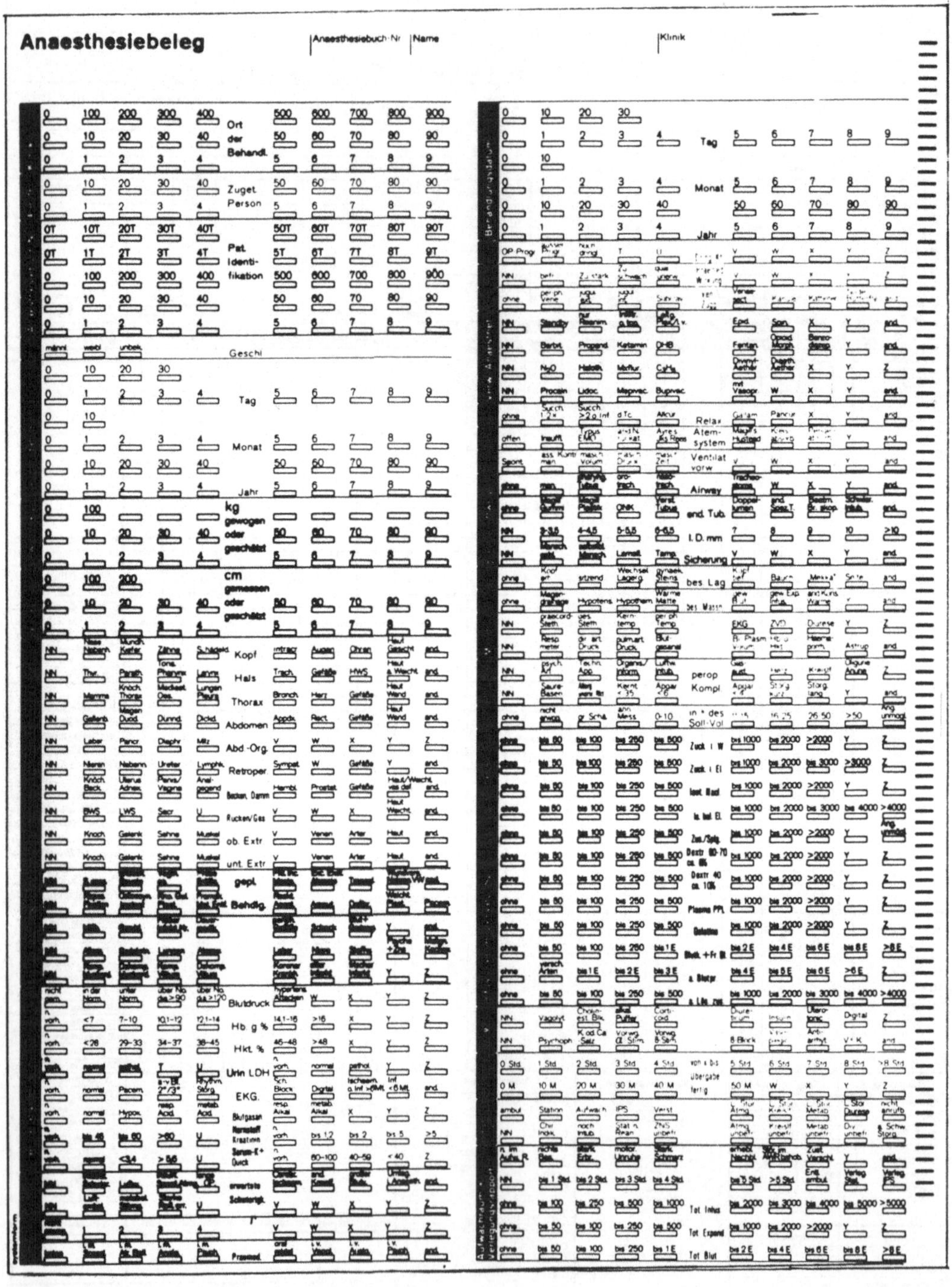

Abb. 2. Markierungsbeleg zur Datenverarbeitung

| Arztwahl | ja | nein |

Abschließender Befund des Anästhesisten

| Blutgruppe | Rh-Fakt. | Anz. Kons. |

Geplante Operation bzw. gegenw. Erkrankg. ________________________________

Präoperative Risiko-Checkliste

0	1	2	4	8	16	Pkt	Befunde
Geplante Operation, nicht dringlich	Geplante Operation, bedingt dringlich	Nicht geplante Op., dringlich	Soforteingriff				Blutdruck:
Oberflächenchirurgie	Extremitäteneingriff	Operation m. Eröffnung der Bauchhöhle	Operation m. Eröffnung von Thorax o. Schädel	Zweihöhleneingriff	Polytrauma / Schock		
Alter 1 - 39 Jahre	0 - 1 Jahre 40 - 69 Jahre	70 - 79 Jahre	> 80 Jahre				Herzfrequ.:
Voraussichtl. Op.zeit < 60 Min.	61 - 120 Min.	121 - 180 Min.	> 180 Min.				Temp.
Normgewicht ± 10%	10 - 15% Untergew.	10 - 30% Übergew. 15 - 25% Untergew.	> 30% Übergew.				
Normotonie < 160, < 95 mm Hg	Behandelte Hypertonie (kontrolliert)	Unbeh. od. kurzfristig beh. Hypertonie	Behandelte Hypertonie (unkontrolliert)				Hb
Herzleistung normal	Rekomp. Herzinsuff.	Angina pectoris			Dekomp. Herzinsuff.		
EKG normal	Mäßige EKG-Veränd.	Schrittmacher-EKG	Fehlend. Sinusrhythmus > 5 ventrik. Extrasyst./Min				Hkt
Kein Herzinfarkt	Herzinfarkt > 2 Jahre	Herzinfarkt > 1 Jahr	Herzinfarkt > 6 Mon	Herzinfarkt < 6 Mon	Herzinfarkt < 3 Mon		
Atmung normal	Obstruktion beh.	Obstruktion unbeh.	Bronchopulmonater Infekt-Pneumonie	Restriktion	Manifeste Ateminsuffizienz, Cyanose		Kreatinin
Laborwerte Leber normal	Laborwerte Leber leichte Veränderungen	Laborwerte Leber schwere Veränderungen					Blutz.
Laborwerte Niere normal	Laborwerte Niere leichte Veränderungen	Laborwerte Niere schwere Veränderungen					
Laborw. SBH u. Elektr. normal	Laborw. SBH u. Elektr. leichte Veränderungen	Laborw. SBH u. Elektr. schwere Veränderungen					Transam.
Hb > 12.5 g %	Hb 12.5 - 10.0 g %	Hb < 10.0 g %					
Verbrennungsindex (% Verbr. Fläche x Alter)	bis 20	bis 40	bis 60	bis 80	> 80		K
					Anzahl Punkte		Na

Risikogruppe	I	II	III	IV	V		Ges. Eiw.
Punkte	0 - 2	3 - 5	6 - 10	11 - 20	> 20		Quick

Allergien: ____

Aktuelle Medikamente ____

EKG: ____

Rö. Thorax ____

Zahnstatus   Besonderheiten: ____________________________

Cholesterin:

Größe (cm):

Gewicht (kg):

Abb. 3. Am Institut für Anästhesiologie und Reanimation in Mannheim konzipierte Risikocheckliste

müssen logisch einwandfrei nachvollziehbar sein. Die Dokumentation während der Narkose stellt also die Entscheidungsgrundlage zur Beurteilung des Narkoseverlaufs dar und dient später dazu, Weiterverarbeitungsprogramme zu ermöglichen, Statistiken zu erstellen und Zusammenhangsfragen zu beantworten. Die Weiterverarbeitung und Auswertung der Daten wurde anfangs durch Markierungsbelege durchgeführt (Abb. 2), die sorgfältig ausgefüllt wer-

KLINIKUM DER STADT MANNHEIM

FAKULTÄT FÜR KLINISCHE MEDIZIN DER UNIVERSITÄT HEIDELBERG
INSTITUT FÜR ANAESTHESIOLOGIE UND REANIMATION
DIREKTOR: PROF. DR. H. LUTZ
INTENSIVTHERAPIESTATION

DATUM:	AUFGENOMMEN AM:	BEHANDLUNGSTAG:
DIAGNOSE:		

ALLERGIEN: AUFNAHMEINDIKATION:

GEWICHT:	GESTERN:	HEUTE:

KANÜLIERTE GEFÄSSE	GELEGT AM	POSITION
ART.		
Z. V.		
P. A.		

LUFTBRÜCKE	SEIT	TYP
ORALE INTUBATION		
NASALE INTUBATION		
TRACHEAL-KANÜLE		
RESPIRATOR		

SONDE DRAIN	GELEGT AM	POSITION
MAGEN-SONDE		
DRAINAGE		
BLASENKATH.		

Abb. 4. Deckblatt der 6seitigen Tageskurve

den mußten [166]. Eine Weiterverarbeitung der Informationen, die durch die Markierungsbelege erhalten werden, ist mit Hilfe von Beleglesern durchführbar. Die Belege müssen vor dem Einlegen mit dem Originalprotokoll auf Fehlerfreiheit kontrolliert und ggf. von dem zuständigen Anästhesisten korrigiert werden. Auf diese Weise können bislang einfache Summenstatistiken dargestellt werden.

Als nachteilig erweist sich die Notwendigkeit, den Beleg peinlich genau, entsprechend den vorgegebenen Markierungen, ausfüllen zu müssen, da sonst der Beleg von Beleglesern nicht verarbeitet wird. Das Markieren erfordert deshalb vom Anästhesisten Konzentration und hohen zeitlichen Aufwand.

Der Schwerpunkt der bisherigen Untersuchungen lag auf der Durchleuchtung von Zusammenhangsfragen zwischen präoperativen Untersuchungen und intra- und postoperativen Zwischenfällen. Als für die Praxis wesentlichstes Ergebnis der bisherigen Arbeiten darf die Erstellung eines Patientenfragebogens zur Anästhesievorbereitung mit präoperativer Checkliste zur Zustandsbeurteilung und Risikoeinstufung genannt werden. Eine erfolgte Überprüfung dieser enwickelten Checkliste mit einer von der Amerikanischen Gesellschaft für Anästhesiologie (ASA) empfohlenen Risikotabelle zeigte die um mehr als 20% gesteigerte Zuverlässigkeit der eigenen Methode (Abb. 3) [3, 5, 56, 166, 169, 208, 209, 230].

Im Jahre 1977 wurde in Anlehnung an die Erfahrungen, die bei Studienreisen im Ausland gewonnen wurden, eine Tageskurve für die Intensivtherapiestation des Instituts erstellt [177]. Diese Kurve ist das zentrale Dokumentationshilfsmittel und dient als Grundlage für die ärztliche Entscheidung (Abb. 4). Ein Dokumentationsintervall geht über 24 h und beginnt oder endet mit dem Schichtwechsel um 6.00 Uhr. Die Kurve geht über 6 Seiten, auf denen vom Pflegepersonal die meisten während eines Tages anfallenden Daten eines Patienten mit unterschiedlicher Häufigkeit — zwischen 1mal/Tag und 1mal/h — notiert werden. Die am Institut entwickelte Kurve hat sich inzwischen in der täglichen Routine bewährt und wurde von einer Reihe von Kliniken übernommen.

Organisation

Die Anästhesie hat als eine der ersten medizinischen Fachdisziplinen schon frühzeitig Versuche unternommen, möglichst exakte Unterlagen über die ärztliche Tätigkeit zu sammeln [18, 161]. Die ärztliche Tätigkeit ist dabei nicht nur auf die Durchführung der eigentlichen Narkosen beschränkt, sondern umfaßt den gesamten perioperativen Zeitraum, d. h. die Vorbereitung und die Beurteilung des Patienten für das Narkoseverfahren, die Anästhesie selbst, den unmittelbar postoperativen Zeitraum inkl. der Nachsorge auf Station, soweit es das Fachgebiet betrifft.

Von jedem Patienten muß über diesen Zeitraum eine große Datenmenge erfaßt, abgelegt und weiterverarbeitet werden können, soll eine Verbesserung der Patientenversorgung erreicht werden [132]. So werden Informationen über den präoperativen Zustand des Patienten und die Anamnese aufgenommen, die für den intra- und postoperativen Verlauf wesentlich sind und entscheidend zur Zustandsbeurteilung beitragen. Die intraoperative Datenerfassung muß eine Vielzahl „off line“ und „on line“ zu gewinnender Parameter umfassen. Während der Narkose applizierte Medikamente, Vitalparameter von Atmung und Kreislauf, Komplikationen und sonstige Besonderheiten müssen zeitgerecht erfaßt und dokumentiert werden können. Weiter sind Flüssigkeits- und Volumenbilanzen über den Narkosezeitraum zu erstellen und venöse und arterielle Zugangswege zu notieren.

Sämtliche Meßwerte, ob on line oder off line erfaßt, werden intermittierend vom Anästhesisten abgelesen und im Narkoseprotokoll festgehalten. Durch diese diskontinuierliche Dokumentation gehen potentiell Informationen verloren bzw. können subjektiv Informationen beeinflußt werden.

Problematisch ist die Biosignalerfassung beim Patienten. Geeignete Meßfühler müssen erprobt werden, so daß mit geringstmöglicher Invasivität eine zuverlässige und genaue Information zu erhalten ist.

Die Weiterverarbeitung dieser Informationen muß von einem Dokumentationssystem unter Verwendung von Computertechnologie gefordert werden. Hierbei muß eine ausreichende Systemflexibilität den sich ändernden Bedürfnissen und Fragestellungen Rechnung tragen.

Die Versorgung des Patienten während des direkten postoperativen Zeitraums liegt ebenfalls im Aufgabenbereich des Anästhesisten [188]. Diese Phase wiederum zeichnet sich durch veränderte Zustände der vitalen Funktionen aus. Diagnostische und therapeutische Entscheidungen müssen unter Zeitdruck gefällt werden, so daß Fehlentscheidungen auch hier nicht ausgeschlossen sind.

In einer Intensivstation haben die gleichen Kriterien für die Methoden der Datenverarbeitung Geltung wie in den anderen Bereichen eines Krankenhauses. Die Datenverarbeitung muß sich nach deren besonderen Erfordernissen richten [9, 32]. Patienten auf einer Intensivstation bieten akute Krankheitsbilder, folglich ist der Einsatz eingreifender Therapieformen häufig notwendig.

Neben diagnostischen und therapeutischen Maßnahmen ist die Überwachung der lebenswichtigen Körperfunktionen eine der wesentlichsten Aufgaben auf einer chirurgischen Intensivstation. Die größtenteils numerischen Ergebnisse des Monitoring und der Laborwerte sowie die Zustandsbeschreibungen werden teils auf einer sog. Tageskurve, teils auf formlosen Blättern notiert (Abb. 4). Diese Unterlagen werden während des gesamten stationären Aufenthalts der Patienten auf der Intensivstation in verschiedenen Ordnern aufbewahrt. Mit den ständig präsenten Tageskurven ist also die Informationsweitergabe gewährleistet. Es existieren insgesamt 3 Datensammlungen in der Nähe eines Krankenbettes:

Der erste Ordner enthält Befunde, ärztliche Bemerkungen und Meßdaten. Es handelt sich im einzelnen um die Tageskurven, die ärztlichen Verordnungen und die Blätter mit den Notierungen der Ärzte bezüglich des Zustands des Patienten.

In einem zweiten Ordner werden Befunde abgelegt, die durch Leistungsstellen außerhalb der Intensivstation erstellt werden.

In einem dritten Ordner werden die Übergabeberichte des Pflegepersonals zusammengeheftet. Diese Berichte erlauben einen Überblick über die Situation des Patienten aus der Sicht des Pflegepersonals. Sie werden jeweils zum Schichtwechsel erstellt und durchgesprochen.

Nach Entlassung eines Patienten werden alle Befundmappen durch einen Arztbrief und die Röntgenaufnahmen ergänzt. Das so vollständige Krankenblatt wird unter der Krankenblattnummer im Archiv abgelegt.

Die Intensivtherapiestation des Instituts für Anästhesiologie und Reanimation am Klinikum der Stadt Mannheim ist eine Intensivstation für ein vorwiegend traumatologisches, operativ zu behandelndes Krankengut. Sie ist speziell für das Management von Patienten mit schweren respiratorischen Problemen bzw. mit ARDS konzipiert.

Die akute respiratorische Insuffizienz stellt ein ernstes medizinisches Problem dar, von dem mehr als 100000 Menschen jährlich betroffen werden. Zu 30% ist dieses Krankheitsbild Ursache für einen letalen Ausgang nach operativen Eingriffen [276]. Trotz unbestreitbarer Fortschritte in der Behandlung der akuten respiratorischen Insuffizienz liegt die Mortalitätsrate bei einem Durchschnitt von 40% nach wie vor sehr hoch [16, 22, 53, 150, 193, 212].

Bei der akuten respiratorischen Insuffizienz finden sich als typische Zeichen eine Verminderung der funktionellen Residualkapazität (FRC) und der Compliance sowie eine erhebliche Zunahme des pulmonalen Rechts-links-Shunts. Alveolar- und Bronchiolarkollaps, Stauung, Ödem und später auch entzündliche Infiltrate sind das pathomorphologische Substrat der Störung von Atemtechnik und Gasaustausch [6, 23, 176, 210, 293]. Eine effektive Behandlung unter diesen Bedingungen erfordert eine sehr sorgfältig angewendete Sauerstofftherapie, primär kontrolliert durch die Blutgase und den Säure-Basen-Haushalt. In schweren Fällen wird eine Unterstützung durch den Einsatz eines CPAP-Systems oder der mechanischen Ventilation erforderlich.

Im fortgeschrittenen Stadium der akuten respiratorischen Insuffizienz ist eine ausreichende Arterialisierung des Blutes nur unter Anwendung großer Atemzugvolumina mit entsprechenden Beatmungsdrücken und hohen toxischen Sauerstoffkonzentrationen ($F_IO_2 >$ 0,5) möglich. Damit ist jedoch eine weitere therapiebedingte Schädigung der Lunge verbunden [11, 293]. Die Beatmung mit positiv-endexspiratorischem Druck (PEEP) vermag durch Wiedereröffnung kollabierter Alveolarbezirke die funktionelle Residualkapazität (FRC) zu erhöhen, den intrapulmonalen Shuntanteil zu erniedrigen und somit bei einem niedrigeren inspiratorischen Sauerstoffanteil eine bessere Oxygenierung zu erreichen [213]. Die in Richtung und Ausmaß nicht vorhersehbaren Änderungen der Hämodynamik gestalten den Einsatz verschiedener Beatmungsmuster nicht problemlos [143, 271]. Hier muß permanent auf die Details geachtet werden. Der zeitliche Ablauf und der Grad der Intervention erfordern in hohem Maße die Anpassung des klinisch tätigen Arztes an eine Fülle relevanter Meßergebnisse. Daraus erwachsen neben personellen insbesondere organisatorische Probleme. Mit konventionellen Dokumentationsmethoden können auf der Intensivstation nur punktuelle Messungen und kurzfristige Beurteilungen der komplexen Problematik eines Patienten dargestellt werden, was lediglich als bescheidener Versuch einer Verknüpfung mehrerer Parameter verschiedener Organfunktionen gelten kann.

Das Institut für Anästhesiologie und Reanimation der Fakultät für Klinische Medizin der Universität Heidelberg am Klinikum der Stadt Mannheim verfügt über Raumeinheiten von insgesamt rund 1800 m^2: Dienstzimmer, Sekretariate, Seminarraum, Handbibliothek, wissenschaftliche und klinische Laboratorien, Aufwachraum mit 12 Bettstellplätzen, Intensivstation mit 8 Behandlungsplätzen, Blutspendedienst mit Räumen zur Blutentnahme, Blutlagerung, und blutserologisches Laboratorium.

Die ärztlichen Mitarbeiter führen Prämedikationen mit Risikoeinstufung, Inhalationen und Anästhesien in 21 Kliniken durch, besetzen den Notarztwagen, sind im Schockraum tätig, erbringen im Aufwachraum ärztliche Leistungen.

Die apparativen Ausstattungen und technischen Hilfsmittel entsprechen dem heute üblichen Standard. So können in allen Operationssälen z. T. durch mobile Monitoreinheiten kontinuierlich Herzfrequenz und arterieller Blutdruck überwacht werden sowie die Körpertemperatur und Parameter der Atmung, Beatmungsdrücke, Atemminutenvolumen und die inspirierten Gaskonzentrationen durch Ablesen entsprechender Manometer und Uhren gemessen werden [159].

Im Aufwachraum werden die Patienten postoperativ bis zur völligen Wiederherstellung ihrer vitalen Funktionen und Schutzreflexe überwacht, und es werden notwendige therapeutische und diagnostische Maßnahmen durchgeführt.

Auf einer Fläche von 1200 m^2 ist die Intensivtherapiestation eingerichtet (Abb. 5). Die nach dem kombinierten System angelegte Station ist in 3 Pflegeeinheiten unterteilt. Je 5 offene Bettenstellplätze (Boxen) und ein geschlossenes, nur durch Zusatzschleusen erreichbares Krankenzimmer bilden eine Pflegegruppe. Die Intensivtherapiestation verfügt über einen eigenständigen Operationsraum, ein Akutlabor, Aufenthaltsräume für Ärzte und Pflegepersonal sowie über Materiallager und Geräteräume. Die getrennte Klimatisierung aller Räume ist gewährleistet. Die apparative Ausstattung der Station entspricht dem heutigen Stand der Technik. Sie verfügt insbesondere über eine ausreichend große Anzahl von Respiratoren, Geräten zur Sauerstoff- und Inhalationstherapie, Verneblern, Infusionspumpen, Hypothermiegeräten, Betten und Patientenwagen und Blutwärmegeräte. Außerdem stehen Röntgengeräte, eine Dialyseeinheit und Meßgeräte zur Analyse der kardiozirkulatorischen und pulmonalen Funktionen zur Verfügung.

Jeder Bettplatz kann derzeit entweder isoliert oder über eines der 3 zentralen Überwachungspulte elektronisch überwacht werden, wobei nach dem Baukastenprinzip entweder EKG, vom EKG oder Puls getriggerte Herzfrequenzmesser und Temperaturanzeiger oder Druckaufnehmer austauschbar sind [159].

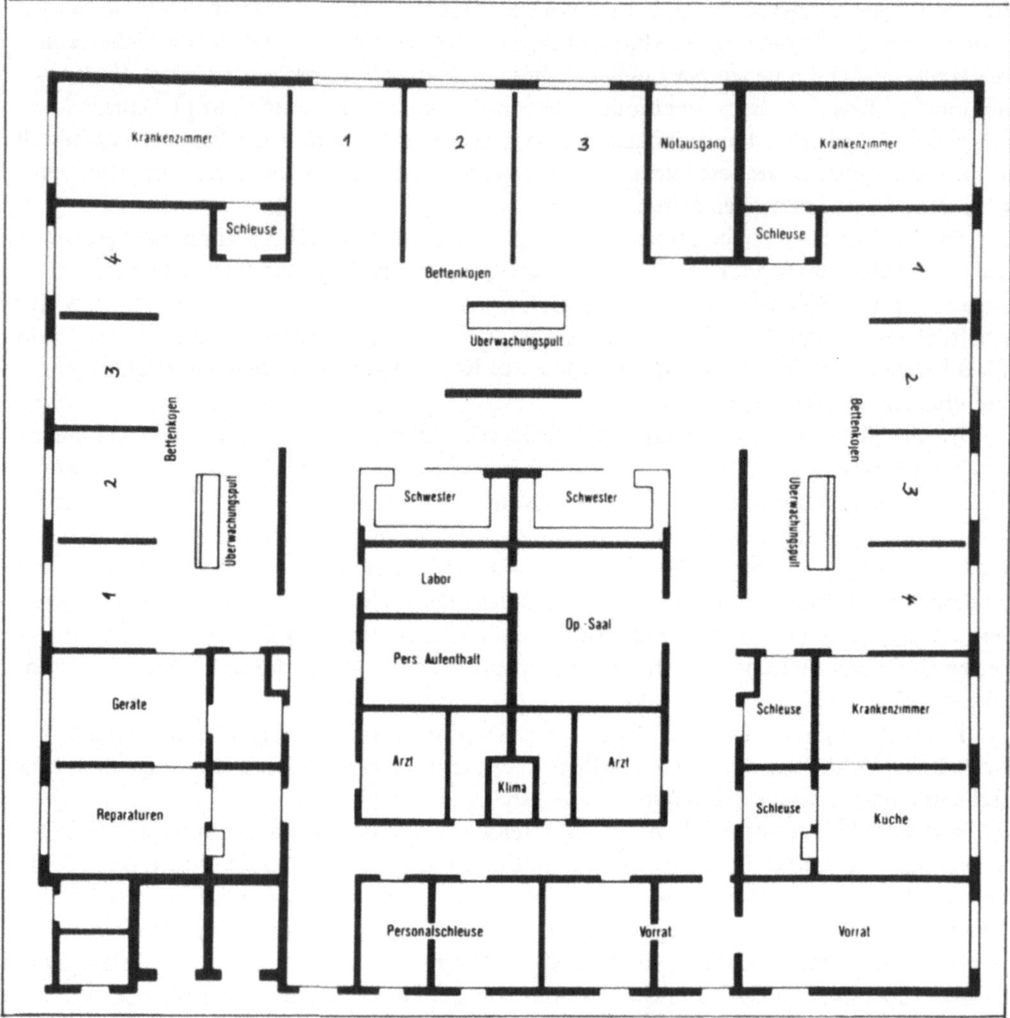

Abb. 5. Grundriß der Intensivtherapiestation

Zielsetzungen

Eine Verbesserung bzw. ein Ersatz der konventionellen Dokumentationsmethoden im Bereich der Anästhesiologie und der Intensivtherapie soll durch den Einsatz eines computergestützten Patientendatensystems erreicht werden.

Hierzu müssen die informatorischen Arbeitshilfsmittel und die Dokumentation auf den Stand des wissenschaftlich und technisch Möglichen gebracht werden. Nur durch eine exakte und systematische Verarbeitung aller anfallenden Daten ist eine objektive Beurteilung der Effektivität möglich [9, 14, 32].

Während die konventionelle Art der Informationsgewinnung im klinischen wie im administrativen Bereich regelmäßig zu einer Überproduktion der Informationen führt, aus denen vergleichbare oder reproduzierbare Ergebnisse nicht oder nur mit sehr erheblichem Aufwand zu erhalten sind, liegt der Vorteil der Computertechnologie als Kommunikationsmittel gerade darin, einmal eingelesene Daten beliebig kombinieren und übersichtlich darstellen zu können.

Im einzelnen resultieren aus der besonders komplexen Problematik des Patientengutes der operativen Medizin im Bereich der Anästhesie und Intensivtherapie folgende Ziele für ein zu entwickelndes Computersystem:

— vollständige Befunddokumentation,
— Unterstützung der Therapie und des organisatorischen Ablaufs,
— Unterstützung bei stationsinternen Verwaltungsaufgaben,
— Unterstützung bei speziellen wissenschaftlichen Fragestellungen,
— Unterstützung bei Monitoring und Diagnostik.

Um solchen Anforderungen gerecht zu werden, müssen Teilbereiche konstituiert werden, die zum Erreichen der gesamten Zielsetzung beitragen. Als Teilbereiche eines solchen computergestützten Patientendatensystems sind folgende Programmkomplexe zu nennen:

— Patientenüberwachungssysteme (Echtzeitanästhesieprotokoll/Trenddarstellung),
— System zur Weiterverarbeitung von Daten (Analysen/Krankenblatt),
— Berichtsysteme (automatische Protokollerstellung/automatischer Arztbrief),
— Entscheidungshilfesysteme (Meßwertberechnung und Meßwertverknüpfung).

Die mit Hilfe von geeigneten Meßfühlern erhaltenen Größen sollen kontinuierlich dokumentiert und präsentiert werden, um eine lückenlose Darstellung des Anästhesie- bzw. Krankheitsverlaufs zu erhalten. Durch eine möglichst übersichtliche Präsentation ist für den Anästhesisten bzw. Intensivmediziner ein Maximum an Überwachung erreichbar.

Mit einem Datenhaltungssystem wird bezweckt, die bislang durch Markierungsbelege erfolgte Verarbeitung der erhaltenen Informationen effizienter und aussagekräftiger zu gestalten. Zusammenhänge und Abhängigkeiten müssen transparent werden, wenn ein praktischer Nutzen und damit ein Gewinn für den Patienten erzielt werden soll.

Die Erstellung medizinischer Berichte soll nach Möglichkeit so verbessert werden, daß bei Verlegung eines Patienten aus dem Aufwachraum oder von der Intensivstation mit kürzest möglichem Zeitaufwand seitens des Personals ein einwandfreier Informationsfluß über den Zustand des Patienten und den Verlauf der bisherigen diagnostischen und therapeutischen Maßnahmen zustande kommen kann.

Zur Lösung intra- und postoperativ auftretender Probleme, z. B. im Bereich einzelner Organsysteme, soll eine computergestützte Entscheidungshilfe entwickelt werden, welche als Diskussionsgrundlage für notwendige Therapieentscheidungen benutzt werden kann. Ein solches Modell kann zusätzlich durch ein Zurverfügungstellen von Berechnungen zusätzlicher Größen aufgrund etablierter physiologischer Beziehungen eine Erleichterung darstellen. Gleichzeitig wird dadurch eine Systematik in der Ausbildung der Ärzte erreicht.

Systemkonzept

Hardwarekonzept

In unserem Institut für Anästhesiologie und Reanimation ist ein Doppelrechnersystem der Fa. Dietz installiert. Eingesetzt werden zwei 621-Zentraleinheiten, die über einen besonderen Datenkanal — Inter-BUS — untereinander verbunden sind und Zugriff auf einen gemeinsamen Plattenspeicher haben.

Jeder Prozessor verfügt über einen eigenen Hauptspeicher von 128 kByte und einen eigenen Universal-BUS für Peripherieanschlüsse.

Als externe Speichereinheit existieren 2 Plattenlaufwerke mit einer Kapazität von je 30 MByte pro Platte und ein Plattenlaufwerk mit 9,2 mByte.

Die beiden oberen Laufwerke können je eine Wechselplatte aufnehmen, die unteren dagegen enthalten eine Festplatte zur Aufnahme der Standardsoftware. Der Zugriff der Rechner zu diesen Platten erfolgt mittels eines BUS-Switch über nur einen Controller. Bei dessen Ausfall haben damit beide Rechner keinen Zugriff mehr auf die Platten.

Als weitere externe Speichermöglichkeit existiert eine Magnetbandeinheit, die aber nur von einer Zentraleinheit angesprochen werden kann, da deren BUS-Anschluß nicht über den BUS-Switch der Platten geführt wird.

Hiermit ist die Möglichkeit einer langfristigen Auswertung über einen Großrechner gegeben.

Eine Speicherung von Daten auf Lochstreifen kann mittels eines Stanzers realisiert werden; die Eingabe von Lochstreifen geschieht über einen optischen Leser mit einer Geschwindigkeit von 150 Zeichen/s.

Anästhesie

Die Datenpräsentation des Anästhesiedokumentationssystems wird auf graphisch numerischen Displaygeräten der Fa. Tektronix durchgeführt, die im Aufwachraum, im Direktionssekretariat, im Dokumentationssekretariat und auf der Intensivstation aufgestellt sind.

Die Kopplung aller Bildschirme an den Minirechner wird über einheitliche Interfaces und über genormte V-24-Schnittstellen vorgenommen. Zur Ausgabe von Daten für die Archivierung im Krankenblatt stehen Schnelldrucker der Fa. Binder zur Verfügung mit einer Geschwindigkeit von 300 Zeichen/s.

Außerdem ist die Archivierung mit der Hardcopy-Unit 4631 der Fa. Tektronix möglich.

Das On-line-Überwachungssystem zur Entwicklung des Echtzeitanästhesieprotokolls wird mit einem Mikroprozessor realisiert.

Der Mikroprozessor Motorola M 6800 (im folgenden kurz Mikro genannt) besitzt einen 10-KB-Speicher (EPROM) für das Programm und einen 32-KB-Hauptspeicher (RAM) für die Daten. Ein Analog-Digital-Wandler ist für die Erfassung der On-line-Daten integriert. Dieser ADU ist mit 16 Eingangskanälen versehen. Der Mikro besitzt ferner einen internen Takt für die programmierbare Uhr.

Als Ein- und Ausgabegerät dient ein graphischer Bildschirm (Tektronix), der einen Anschluß an das Hardcopygerät und an den Schnelldrucker hat.

Das Tektronix-4025-Terminal, welches für das Echtzeitanästhesieprotokoll verwendet wird, bietet durch seine Formatflexibilität des Bildschirms optimale Voraussetzungen. Der Bildschirminhalt kann ganz oder teilweise im halben Bildschirmformat verschoben werden, so daß auf dem gleichen Display andere Informationen „sichtbar" werden. Ermöglicht wird dies durch entsprechende terminaleigene Speicher.

Über einen Transparentmode wird die Mini-Mikro-Kopplung realisiert, so daß mit dem graphisch-numerischen Bildschirm des Mikro ein direkter Zugriff auf die Programme des Minirechners möglich ist. Die Kopplung wird über eine serielle V24 Schnittstelle hergestellt. Der Übertragungsmode erfolgt im Halbduplexbetrieb, d. h. es kann nur ein Rechner zu einem Zeitpunkt senden.

On-line-Daten der Beatmungsparameter stehen über die Calculation-Unit der Fa. Siemens Elema als Analogdaten zur Verfügung und werden über spezielle Signalkabel auf den ADU gebracht.

In Verbindung mit dem Narkoseservoventilator können so im einzelnen folgende Meßgrößen gewonnen werden:

Compliance	Plateaudruck	Spitzendruck
Resistance	PEEP	Zugvolumen
Minutenvolumen	Totraum	CO_2-Minuten-
Endexspiratorisches CO_2	CO_2-Tidalproduktion	produktion

Die inspiratorischen Gaskonzentrationen – Halothan, Lachgas, Sauerstoff – werden mit einem Perkin-Elmer-Massenspektrometer gemessen. Die Meßsignale liegen als analoge Spannungen parallel abgreifbar vor, so daß nach entsprechender Eichung die Zuführung zum Mikro über den Analog-Digital-Wandler durchführbar ist.

Daneben werden von der Industrie angebotene Kleingeräte benutzt, z. B. der Engström-Multigasanalysator für halogenierte Kohlenwasserstoffe, die ebenfalls zuverlässige Ergebnisse liefern und relativ problemlos benutzt werden können.

Die Kreislaufparameter werden mit dem Monitorsystem SIRECUST 300 überwacht und ebenfalls als analoge Größen über den ADU dem Mikro zugeführt.

Nach Kanülierung des arteriellen Gefäßes wird die mechanische Größe Druck durch ein Statham-Element in ein elektrisches Signal gewandelt und dem peripheren Monitor zugeführt. Nach Signalverstärkung und Analyse wird der Druck als Digitalwert angezeigt. Die Digitalanzeige liegt am Geräteausgang als analoge Spannung vor, wird dort abgegriffen und über den ADU des Mikro aufgezeichnet und dokumentiert.

Verarbeitet werden so systolischer und diastolischer Systemdruck, ZVD, Pulmonalisdrücke und die Herzfrequenz.

Die nichtinvasive Blutdruckmessung ist in minimal einminütlichen Abständen mit dem nach dem oszillometrischen Prinzip arbeitenden DINAMAP-Gerät der Fa. Critikon ebenfalls

realisiert. Die digital angebotenen Druckwerte — Systole/Diastole/Mitteldruck und die Herzfrequenz — sind an einem Geräteausgang über einen Interface abgreifbar und so einer Weiterverarbeitung zugänglich.

Intensivmedizin

Für die Datenpräsentation in den Patientenboxen der Intensivtherapiestation des Instituts
stehen graphische Displaygeräte des Typs 4006-1 der Fa. Tektronix zur Verfügung. Sie bieten
eine Punktematrix auf der Y-Achse von 760 Punkten und auf der X-Achse von 1024 Punkten, die im graphischen Mode einzeln angesprochen werden können. Zur alphanumerischen
Ausgabe dienen Bildschirme der Fa. Tandberg, die als Masterkonsolen der Rechner bzw. in
den Labors des Instituts eingesetzt sind.

Die Koppelung aller Bildschirme an den Rechner geschieht mittels einheitlicher Interfaces über eine genormte V-24-Schnittstelle. Beide Geräte werden dabei mittels optischer
Fotodioden entkoppelt, die übertragenen Störungen können so minimiert werden. Die Interfaces arbeiten bis zu einer Kabellänge von 300 m einwandfrei, bei größeren Entfernungen
müssen Verbindungen mittels Modem und Telefonleitungen verwendet werden. Ein Bildschirmgerät ist über eine DFÜ-Leitung in der Intensivtherapiestation der benachbarten Be-
rufsgenossenschaftlichen BG-Unfallklinik Ludwigshafen-Oggersheim angeschlossen.

Zur Ausgabe der Listen steht ein Liniendrucker der Fa. MAN, Typ 184, zur Verfügung,
der eine Geschwindigkeit von max. 300 Zeichen/s erreicht. Eine Archivierung der Information am Bildschirm ist mit der Hardcopy-Unit 4631 der Fa. Tektronix möglich.

Als Mikroprozessoren fungieren in der Peripherie (Patientenbox) Motorolarechner der
Serie M 6800.

Hierbei handelt es sich um Mikroprozessoren, die über analoge und digitale Schnittstellen an die Datenausgänge von Beatmungs- und Überwachungsgeräten angeschlossen werden.

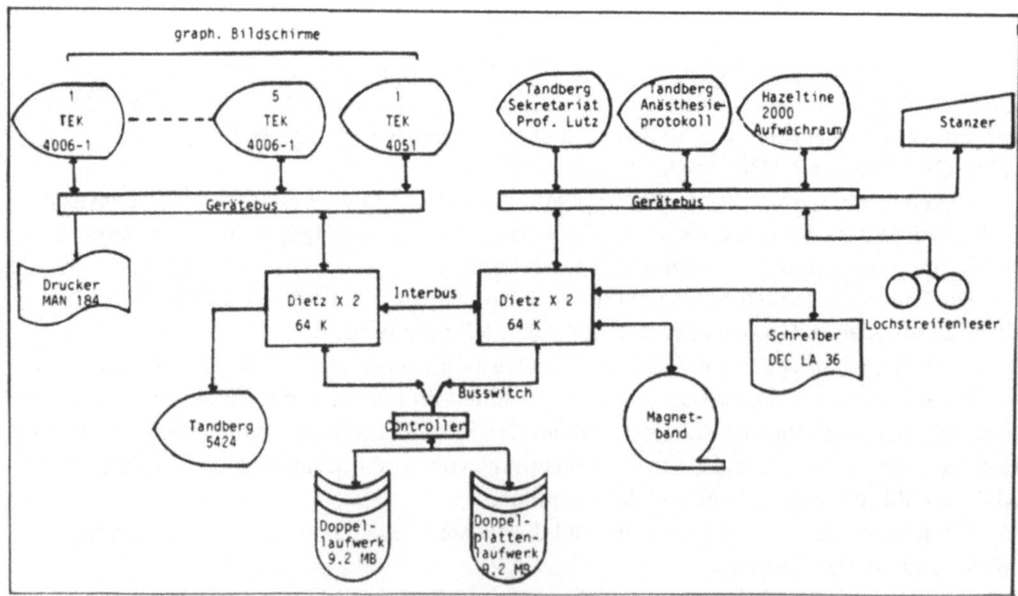

Abb. 6. Hardwareschema. Je Minirechner sind acht Microprocessoren ankoppelbar

Die Erfassungs- und Vorverarbeitungsprogramme werden im Assembler geschrieben und dienen einerseits zur sofortigen Interpretation, unabhängig vom Dietz-System, andererseits nach Kopplung an den Minirechner zur Entlastung desselben durch autonome Erfassung und zur Datenreduktion.

Ein Blockschaltbild (Abb. 6) zeigt die Hardwarekonfiguration des Instituts.

Einzelheiten der verwendeten Rechnersysteme können aus den Handbüchern der Firmen Dietz, Motorola und Tektronix entnommen werden [16].

Softwarekonzept

Als Betriebssystem ist das Time-Sharing Operating System (TSOS) implementiert. Als Programmiersprache wurde C-BASIC, eine Untermenge von BASIC, gewählt.

C-BASIC ist eine interaktive Programmiersprache für die Bearbeitung kommerzieller Aufgaben. Die Besonderheiten von C-BASIC liegen in erweiterter Stringverarbeitung, besonderen Datentypen, COBOL-ähnlichen Ein- und Ausgabemasken und speziellen Bildschirmbefehlen. Bei der Segmentierungsweise ist das Hauptsegment ständig geladen, während alle abhängigen Segmente auf einen Hauptspeicherplatz nachgeladen werden. Die C-BASIC-Systemsoftware stützt sich auf 3 Säulen (Abb. 7):

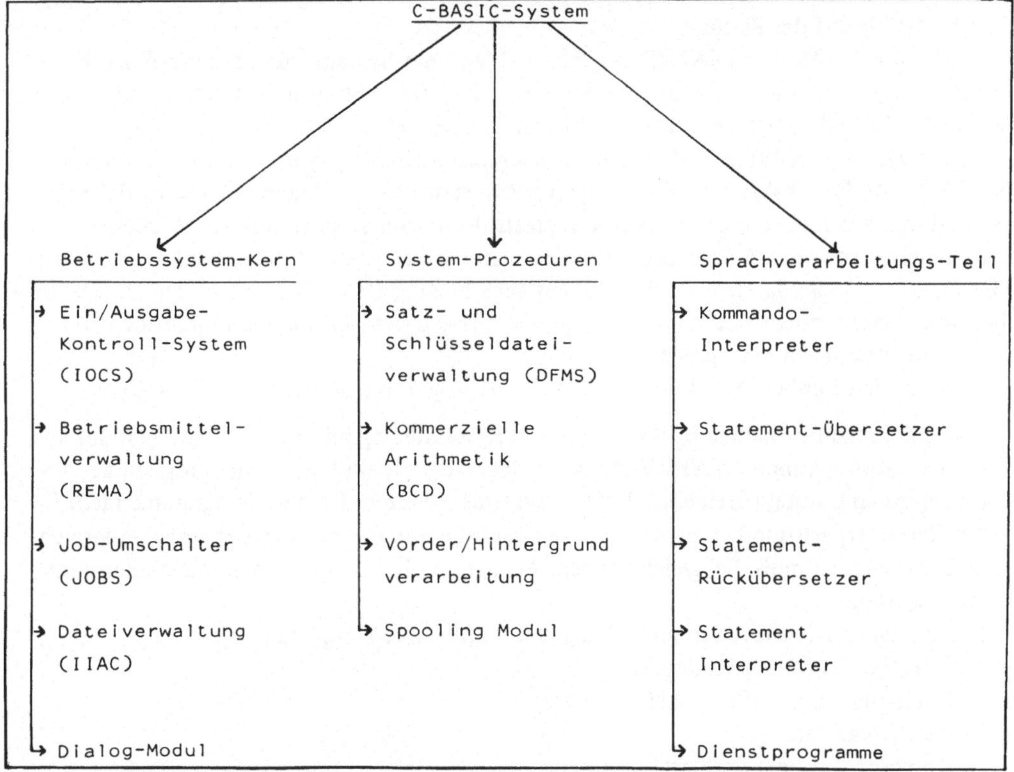

Abb. 7. Systemsoftware C-BASIC

- Betriebssystemkern,
- Systemprozeduren,
- Sprachverarbeitungsteil.

Der Betriebssystemkern ist generell für die Steuerung und Überwachung des allgemeinen Timesharingablaufs zuständig. Das IOCS-Modul (Input Output Control System) ist für den Verkehr mit der gesamten Peripherie zuständig und ist eine Systemtask mit sehr hoher Priorität.

Das REMA-Modul (Resource Management) regelt die Vergabe und Verwaltung der Systembetriebsmittel.

Das JOB-Modul (Job Scheduler) vergibt die Rechenzeit. Die Verarbeitungsstrategie richtet sich hierbei nach der Priorität, der Ein- bzw. Ausgabezeit und nach der Zeitscheibe. Alle rechenwilligen Programme sind in einer Warteschlange geordnet. Im Zustand der Rechenzeitvergabe wird der Job am Beginn der nichtleeren Warteschlange mit der höchsten Priorität aktiviert.

Das FIAC-Modul (File Access) nimmt dem Benutzer die Plattenorganisation ab. Es ist zuständig für das Führen des Platteninhaltsverzeichnisses, die Verwaltung des Platzes auf der Platte und für das Anlegen von sektororientierten Dateien und Programmen. Das Inhaltsverzeichnis wird vom Plattenende her aufgebaut, die Dateien dagegen vom Plattenanfang her. Die Speicherkapazität einer Einheit ist dann erschöpft, wenn Dateien und Inhaltsverzeichnis aufeinanderstoßen. Der Benutzer hat keinen Einfluß darauf, wo seine Datei auf der Platte physikalisch abgelegt wird. Er gibt nur Name, Länge und evtl. den Protektionsschlüssel sowie den Autorcode seiner Datei an. Das System sucht dann selbständig einen freien Platz entsprechender Größe auf der Platte.

Mit Hilfe des Moduls DIAL (Dialog Modus) wird der Systemdialog durchgeführt. Er erlaubt dem Benutzer das Aufsetzen des Systems, Eingriffe, Abfragen, Zuteilungen und Eintragungen der Betriebsmittel und den Aufruf von Dienstprogrammen.

Die Systemprozeduren sind Module aus der allgemeinen System-Programm-Bibliothek. Das DFMS-Modul (Disk/Data File Management System) baut auf dem oben beschriebenen FIAC-Modul auf und erlaubt den Aufbau satzstrukturierter Dateien mit der Möglichkeit, Indexdateien zu verwenden. Der Zugriff zu den Datensätzen geschieht über Schlüssel in einer oder mehreren Indexdateien. Darüber hinaus besteht Zugriffsmöglichkeit zu den Datensätzen über deren Satznummer oder in ihrer Folge. Der Sprachverarbeitungsteil umfaßt den Übersetzer und Interpreter der Sprache C-BASIC.

Die für den Endbenutzer interessanten Dienstprogramme teilen sich in 2 Gruppen:

1. Unter dem Sammelnamen SERV werden im Systemdialog und vom C-BASIC-Modus aus die Dienstprogramme des SERV-Moduls aufgerufen. Sie sind Maschinenprogramme, die im zentralen Overlaybereich des Betriebssystems ablaufen. Da diese Programme nicht in der Benutzerpartition laufen, können sie benutzt werden, ohne daß der Speicherbereich geräumt werden muß. Bei gleichzeitigem Aufruf durch 2 Benutzer muß dann allerdings einer warten.
   Die einzelnen Dienstprogramme erledigen u. a. folgende Aufgaben:
   - Ausgabe des Dateiverzeichnisses,
   - Datenaustausch auf peripheren Geräten,
   - Batchverarbeitung,
   - Kopierprogramme für Platte und Band.

2. Die Dienstprogramme sind in C-BASIC geschrieben und laufen in der Benutzerpartition
   ab. Sie erledigen folgende Aufgaben:
   — Ausgabe Datei direkt,
   — Sortieren logisch,
   — Sortieren physikalisch,
   — Ausgabe Index mit Querreferenz,
   — Löschen von Schlüsseln,
   — Reorganisation der Indexdatei,
   — Füllen der Arbeitsdatei.

Kopplung Mini-Mikro

Realisiert wurde die Software durch eine sogenannte „hand-shake"-Kopplung. Das bedeutet,
beide Rechner sind gleichberechtigt und senden die anstehenden Daten erst nach einer vorangehenden Anmeldung und Bestätigung durch den angesprochenen Rechner.

Alle Daten, also auch die Meßergebnisse, werden aus Gründen der Datensicherung in
druckbare Zeichen (ASCII) verschlüsselt und mit einem Kontrollwert versehen. Der Datentransfer wird beendet, wenn der angesprochene Rechner das Ende-Zeichen erkannt und den
Kontrollwert als richtig interpretiert hat. Andernfalls wird ein erneuter Transferversuch gestartet.

Falls ein angesprochener Rechner nach einer gewissen Zeit (timeout) nicht antwortet,
wird der Transferversuch abgebrochen und eine entsprechende Fehlermeldung über den Bildschirm angegeben.

Datensicherung und Datenschutz

Alle Maßnahmen, welche die Unversehrtheit der aufgenommenen Daten gewährleisten und
deren Verlust verhindern sowie unbeabsichtigte Veränderungen vermeiden, werden unter
dem Begriff der Datensicherung zusammengefaßt. Die Beschreibung der Systemsicherheit erfolgt bei den konziperten Modulen.

Datensicherheit

Datensicherung umfaßt:

— Schutz der Quellendokumente,
— Vermeidung von Übertragungsverlust,
— Vermeidung von Datenänderungen durch die Weiterverarbeitung,
— Schutz vor Verlust oder Veränderungen auf externen Speichermedien.

Die Sicherung der Patientendaten hat einen sehr hohen Stellenwert in der medizinischen Datenverarbeitung [25]. Wesentlich dabei ist, daß bei Systemzusammenbrüchen keine schon erfaßten Daten verlorengehen bzw. nicht doppelt erfaßt werden.

Folgende Maßnahmen wurden aus oben genannten Gründen bei der Einrichtung des Datenmodells eingeführt:

— Bei Ausfall einer hochintegrierten Systemfunktion bleibt die Arbeitsfähigkeit der nachgeordneten Systemkomponenten ungestört.
Im einzelnen heißt das: Bei Ausfall des Minirechners wird der Mikroprozessor nicht betroffen sein, der Ausfall des Mikro beeinflußt nicht die Funktion der peripheren Monitore.
— Jede Ebene des Systems erlaubt die Plausibilitätskontrolle der erfaßten Daten, so daß unbeabsichtigte Veränderungen vermieden werden. Die Plausibilitätskontrolle erfolgt durch die Vorgabe von Grenzwerten.
— Die Zuordnung der Daten ist eindeutig, insbesondere auf den peripheren Speichereinheiten. Diese Daten unterliegen der Datensicherung durch Kopierung der erfaßten Parameter. Weiterhin werden in regelmäßigen Abständen Kopien von der Datenbank genommen und gesichert.

Die Datensicherung ist eng mit der Langzeitspeicherung verbunden. Ein Teil der Sicherung erfolgt durch Abspeicherung in der Datenbank, später durch Anfertigung von Kopien in regelmäßigen Abständen (Abb. 8).

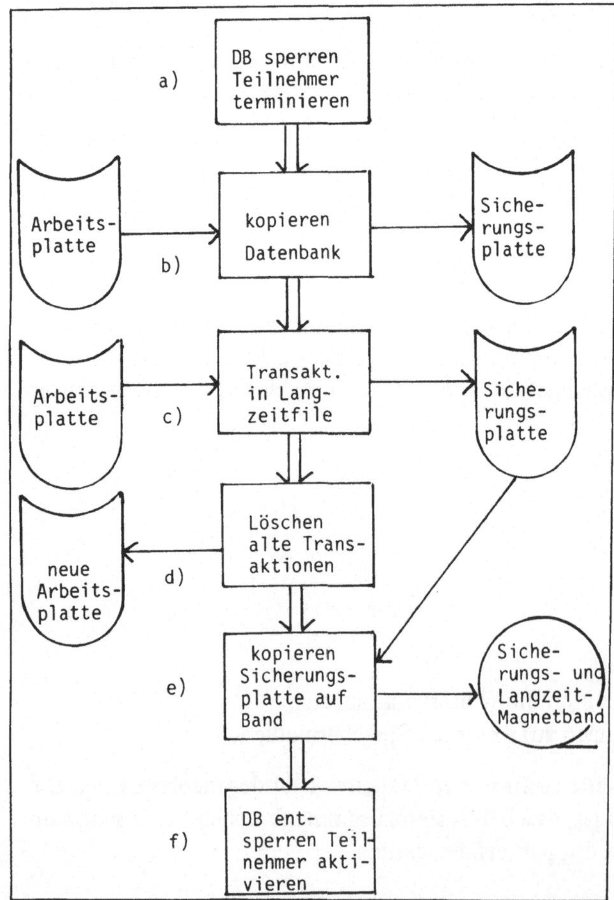

Abb. 8. Diagramm der Datensicherung

Datenschutz

Sinn des Datenschutzes ist, unberechtigten Zugriff zu erfaßten Daten zu verhindern [228];
insbesondere geht es dabei um den Schutz der Persönlichkeit. Im übrigen sind viele Daten
und Informationen ohne Kenntnis der Zusammenhänge ohnehin nicht korrekt zu interpretie-
ren.

   Hardwaremaßnahmen zur Kontrolle des Datenzugangs sind als physikalische Sicherung
der Endgeräte (z. B. Gerät verschließbar oder der Raum abschließbar) möglich, Softwaremaß-
nahmen können hinzutreten (s. Beschreibung der Softwaremodule).

— Datenschutz wird gewährleistet durch Zugangskontrollen zu den einzelnen Verarbeitungs-
  programmen, ein Benutzercode wird vom Anwender gefordert und geprüft.

Alle Benutzerschnittstellen liegen im direkten Versorgungsbereich des Instituts, so daß nur
ein begrenzter Personenkreis, der darüber hinaus der Schweigepflicht unterliegt, Zugang zu
den Daten erhält.

Verwaltung von Daten

Anästhesie

Systembeschreibung
ANNABEL ist ein Programmsystem zur Datenerfassung, Datenspeicherung und Datenpräsentation von Patientenparametern, die perioperativ von den zu anästhesierenden Patienten gewonnen werden. Die erfaßten Daten können 3 aufeinanderfolgenden Zeitabschnitten zugeordnet werden:

1. präoperativ erfaßte Daten,
2. intraoperativ erfaßte Daten,
3. postoperativ erfaßte Daten.

Die präoperativen Daten werden während der Prämedikationsvisite des Operationssaals erfaßt.
Im einzelnen handelt es sich um Daten zur Person, Geschlecht, Alter usw. Daneben werden
präexistente Erkrankungen sowie Dauermedikationen zur Behandlung chronischer Leiden,
Laborwerte, einfache Kreislaufparameter dokumentiert. Unmittelbar präoperativ durchzu-
führende Medikationen und deren Wirkung werden in entsprechenden Rubriken beurteilt.
Anhand einer an unserem Institut konzipierten Checkliste zur Zustandsbeurteilung und Risi-
koklassifizierung der Patienten wird der jeweilige Patient präoperativ einer von 5 Risikogruppen zugeordnet. Die Dringlichkeit der Operation und die Art der Operation sowie das geplante Anästhesieverfahren werden in die Erfassung mitaufgenommen.
   Die Gesamtheit dieser präoperativ erfaßten Daten wird vor Beginn der Anästhesie über
einen Terminal off line in das Programmsystem eingegeben.
   Von Narkosebeginn an müssen Art und Menge der applizierten Pharmaka notiert werden,
ebenso Infusionen, kristalloide und kolloidale Lösungen, transfundierte Blutmengen oder
Blutbestandteile wie Plasma, Erythrozyten oder Eiweißlösungen. Menge und Konzentratio-
nen gasförmiger Anästhetika werden aufgezeichnet zur Kontrolle vitaler Funktionen, des
kardiozirkulatorischen Systems und der Atmung.

Darüberhinaus werden Komplikationen (Abb. 1), Gefäßzugangsstellen, Lagerung des Patienten, Anästhesie- und Operationszeiten festgehalten. Der unmittelbare postoperative Zustand nach Extubation und der Verlegungsort werden sorgfältig dokumentiert.

Die weitere Dokumentation erfolgt dann im Aufwachraum (AWR) mit Erfassung der verabreichten Medikamente, Infusionen, Komplikationen und Angabe des Verlegungsortes. Vitale Parameter wie Drücke und Meßwerte der Atmung werden ebenfalls dokumentiert.

Datenträger all dieser Befunde und Parameter ist ein dem Dokumentationssystem angepaßtes Anästhesieprotokoll, das in übersichtlichen Rubriken die jeweiligen Befunde durch einfaches Ankreuzen aufnimmt. Die Kreislaufwerte können diskontinuierlich und minimal 5minütlich eingetragen werden.

Die Anästhesieprotokolle des Vortages oder der Nacht werden am Morgen von einer Dokumentationsassistentin des Instituts aus dem Operationstrakt zur Dateneingabe geholt, die Daten werden über ein Bildschirmterminal eingegeben. Jedes Protokoll mit einer Komplikation erhält eine laufende Nummer für das spezielle Zwischenfallprotokoll. Die meisten Angaben werden über Codes vorgenommen, wobei vor jeder Eingabe auf dem Bildschirm eine Übersicht der Verschlüsselung, die sog. Maske, sichtbar ist. Die insgesamt 24 Masken erscheinen in kontinuierlicher Folge nach jeder beendeten Eingabe automatisch auf dem Bildschirm. Neben der Maske „Klinik" sind dies die folgenden Übersichten:

Op-Tische	Prämedikation, Medikamentenapplikation
Datum	Relaxanzien, Anästhesieverfahren
Anästhesistenidentifikation	Ventilationsart
Supervisor	Art der Atemwegsfreihaltung
Hauptbuchnummer	Op-Gebiet
Geschlecht, Name, Geburtsdatum	Infusionsmittel
Nebenkrankheiten	Übergabezustand
Risikogruppe	Komplikationen, Aufenthaltsdauer im AWR
Dringlichkeitsstufe und Dienstzeit	Verlegungsort

Je Anästhesieprotokoll erfordern der Durchlauf der Masken und die Dateneingabe am Bildschirm maximal 2 min, so daß die täglich anfallenden Protokolle mühelos von einer Person eingegeben werden können. Für jede Protokolleingabe stehen 229 Byte zur Verfügung, die sich auf 41 Begriffe und 24 Bilder verteilen. Diese Eingabekapazität ist ausreichend, um jährlich 20000–30000 Protokolle im System abzuspeichern.

Schnittstellen zur Datenein- und Ausgabe befinden sich im Op-Trakt, im Aufwachraum, im Dokumentationssekretariat, beim Institutsdirektor sowie auf der Intensivstation.

Die Ausgabe der dokumentierten Daten erfolgt entweder über den Bildschirm oder auf Listen, die von einem Schnelldrucker erstellt werden. Das derzeitige Programm erlaubt den Abruf folgender Übersichten:

1. Verteilung der Anästhesien auf Kliniken
2. Verteilung der Anästhesien auf verschiedene Verfahren
3. Tägliche, wöchentliche, monatliche Belegung der Op-Tische
4. Tägliche, wöchentliche, monatliche oder insgesamt geleistete Anästhesiezeit eines jeden Mitarbeiters
5. Die Einsatzorte der Anästhesisten
6. Die durchgeführten Verfahren jedes Mitarbeiters

7. Häufigkeit und Verteilung von Komplikationen
8. Abhängigkeiten der Häufigkeiten von Komplikationen
9. Dringlichkeit des Eingriffs
10. Durchführung und Wirkung der Prämedikation
11. Wartezeiten
12. Komplikationen im AWR
13. Verlegungsorte

Zusätzliche Fragestellungen können in kurzer Zeit durch eine zusätzliche Generierung des Programms bearbeitet und ergänzt werden. Über die Hauptbuchnummer ist über alle Kriterien auch ein schneller Zugriff auf das Originalprotokoll möglich. Programmtechnisch lassen sich die Verarbeitung der Narkoseprotokolldaten in 3 Komplexe unterteilen:

1. Datenaufnahme,
2. statistische Auszählung,
3. Datenpräsentation.

Alle Teilprogramme laufen in Overlaytechnik ab, wodurch der pro Benutzer notwendige Speicherbereich auf 60 Segmente, d. h. 15 kByte begrenzt werden kann. Die 3 Programmteile bestehen aus einer Root (JOROOT), die resident im Hauptspeicher des jeweiligen Benutzers liegt und mehreren Segmenten, die nacheinander von den peripheren Speichereinheiten geladen werden. Jedes Segment bildet eine abgeschlossene logische Einheit, z. B. Einlesen von Namen, Geburtsdatum, Geschlecht des Patienten. Alle für die Bearbeitung notwendigen Dateien werden in der Root eröffnet und in den Segmenten nur unter ihrer Arbeitsnummer angesprochen.

Das Dateneinleseprogramm besteht aus der Root ANNABEL und 15 Segmenten und dem Abspeicherungssegment. Benutzt werden die Dateien A ANNA für die eingegebenen Sätze sowie Hilfsdateien, wie z. B. ANNA 81 mit der Liste der Anästhesisten, AOPTIS mit der Liste der möglichen Kliniken etc. Diese Dateien werden in der Root eröffnet und einer Arbeitsnummer zugewiesen. Alle später abzuspeichernden Variablen des Protokolls sind in der Root vereinbart und somit als globale Variable in allen Segmenten mit ihrer Nummer ansprechbar. Aufgabe der einzelnen Segmente ist es, für das jeweilige Protokoll diese Variablen abzufragen, was in dem einzelnen Segment geschieht. Da bei den Daten keine strengen logischen Verknüpfungen bestehen, ist der Programmablauf im wesentlichen linear und nur durch Fehlererkennung verzweigt. Als Beispiel zeigt Abb. 9 den Ablauf eines Segments in Nassi-Schneidermann-Schreibweise.

Bei Erkennung eines Eingabefehlers verbleibt man innerhalb des Segments und fordert eine Neueingabe. Durch diese sehr aufwendige Fehlererkennung tritt im Normalfall keine Fehlermeldung des Betriebssystems auf, welche für den „normalen Benutzer" in nicht durchschaubarer verschlüsselter Form gemeldet und zum Programmabbruch führen würde. Am Ende der Eingabe können auf Wunsch alle Eingaben kontrolliert werden, bevor sie zur Abspeicherung freigegeben werden.

Im Abspeicherungssegment werden die Daten zunächst komprimiert. So werden z. B. OP-Ort, Risiko und Geschlecht in einer Zahl abgespeichert. Die Datenlänge beträgt 231 Byte. Pro Jahr können so mehr als 20000 Protokolle verarbeitet werden, entsprechend der gewählten Satzanzahl der Datei. Jedes Jahr wird eine Datei ANNA MN benötigt, die jeweils 1 Jahr aufnimmt. Die aktuelle Satznummer wird in der Datei ST0031 vermerkt, da eine Absatzspeicherung im Hauptspeicher nicht netzausfallsicher vorgenommen werden kann.

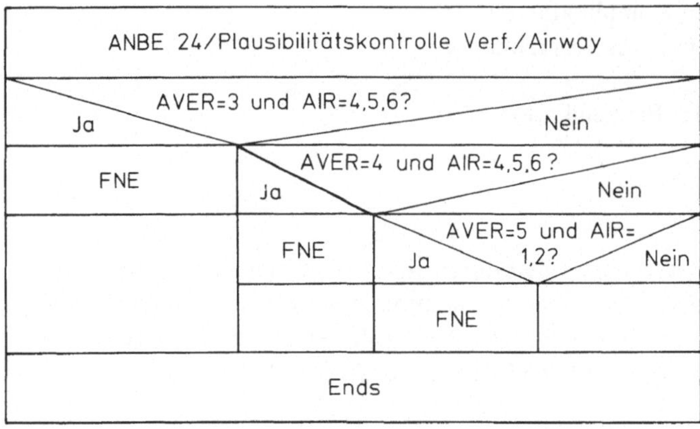

Abb. 9. Ablauf eines Programmsegments, dargestellt in Nassi-Schneidermann-Schreibweise

Zusätzlich zu diesen laufenden Dateien existiert eine Datei für die Sondernummer, mit welcher alle Protokolle, die Angaben über Komplikationen enthalten, versehen werden. Dadurch wird ein schneller Zugriff auf die entsprechenden Protokolle und eine rasche Auswertung möglich. Nachdem der neue Satz abgespeichert ist, kehrt das Programm in die Root zurück und bietet die Verzweigung an: *Programmabbruch* oder *Programm weiter.*

Die Anwahl ist nur einmal am Tag notwendig, so daß alle Protokolle eines Tages eingegeben werden können. Bei Programmabbruch werden die geöffneten Dateien unzugänglich, mit Aufruf des Segments 21 wird dann die Neueingabe gestartet.

Das Auszählprogramm arbeitet unabhängig von den Ein- und Ausgabeprogrammen. Es wird einmal täglich am Ende der Dateneingabe gestartet und addiert die an diesem Tag eingegebenen Protokolldaten nach den festgelegten Fragestellungen zu den entsprechenden Dateien. Die Auswertprogramme können so innerhalb kürzester Zeit zur Verfügung stehen. Änderungen der Fragestellungen können durch Programmänderungen mit retrospektivem Auszählen der entsprechenden Datei leicht bewältigt werden; die Antwortzeit ist dann natürlich zunächst verlängert, da sämtliche Protokolle „nachgezählt" werden müssen.

Der 3. Teilkomplex, das Datenpräsentationsprogramm, wird mit Hilfe des Programmablaufs für den Benutzer im folgenden Abschnitt näher beschrieben.

Programmablauf
Das Dokumentationssystem wird von einem beliebigen Bildschirmterminal mit dem Befehl EXE,3,S80 gestartet. Daraufhin folgt nun der Ablauf der Eingabemasken, die in Form eines Dialogs beantwortet werden.

Klinik
Geben Sie bitte die Nummer der Klinik an, in der die Anästhesie durchgeführt wurde:

1	Allg. Chirurgie	6	Frauenklinik
2	Thoraxchirurgie	7	Urologie
3	Neurochirurgie	8	Augenklinik
4	Unfallchirurgie	9	HNO-Klinik
5	Kinderchirurgie	10	Orthopädie

11	Oststadt	19	Med. Klinik II
12	BG-Chirurgie	20	Med. Klinik III
13	BG-Verbrennung	21	Neurolog. Klinik
14	Intensiv	22	Röntgen-Radium
15	Blutspende	23	Zentralinstitut
16	Notarzt	24	Kinderklinik
17	Hautklinik	25	Ambulant
18	Med. Klinik I	26	Andere

Der Computer erwartet hier eine Zahl zwischen 1 und 26. Wird aus Versehen eine andere Zahl oder Ziffer angegeben, so wird eine *Fehlermeldung* gegeben und eine Neueingabe verlangt.

Op-Tisch
An welchem Op-Tisch wurde die Anästhesie durchgeführt?

(OP)Z(1) . . . . (OP)Z(5) (SEPT), (UNF), (URO), (GIP)
(EN)DOGAS(1), (ENDO)GAS(2), (REC)TO (COL)OSKO, (LAP), (EN)DO(R)OE, usw.

Hier sind 3 Zeichen erlaubt. Sobald das dritte Zeichen eingegeben ist, prüft der Rechner die 3 Zeichen ab. Ist der Code unbekannt, meldet er sich mit „Fehlermeldung", und eine Neueingabe wird erwartet. Nacheinander laufen so die oben beschriebenen Masken nach jeder beendeten Eingabe ab.

Datenpräsentation
Die Präsentation der gesammelten Daten erfolgt nun ebenfalls im Dialog, wobei nach Programmstart Masken auf dem Bildschirm erscheinen, die nach Beantwortung durch den Benutzer Summenstatistiken und Zusammenhänge ausdrucken.

Die erste Maske erfragt so:

— „Welche Art wollen Sie sehen?"
— L: Anästhesieleistungsverteilung
— G: Parameterverteilung auf das ganze Institut
— E: Parameterverteilung auf einzelne Kliniken
— K: Komplikationen
— N: Nichts weiter
— ?K

Werden die Komplikationen angewählt, so erlaubt eine weitere Maske die weitere Spezifikation, nach welcher die Komplikationen darzustellen sind:

— „Wie möchten Sie die Komplikationen sehen?"
— Gesamte Komplikationsliste
— Komplikationsliste nach Anästhesist
— Komplikationsliste nach Op-Dringlichkeit
— Komplikationen und Risikogruppen je Verfahren
— Komplikationen und Ausbildungsdauer
— Nichts weiter
— ?

Wird z. B. die Nummer 4 gewünscht, so lassen sich Komplikationen je Risikogruppe und Narkoseverfahren darstellen:

- Stand-by   1
- Reanimation   2
- i.v.-Mononarkose   3
- Maskennarkose   4
- Intubationsnarkose   5
- Plexusanästhesie   6
- Peridualanästhesie   7
- Spinalanästhesie   8
- Anderes   9

Für welches Verfahren wollen Sie die Verteilung der Risikogruppen und der Komplikationen sehen?

- Verfahren zweistellig eingeben
- Summe aller Verfahren = 00
- ?:

Das Dialogprinzip besteht darin, nach Präsentation der Übersichtsmakse „Was wollen Sie tun?" durch weitere Aufzweigungen das spezielle Problem des Benutzers zu präzisieren und dann durch die entsprechende Statistik zu lösen (Abb. 10–14).

```
STATISTIK-PROGRAMM

WELCHE   A R T   WOLLEN SIE SEHEN ?
  L  ANAESTHESIELEISTUNGSVERTEILUNGEN
  G  PARAMETERVERTEILUNGEN AUF DAS GANZE INSTITUT
  E  PARAMETERVERTEILUNGEN AUF EINZELNE KLINIKEN
  K  KOMPLIKATIONEN
  N  NICHTS WEITER
?:
```

Abb. 10. Erste Maske nach Start des Programms zur Datenpräsentation

```
WIE MOECHTEN SIE DIE KOMPLIKATIONEN SEHEN ?
  1  GESAMTE KOMPLIKATIONEN LISTE
  2  KOMPL.STATISTIK NACH ANAESTHESIST
  3  KOMPL.LISTE NACH ANAESTHESIST
  4  KOMPL.STATISTIK NACH DRINGLICHKEIT DER OPERATION
  5  KOMPL. UND RISIKOGR.  JE  VERFAHREN
  6 KOMPLIKATIONEN UND AUSBILDUNGSDAUER
  N  NICHT VON DIESEN
?:
```

Abb. 11. Maske zur Spezifikation der Komplikationen

```
WELCHE  LEISTUNGEN  WOLLEN SIE SEHEN ?

1  KLINIKEN

2  OP-TISCHE

3  ANAESTHESISTEN

4  TAGESLISTE

5  TAG UND OP-TISCH

6  LEISTUNGEN  NACH 20.00 UHR


N  NICHTS VON DIESEN
?:
```

Abb. 12. Maske zur Darstellung verschiedener Leistungsverteilungen

```
WELCHE  VERTEILUNG  WOLLEN SIE SEHEN ?

1 ALTER UND GESCHLECHT        8 INFUSIONEN

2 NEBENKR.H. UND RISIKO       9 KOMPLIKATIONEN IM AUFWACHRAUM

3 VENTILATION                 0 RELAXANTIEN

4 AIRWAY                      W WARTEZEITEN

5 UEBERGABEZUSTAND            H HEPATITIS

6 DAUER IM AUFW.RAUM

7 MEDIKATION                  N NICHTS VON DIESEM
?:
```

Abb. 13.
Maske zur Darstellung
verschiedener Parameter

```
      VERTEILUNGEN  AUF EINZELNE KLINIKEN

1 ZEITVERTEILUNG             8 VERSORGUNGSART

2 OPERATIONSGEBIETE          9 RISIKOGRUPPEN

3 PRAEMEDIKATION             0 VERFAHREN

4 KOMPL.U.RISIKO             K KASSENART

5 GESCHLECHT

6 DRINGLICHKEIT

7 DIENSTZEIT                 N NICHTS VON DIESEM
?:
```

Abb. 14. Maske zur Darstellung der für einzelne Kliniken erbrachten Leistungen

Intensivmedizin (integriertes Datenhaltungssystem KBSYST)

Systembeschreibung
KBSYST ist ein Programmsystem zur Datenerfassung, Datenspeicherung und Datenanzeige
[26, 196, 197]. Es repräsentiert die Basis des computergeschützten Patientendatensystems
und dient dazu, alle medizinischen Daten aufzunehmen, die während des Aufenthalts eines
Patienten auf der Intensivtherapiestation anfallen. Es können dabei 3 Arten von Daten unterschieden werden:

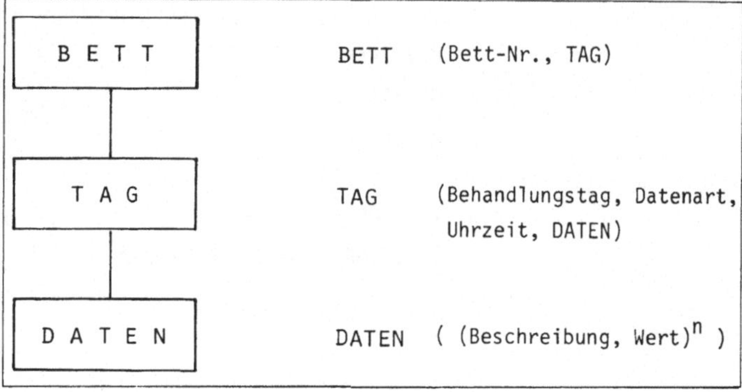

Abb. 15. Logische Datenstruktur

1. Meßdaten, welche als Zahlen vorliegen und als Zahlen abgespeichert werden (Tageskurve).
2. Textdaten, die als Freitext oder in Kürzeln erfaßt und abgespeichert werden (alle anderen Bereiche des Krankenblattes).
3. Daten, mit denen außer der reinen Abspeicherung noch weitere Aktionen durchgeführt werden:

   – Statistiken,
   – Berechnungen,
   – graphische Darstellungen,
   – Zwischenspeicherungen.

Um das Programmsystem flexibel zu halten und darüber hinaus eine einfache Handhabung zu gewährleisten, ist das Basissystem in folgende Module gegliedert:

– Datenstrukturen,
– Datenbeschreibung,
– Datenmanipulation,
– Anwendungsfunktionen,
– Benutzerschnittstelle.

Alle medizinischen Daten werden durch die Patientenidentifikation, Uhrzeit und Datum und die Art und Dimension des Wertes gekennzeichnet. Das System ist als interaktives System konzipiert, wobei durch die Wahl dieser logischen Datenstruktur die Daten sowohl zeitpunkt- als auch artorientiert gespeichert sind. Dadurch können die Daten mit gleichem Aufwand sowohl in der einen als auch in der anderen Orientierungsweise dargestellt werden [110] (Abb. 15).

   Durch die Einrichtung einer Datenbeschreibung können Standarddatenstrukturen ohne größeren Aufwand erstellt, erweitert oder verändert werden. Die Beschreibung des Eingabeformulars setzt sich aus der Strukturbeschreibung und aus der Datenfeldbeschreibung zusammen. Die Strukturbeschreibung erklärt den Inhalt und die Art der Standarddatenstrukturen. Sie enthält Kurzbezeichnungen der Struktur, eine Strukturnummer, den Strukturtyp und die Aufzählung der enthaltenen Zeilen sowie die Nummern der zugehörigen Kapitelüberschriften. Der Strukturtyp unterscheidet zwischen formatfreien und formatierten Strukturen, die sich insbesondere in der Art der Abspeicherung voneinander unterscheiden (Abb. 16).

```
           VERZEICHNIS DER DATENSTRUKTUREN
NAME           KEY    NR.   FELDER              KAPITEL
AUFNAHME       AUF    1     10-20,201-209       1,2
ENTLASSUNG     ENT    2     240-286             3,65-71
BEMERKUNG      BEM    3     28,29               5
PROBLEME       PRO    4     30-39               6,7
KURVENKOPF     KUR    5     60-99               9-13
ANAMNESE       ANA    6     1-9                 14
VORL.DIAGN.    DIA    7     301-322             73-78
ALLG.INSPEKT.  AIB    8     41-49               18
NEUROL.BEF.    NEB    9     331-380             39-42,16
LUNGE+ATM.     LUB    11    100-149             33-38,23
HERZ+KREISL.   HKB    12    150-170             24,27
BAUCHORG.      BAB    13    211-237             19-22
ALLG.BEF.      ALB    14    50-59               15
UNTERSUCH.     UNT    20    171-180
BEHANDLUNG.    BEH    21    181-190
VERORDNUNG.    VER    37    600-740
NEUROL.BEO.    NEU    42    291-300             64         a

           FORMATIERTE DATENSTRUKTUREN

MECH.VENT.     MEV    30    401-410             56
MECH.V.2       ME2    31    411-12              57
BLUTGASA.      BLG    32    421-429             50
SPONTANAT.     SPO    33    431-439             58
EIN/AUSF.      EAF    34    441-449             51,52
E/A SUMME      EAB    35    451-460             53,54
E/A BILANZ     BIL    36    461-463             55
MEDIKATION     MED    38    461-470             43
KREISLAUF      KRE    40    471-480             59
ENT.ERNAE.     ERN    41    481-490             60
LUNG.MECH.     LUN    43    491-500             61
HERZZEITV.     HZV    45    511-520             62
LABOR          LAB    46    521-530             63
GERINNUNG      GER    47    531-540             44
BLUTBILD       BLU    48    541-550             45
URIN           URI    50    501-510             48
STUHL          STU    51    505                 49
LEBER          LEB    52    561-570             46
SEDIMENT       SED    54    506-509             47         b
```

Abb. 16. a Formatfreie und **b** formatierte Strukturen

Die Datenfeldbeschreibung erläutert die Art des Feldes hinsichtlich des typenspezifischen Inhalts. Hierbei interessieren die Feldlänge, das Minimum/Maximum der Zahlen bei numerischer Feldart, die Codes im Falle kodierter Feldtypen, die Kompatibilität mit anderen Feldern und die Spezifikation einer speziellen Checkuproutine. Dadurch ergeben sich mehrere Ausgänge, so daß eine Änderung des integrierten Datenhaltungssystems ohne Programmänderung leicht möglich wird.

Die Datenmanipulation unterscheidet Daten, die gelesen oder geschrieben werden. Zu den sog. gelesenen Daten zählt die Präsentation bestimmter erster oder letzter Daten mit der Möglichkeit, zeitlich vor- oder rückwärts blättern zu können. Bei der Eingabe der Daten können sowohl neue hinzugefügt als auch vorbestehende geändert oder gelöscht werden.

Die Anwendungsfunktionen adaptieren KBSYST an die speziellen Bedürfnisse einer Intensivtherapiestation. Insbesondere können Doppeleingaben vermieden werden, und es werden Berechnungen und Ausdruck durch den Plotter möglich.

Im einzelnen werden folgende Funktionen unterschieden:

— Bildschirmkopf,
— Kurvenkopf,
— Verordnungen,
— Flüssigkeitsbilanz,
— Fieberkurven,
— Tagesliste,
— Statistiken verschiedener Art,
— Datenübergabe zur graphischen Darstellung.

Die Benutzerschnittstelle ist so konzipiert, daß die bisherigen Abläufe der Intensivtherapie nur geringfügig verändert werden müssen. Es wurde eine Kommandosprache gewählt, mit deren Hilfe einfache und direkte Befehle an das System gegeben werden können. Die Sprache enthält 4 verschiedene Sprachelemente: Befehle, Parameter, Steueranweisungen und die Daten selbst. Für eine Dateneingabe bzw. -anzeige sind jeweils der entsprechende Befehl und die Parameter einzugeben, danach können dann die Daten eingegeben werden.

Mit Hilfe des Befehls kann angegeben werden, was der Benutzer durchführen will, ob er dann eingeben, ändern oder anzeigen möchte. Die Parameter, im einzelnen die Bettnummer, das Datum, die Uhrzeit und das Formularauswahlzeichen, dienen zur Identifikation der zu bearbeitenden Daten. Als weitere Parameter können noch der Benutzercode und die Patientennummer eingegeben werden.

Mit Hilfe der Steueranweisungen kann man bestimmte Funktionen aufrufen, wie z. B. die „Hilfefunktion", die dem Benutzer Auskunft erteilt, was an dieser Stelle des Programms gerade gemacht werden kann oder soll.

```
BETT 01 PAT.NR.059001 BEHANDLUNGSTAG 00
NAME                      VORNAME                  GEBURTSDATUM 180109
PROBLEME
  NR. ZUG.STATUS BEZEICHNUNG              NR. ZUG.STATUS BEZEICHNUNG
  01      AKTIV  CEREBRUM
  02      AKTIV  KREISLAUF

BEMERKUNG:
B   400 A     O C    O E  120 SE  884 U 1285 SON   70 SA   1355 BIL -  471
------------------------------------------------------------------------
ANZEIGE LAB   DATUM= 12.08.80   UHRZEIT= 23.40 ERFASSER=OKAY
     LABORDATEN
  12.08.80             14.40 UHR 19.00 UHR
1 GLUCOSE  ms%         137.0      160.0
2 NA+ (mval/1)         138.0      138.0
3 K+ (mval/1)            3.3        5.0
4 CA++ (mval/1)          0.0        0.0
5 CL- (mval/1)           0.0        0.0
6 KREATININ ms%          0.0        0.8
7 HARNSTOFF ms%          0.0       22.0
8 OSMOLARITAET           0.0        0.0
9 GES.EIW.(g/1)          0.0        0.0
SOLL VORGANG AUSGEDRUCKT WERDEN (Y/N) ?:
```

Abb. 17. Bildschirmaufbau (KBSYST)

Bildschirmaufbau (Abb. 17)

Der Bildschirm ist so aufgebaut, daß der untere Bereich der Eingabe und Anzeige der gerade anfallenden Daten dient. Gleichzeitig gibt er Auskunft über die Standarddatenstrukturen. Der obere Bereich des Bildschirms gibt Auskunft über die Patientenidentifikation. Er enthält neben Bettnummer, der Patientennummer, dem aktuellen Behandlungstag, dem Familiennamen, dem Vornamen und dem Geburtsdatum des Patienten eine Zeile für Bemerkungen, auf der Besonderheiten notiert werden können. Gleichfalls werden hier die medizinischen Probleme angezeigt, um eine Strukturierung der verschiedenen Problemkreise zu erhalten [282].

Der obere Bereich wird nach unten durch eine Zeile abgegrenzt, welche die Werte der Flüssigkeitsbilanz anzeigt.

Bedienungsablauf

Der Bedienungsablauf ist im Prinzip wie folgt: Es werden Befehle und Parameter eingegeben, wobei das Programm Datum und Uhrzeit in der Regel vom Rechner nimmt. Bei Eingabe eines vollständigen Parametersatzes können dann Daten entweder eingegeben, geändert oder angezeigt werden. Nach Wahl des Programms und Eingabe eines Befehls erscheinen als Bildschirmausgabe die Parameter, mit welchen das System momentan beschickt ist, und die Parameter, die noch einzugeben sind. Nach Wahl eines ensprechenden Formularauswahlzeichens, welches nach dem Menüprinzip angezeigt wird, erscheint dann die Anzeige der Datenbeschreibung für die entsprechende Standarddatenstruktur (Abb. 18, 19).

Die Daten können einzeln oder zu mehreren gleichzeitig, durch "," getrennt, eingegeben werden. Während des Vorgangs der Dateneingabe stehen zusätzliche Steueranweisungen zur Verfügung:

```
       K B  -   S Y S  -   I M

BEFEHLE:  $$EIN (DATENEINGABE),  $$ANZ (DATENANZEIGE),  $$END (ENDE)

PARAMETER: B=X (BETTNUMMER),   U=SSMM (UHRZEIT,JE 2 ST. ST. U.MIN.)
           D=TTMMJJ (DATUM,JE 2 ST. TAG,MONAT,JAHR), E=AAA (ERF.CODE)
           $AWZ (FORMULARAUSWAHLZEICHEN 3 ST. SIEHE VERZEICHNIS)

$AIB (ALLG.INSPEKTION)   $EAB (E-A-SUM.ANZEIGE)   $MED (MEDIKATION)
$ALB (ALLGEM.BEFUNDE)    $EAF (EINFUHR-AUSFUHR)   $MEV (MECH.VENTILATION)
$ANA (ANAMNESE)          $ENT (ENTLASSUNG)        $ME2 (MECH.VENTIL. 2)
$AUF (AUFNAHME)          $ERN (ENTER.ERNAEHRUNG)  $NEB (NEUROL.BEFUND)
$BAB (BAUCHORGANE-BEF.)  $GER (GERINNUNGSWERTE)   $NEU (NEUROL.BEOBACHT)
$BEH (BEHANDLUNGSVERF.)  $HKB (HERZ-KREISLAUF)    $PRO (PROBLEME)
$BEL (BELEGUNG ANZEIGE)  $HZV (HERZ-ZEIT-VOL.)    $SED (SEDIMENT)
$BEM (BEMERKUNG)         $KRE (KREISLAUFWERTE)    $STU (STUHL)
$BIL (E-A-BILANZ ANZ.)   $KUR (KURVENTITELBLATT)  $TEM (FIEBERKURVE ANZEI
$BLG (BLUTGASANALYSE)    $LAB (LABORWERTE)        $UNT (UNTERSUCHUNGEN)
$BLU (BLUTBILD)          $LEB (LEBERWERTE)        $URI (URIN-WERTE)
$DIA (VORL.DIAGNOSEN)    $LUB (LUNGEN-ATMUNG-B.)  $VER (VERORDNUNGEN)
                         $LUN (LUNGEN-MECHANIK)   $SPO (SPONTANATMUNG)
-----------------------------------------------------------------------
SIE KOENNEN JETZT  B E F E H L E   UND   P A R A M E T E R   EINGEBEN.
ES  F E H L E N   ABER NUR NOCH  FOLGENDE PARAMETER !!!
                            FORMULARZEICHEN
MOMENTANE SYSTEM - P A R A M E T E R  SIND :
$$ANZ,B=01,U=1300,D=100181
ALLE EINGABEN WERDEN MIT  (RETURN) ABGESCHLOSSEN
 ?00:
```

Abb. 18. Formularauswahlzeichen des Datenhaltungssystems

```
BETT 02 PAT.NR.054501 BEHANDLUNGSTAG 00
NAME K                          VORNAME W           GEBURTSDATUM 130846
PROBLEME
 NR. ZUG.STATUS BEZEICHNUNG                 NR. ZUG.STATUS BEZEICHNUNG
 01       AKTIV  ATMUNG


BEMERKUNG: RIPPENSERIENFR.BDS/BECKENFR.+BLASENPERFORATION
B 1400 A    0 C    0 E   450 SE 1890 U  500 SON  410 SA     910 BIL    980
----------------------------------------------------------------------------
ANZEIGE KRE  DATUM= 28.06.80  UHRZEIT= 13.00 ERFASSER=OKAY
     KREISLAUF
 28.06.80              12.00 UHR
1 HERZRHYTM /mi          89.0
2 AP syst(mmHG)         155.0
3 AP dia.(mmHG)         105.0
4 CVP (cmWS)             19.0
5 PAP sys(mmHG)          0.0
6 PAP dia(mmHG)          0.0
7 PAP  (mm HG)           0.0
1 PCWP (mmHG)            0.0
9 TEMPERATUR sC          0.0
******    V  /  R  /  W     ?:
```

Abb. 19. Datenbeschreibung: „Anzeige" „Kreislauf"

— !XX=   die eingegebenen Daten werden der Zeile mit der Nummer XX zugeordnet,
— .   die bisher eingegebenen Daten werden auf dem Bildschirm aufgelistet,
— $ die eingegebenen Daten werden abgespeichert.

Solange die Daten noch nicht in die Datenbank eingespeichert sind, können sie jederzeit mit der oben beschriebenen Steueranweisung korrigiert werden (!XX=). Eine Änderung der Daten nach Einspeicherung in die Datenbank kann mit Hilfe des Befehls für die Datenänderung erfolgen.

Nach Eingabe des Befehls Datenanzeige und der entsprechenden Parameter kann zwischen 4 Steuercodes gewählt werden:

— E es wird die erste Ausprägung des Tages der gewünschten Datenart gesucht,
— L es wird die letzte Ausprägung gesucht,
— B es wird die Ausprägung einer Datenart gesucht, die nächst einem eingegebenen Zeitpunkt liegt,
— A es werden alle Ausprägungen einer Datenart und eines bestimmten Behandlungstages gesucht und zur Anzeige gebracht.

Neben der standardmäßigen Datenhaltung werden für verschiedene Datenarten noch folgende Arbeiten durchgeführt:

— die Daten der Verordnungen werden in je einem gesonderten Zwischenspeicherbereich abgespeichert, so daß bei Veränderungen oder Ergänzungen nicht immer alle Daten neu eingegeben werden müssen.
— Eingaben der Flüssigkeitseinfuhr und -ausfuhr werden in der Flüssigkeitsbilanz aufaddiert, und um 6.00, 12.00 und 18.00 Uhr werden Zwischenbilanzen in der Datenbank abgespeichert.
— Um die gewohnte graphische Darstellung der Fieberkurve zu erhalten, wurde eine Graphik eingebaut.

Für einen besseren Überblick über die Leistungen der Intensivtherapiestation wurden Statistikprogramme erstellt, die im einzelnen folgende Informationen bieten:

- Belegungsstatistik,
- Anamnesedaten,
- Diagnosen und Behandlungsursachen,
- diagnostische und therapeutische Verfahren,
- Entlassungsdaten.

Es wurde zusätzlich ein Programm geschrieben, welches die Liste der Patientendaten für einen Behandlungstag zusammenstellt und ausdruckt. Die Daten sind dabei nach Datenart chronologisch geordnet. Diese Liste sichert auch bei Ausfall des Systems die Verfügbarkeit der Daten und stellt die einzugebenden Daten übersichtlich dar (Abb. 20).

```
ENTLASSUNG
:=========
BETT:    DATUM:              UHRZEIT:
NAME:                        VORNAME:

ENTLASSUNGSART.
:==============
    Allgemeine Station   1  anderes Krankenhaus  3  nach Hause          5
    Wachstation          2  andere Intensivstat  4  Tod                 6
TODESURSACHE.
:===========
    cerebral             1  cardial              3  irreversibler Schock 5
    pulmonal(Hypoxie)    2  Arrhytmien           4  sonstiges            6
AUTOPSIE
    Pathologisches Inst  1  Gerichtsmedizin      2  verweigert  3  sonstiges  4

DIAGNOSEN: KREISLAUFINSUFFIZIENZ
:==============================
    HYPOVOL haemorrhag   1  CARDIOGEN li-ventr   7  rechts-ventrikulaer 13  SEPTISCH ohne Hypov 19
      MIT Komplikationen 2    MIT Komplikationen 8    MIT Komplikationen 14    MIT Komplikationen 20
    traumatisch          3  Myocardinforkt       9  Tamponade          15  NEUROGEN traumatisch 21
      MIT Komplikationen 4    MIT Komplikationen 10   MIT Komplikationen 16  Spinalanaesthesie   22
    fluid loss           5  Arrhythmien          11  Lungenembolie      17  anaphylaktisch      23
      MIT Komplikationen 6    MIT Komplikationen 12   MIT Komplikationen 18
RESPIRATORISCHE INSUFFIZIENZ
:==========================
    Lungenkontusion      1  Lungenoedem          4  Fettembolie        7  sekundaere resp Ins 10
    Aspiration           2  Pneumonie            5  akutes Lungenversagen 8
    Atelektase           3  Lungenembolie        6  chron Lungenerkrank 9

ZUSTAND NACH REANIMATION
:=====================
    Medikamentoes        1  intrathorak Herzmass 3  Defibrillator      4  Pacemaker           5
    extrathorak Herzmass 2

TRAUMA / Chirugische Krankheitsbilder
:==================================
    ged Schaedelhirntr   1  instabiler Thorax    7  Milz               13  Becken             19
    offenes Schaedelh tr 2  Rippenfraktur        8  Leber              14  Extremitaeten      20
    intracranielle Blut  3  Pneumothorax         9  Pankreas           15  Wirbelsaeule       21
    Subarachnoidalblutung 4 Haematothorax       10  Magen / Darm       16  Verbrennung        22
    stumpfes Thoraxtrauma 5 stumpfes Bauchtrauma 11  Urogenitalsystem  17
    offenes Thoraxtrauma 6  penetr Bauchtrauma  12  Oberflaeche        18

NICHT-TRAUMA / Medizinische Krankheitsbilder
:========================================
    Intoxikation         1  Peritonitis          5  Gerinnungstoerung  9  Malignom           13
    Nieren               2  Stoffwechsel         6  Hypoxischer Hirnscha 10 Gefaesssystem     14
    Leber / Pankreas     3  retroperitoneal Proz 7  Subarachnoidalblutung 11 Infektion / Sepsis 15
    Hypertonie           4  Lunge                8  Hirntumor          12  Bewegungsapparat   16
BEHANDLUNGSVERFAHREN
:==================
    Respirator.ass /Kontr 1 Atemwegsfr .nasotr   7  Peritonealdialyse  13  OP. Abdomen        19
    manuelle Beatmung    2  Atemwegsfr .orotrach 8  Haemoperfusion     14  OP. Extremitaeten  20
    Respirator. IMV      3  Tracheotomie         9  Hypo-/Hyper-thermie 15  OP. sonstiges      21
    Respirator. CPAP     4  Antibiotikagabe     10  Thoraxdrainage     16  Transfusion        22
    Spontanatmung. CPAP  5  totale parenter Ern 11  OP. Schaedel       17  Sondenkost         23
    Spontanatmung.O2-Anr 6  Haemodialyse        12  OP. Thorax         18

SPEZIELLE DIAGNOSTISCHE VERFAHREN
:==============================
    Katheter. arteriell  1  Massenspektrometer   8  EEG                15  anderes Roentgen   22
    Katheter. zentralven 2  Oxymeter             9  Gastroskopie       16  Sonographie        23
    periphere Kanuelierung 3 Funktionsanalyse   10  Laparoskopie       17  Gerinnungsanalyse  24
    Kath .pulmonalarter  4  Blutgasanalyse      11  Rektoskopie        18  Bakteriologie      25
    Druckmessung. ZVD    5  Druckm .intracraniell 12 ERCP              19  Aminosaeurenanalyse 26
    Druckmessung.arteriel 6 Temperatur          13  Bronchoskopie      20  andere Laborwerte  27
    HZV-Thermodilution   7  EKG                 14  Thorax-Roentgen    21  Computer Tomographie 28
```

Abb. 20. Vom Printer erstellte Entlassungsliste

Intensivmedizin (Graphiksystem)

Systembeschreibung
Mit dem Graphiksystem JOROOT wurde ein Programmkomplex entwickelt, der auf dem oben beschriebenen Datenhaltungssystem aufbaut [20, 195]. Die Anwendungsfunktionen umfassen

— die Meßwertaufbereitung,
— die Verknüpfung mehrerer Parameter,
— die Erstellung von Analysen und Trends.

Das Schwergewicht dieses Programmsystems liegt in der Präsentation der gespeicherten Daten.

40 Daten können in beliebigen Zeitintervallen präsentiert werden, 10 von ihnen werden nach etablierten physiologischen Beziehungen errechnet [97]. Es handelt sich hierbei unter Berücksichtigung der speziellen Problematik von Patienten mit künstlicher Beatmung um teils invasive, teils nicht invasive Meßwerte von Lungenmechanik, Hämodynamik und Gasaustausch (Abb. 21).

Für spezielle Fragestellungen therapeutischer oder wissenschaftlicher Art dient die Möglichkeit der variablen graphischen Darstellung. Jeder Parameter kann in Abhängigkeit irgendeines anderen in einem XY-Diagramm aufgezeichnet werden. Die Meßwerte können dabei einzeln oder als Mittelwerte präsentiert werden, wobei zusätzlich über Patienten, Gruppen und Tage gemittelt werden kann. Zum Vergleich verschiedener Patienten oder unterschiedli-

```
LISTE DER MOEGLICHEN VARIABLEN:


ZAHL DER BEHANDLUNGSTAGE         = 1    ART.BLUTDRUCK SYS. IN MMHG       =21
UHRZEIT                          = 2    ART.BLUTDRUCK DIA IN MMHG        =22
INSP. O2-ANTEIL (FIO2) IN %      = 3    ZENTRALVEN. DRUCK IN CMWS        =23
ZUGVOLUMEN MASCH. IN ML          = 4    PULMONALISDRUCK SYS. IN MMHG     =24
ZUGVOLUMEN SPONT. IN ML          = 5    PULMONALISDRUCK DIA. IN MMHG     =25
ATEMFREQUENZ                     = 6    WEDGE-DRUCK (PCWP) IN MMHG       =26
BEATMUNGSDRUCK (PLAT.) IN CMWS=  7    HERZFREQUENZ                       =27
ENDEXP. DRUCK (PEEP) IN CMWS     = 8    TEMPERATUR                       =28
INSP./EXSP. VERHAELTNIS IN %     = 9    CEREBRALER DRUCK IN MMHG         =29
COMPLIANCE IN  ML/CMWS           =10    HERZMINUTENVOLUMEN IN L/MIN      =30
ENDEXSP. CO2-ANTEIL IN %         =11    TOTRAUMVERHAELTNIS IN %          =31
GEM.VEN.O2-PART.DRUCK  IN MMHG=12    ALVEOLO-ART. O2-DIFFERENZ           =32
ART. O2-PART. DRUCK IN MMHG      =13    ART.-VEN. O2-DIFFERENZ           =33
ART. CO2-PART.DRUCK IN MMHG      =14    O2-TRANSP.KAPAZITAET IN DL./MIN=34
GEM.VEN. O2-SAETTIGUNG IN %      =15    SHUNTVOLUMEN IN %                =35
ART. O2-SAETTIGUNG IN %          =16    TOT.VASC.WIDERSTAND (DYNS/CM5)=36
HAEMOGLOBIN IN MGX               =17    PUL.VASC.WIDERSTAND (DYNS/CM5)=37
URINAUSSCHEIDUNG IN ML/STD       =18    HERZINDEX  IN L/MIN.M2           =38
GEWICHT IN KG                    =19    SCHLAGINDEX                      =39
LAENGE  IN CM                    =20    LINKSVENTR.SCHLAGARBEIT          =40


WELCHE VARIABLE WOLLEN SIE AUFLISTEN ?32
```

Abb. 21. Variablenliste des Programmkomplexes JOROOT

cher Berechnungen ist eine gleichzeitige Darstellung von maximal 3 Schaubildern vorgesehen. Mitteilungen von Meßwerten über ganze Patientengruppen mit ähnlichem Krankheitsbild (z. B. Schocklunge, Pneumonie) sind möglich. So können charakteristische Verläufe einzelner Parameter bei verschiedenen Krankheitsbildern ohne großen Aufwand verglichen werden.

Für Visiten oder zwischenzeitliche therapeutische Entscheidungen können die gespeicherten Meßwerte in festen Gruppen zu jeweils 4 Parametern zusammengefaßt und die in den letzten 12 h eingegebenen Werte für jeden Parameter in einem gemeinsamen Schaubild zur Darstellung gebracht werden.

Als medizinisch relevante Gruppen wurden dabei gewählt:

— großer und kleiner Kreislauf,
— Lungenmechanik und Beatmungsparameter,
— Gasaustausch,
— Myokard,
— Ausscheidung.

Für die Benutzerschnittstelle ergeben sich folgende Module:

— Personendatenmodul,
— Meßdatenmodul,
— Trendmodul (Abb. 22).

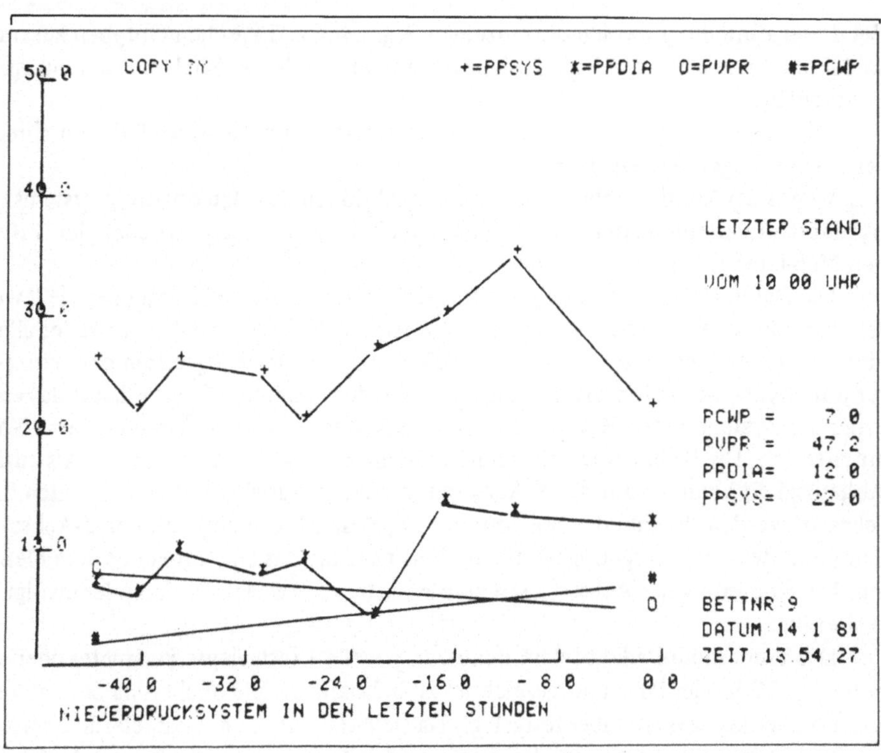

Abb. 22. Trendmodul (off line) Beispiel „Niederdrucksystem"

```
WAS WOLLEN SIE MACHEN ?


PERSONENDATEN      NEUEINGABE                        =1
                   AENDERN                           =2
                   AUSGEBEN                          =3
                   LOESCHEN                          =4

MESSDATEN          NEUEINGABE                        =5
                   KORRIGIEREN                       =6
                   AUSDRUCKEN                        =7
                   ZEICHNEN                          =8
                   DATUM/UHRZEIT EINGEBEN            =9

TRENDS             HOCHDRUCKSYSTEM                   =10
                   NIEDERDRUCKSYSTEM                 =11
                   LUNGENMECHANIK                    =12
                   VENTILATION                       =13
                   HAEMODYNAMIK                      =14
                   AUSSCHEIDUNG                      =15
                   GASAUSTAUSCH                      =16
                   LETZTE MESSWERTE                  =17

                   PROGRAMMENDE                      =18
```

Abb. 23. Menu JOROOT

Bei dieser Einteilung werden die einzelnen Segmente zu logischen Gruppen zusammengefaßt, so daß die hier getroffene Einteilung nicht immer mit der wirklichen Programmstruktur zusammenfällt.

Einfache Befehle an das System werden direkt durch die Anwahl der entsprechenden Ziffer des Menüs gegeben (Abb. 23).

Wegen der komfortablen Anwendungsfunktionen des Datenhaltungssystems (KBSYST) obliegt dem Patientendatenmodul hier lediglich die Zuordnung zwischen den aufgenommenen Meßdaten und einem Patienten.

Die Datenausgabe erfolgt alphanumerisch in tabellarischer Form über die jeweiligen Bildschirmgeräte oder zentral über den Schnelldrucker. Es können dabei entweder alle Meßdaten eines Patienten bzw. eines Bettes innerhalb einzugebender Zeitgrenzen oder einzelne Parameter innerhalb eines Zeitintervalls aufgelistet werden. Darüber hinaus erlaubt das entwickelte Programmsystem, jeden Meßwert in Abhängigkeit von einem anderen in einem XY-Diagramm aufzutragen. Die Wahl der jeweiligen Koordination ist so frei bestimmbar. Als zusätzliche Abhängigkeit kann die auf der Y-Achse aufgetragene Variable mit einer zweiten in Relation gebracht werden. Es sind die Operatoren =, #, < und > erlaubt. Auf der Y-Achse werden dann nur Meßwerte aufgetragen, die die Verknüpfung des Operators mit dem Meßwert erfüllen. Die Skalierung der Achsen kann vom Benutzer festgelegt werden oder erfolgt als Autoskalierung.

Das Trendmodul erlaubt dem Benutzer, jeweils 4 festgelegte Parameter über einen Zeitraum von 12 h oder länger aufgezeichnet zu bekommen. Die Skalierung des entsprechenden Koordinatenkreuzes ist dabei festgelegt. Da sich die einzelnen Parameter in unterschiedlichen Größenbereichen bewegen, werden diese vor der Ausgabe mit konstanten Ausgleichsfaktoren multipliziert. Dadurch erübrigt sich eine Doppelskalierung.

Wegen des relativ langsamen Zugriffverhaltens der verwendeten DFMS-Schnittstelle (bei einfachem Zugriff bis zu 300 ms), wurde die Zahl der Zugriffe so gering wie möglich gehalten. Durch die Abspeicherung aller aufgenommenen Meßdaten der Patienten in bettspezifischen Files können die Reaktionszeiten auch bei mehrfacher und gleichzeitiger Benutzung gering gehalten werden. Die Datenfiles sind möglichst groß gewählt, um ein Überlaufen zu vermeiden. Pro Bett kann so wegen des auf den peripheren Speichern vorhandenen Platzes ein Datenfile generiert werden, das 200 Datenblöcken mit je 40 Variablen Platz bietet.

Bildschirmaufbau

Der Bildschirmaufbau wird ohne Schwierigkeiten aus dem oben Beschriebenen verständlich und soll durch die Abb. 21–25 veranschaulicht werden. Die verwendeten graphischen Bildschirme der Fa. Tektronix bieten eine Punktmatrix von 760 Punkten auf der Y-Achse und von 1024 Punkten auf der X-Achse an. Sie können im graphischen Mode einzeln angesprochen werden. Bei der graphischen Ausgabe ist der Ausdruck eines Mittelwerts möglich, der sich aus dem arithmetischen Mittel aller gefundenen Y-Werte bei gleichen X-Werten errechnet. Diese Punkte werden dann zu einer Kurve miteinander verbunden (Abb. 24). Wird auf eine Mitteilung der Meßdaten verzichtet, so werden alle gefundenen Punkte ohne gegenseitige Verbindungslinien ausgegeben (Abb. 25). Man erhält als Ausgabe eine Punkteschar.

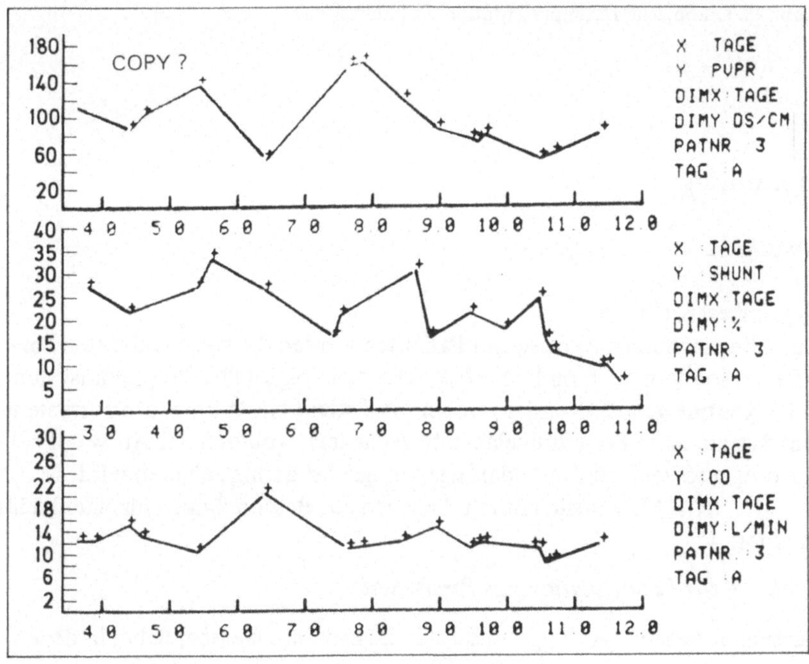

Abb. 24. Graphische Datenpräsentation als Kurve

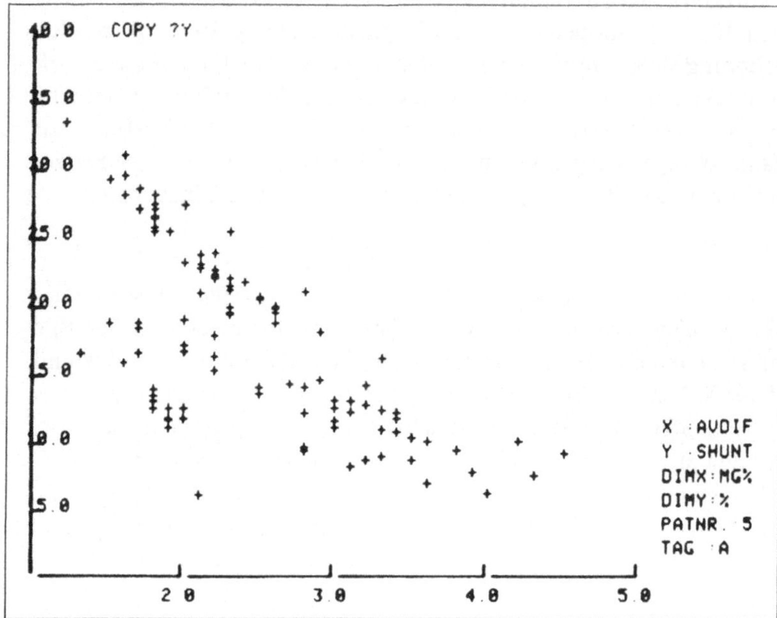

Abb. 25. Graphische Datenpräsentation als Punkteschar

Monitoring

Anästhesie

Systembeschreibung

Zur Überwachung narkotisierter Patienten werden die verschiedensten Parameter nicht nur
off line, sondern auch on line erfaßt. Das hier vorgestellte Programmsystem kann für die tägliche Routine genutzt werden, wobei pro Patient ein Mikroprozessorsystem notwendig ist.
Das System ist in Programmelemente gegliedert, wodurch der Aufwand bei der Programm-
wartung und bei Detailveränderungen möglichst gering gehalten wird.

Die SIGNAL-Tabelle enthält Angaben zur Beschreibung einzelner zu überwachender Parameter.

Schlüssel zur Identifikation des Parameters:

Bereichsadressen: Anfangs- und Endadressen der Datenbereiche, in denen die erfaßten Werte
                    gespeichert werden.

Grenzwerte: Unterer und oberer Grenzwert für die Normierung der graphischen Dar-
                    stellung und für den Grenzwert Alarm.

Textangaben: Signalbezeichnung des Vitalparameters und Kürzelbezeichnung für die
                    Skalenabschnitte bei der graphischen Darstellung.

Offset: Spannungsbereich am ADU: Mit Hilfe dieser Angabe wird das elektrische
                    Signal in die Einheit des Vitalparameters umgerechnet.

Diese Informationen sind zur Erfassung, Speicherung und Darstellung der gemessenen Werte erforderlich, sie sind für jeden Parameter in einem Satz zusammengefaßt. Jeder Tabellensatz enthält freie Plätze, in die bei Bedarf weitere Informationen eingetragen werden können.

Die Tabelle hat einen Umfang von 32 Sätzen, 19 Vitalparameter können gemessen werden. Es besteht die Möglichkeit, weitere Parameter zu erfassen, wenn sie für die Routine geeignet erscheinen. Eine Erweiterung ist durch ein Programmmodul durchzuführen, wobei Grenzwertänderungen ebenso möglich sind. Erweiterungen und Änderungen sind nur temporär, d. h. bei einem Neustart des Systems besteht die Zuordnung, die bei der Initialisierung festgelegt wurde, für eine permanente Programmänderung muß neu assembliert werden.

Zugangscode

Um eine differenzierte Benutzung des Mikroprozessors durch Operator, Arzt oder Pflegepersonal zu ermöglichen, wurden verschiedene Zugangscodes hierarchisch angeordnet.

Alle Befehle, welche die technische Konfiguration des Systems, d. h. Kopplung an den Minirechner, ADU etc. betreffen, sind nur mit dem höchsten Code zugänglich.

Befehle, welche zu Beginn der Überwachung ausgeführt werden müssen, wie Uhrzeiteingabe, Meßintervall etc., sind der zweiten Stufe vorbehalten.

Alle Datenausgaben in tabellarischer oder graphischer Form sind mit der niedrigsten Priorität kodiert.

Bei einem Neustart des Systems ist dieser niedrigste Code initialisiert. Der Code besteht aus 4 beliebigen, vereinbarten Zeichen, wobei die Eingabe ohne Echo auf dem Bildschirm erfolgt, um ein Bekanntwerden zu erschweren. Sind die 4 Zeichen in der Codeliste auffindbar, wird die Priorität des Codes errechnet, und es erfolgt die Freigabe für die entsprechend der Hierarchie freizugebenden Befehle.

Wird der eingegebene Code nicht anerkannt, so kann der Benutzer maximal 4 weitere Codeeingabeversuche unternehmen. Danach erfolgt eine Sperrung des gesamten Programms, um ein „Durchtesten" möglicher Zeichenkombinationen zu verhindern bzw. zu erschweren.

Durch diese Hierarchie wird die Eingabe der Parameter einfach, die Änderung und damit der mögliche Verlust der Objektivität erschwert (Abb. 26).

Kanaltabelle, Kanalvektor

Der Analog-Digital-Wandler des Mikroprozessors verfügt über 16 Eingangskanäle, so daß von den möglichen Meßwerten maximal 16 parallel erfaßt werden können. Aus diesem Grund muß die Zuordnung zwischen Eingangskanalnummer und Meßgröße variabel sein.

Diese Zuordnung ist in einen Kanalvektor eingetragen. Dieser enthält in aufsteigender Reihenfolge der Eingangskanäle den Schlüssel des Parameters, der an dem betreffenden Kanal gemessen wird. Für einen nicht belegten Kanal ist ein Freizeichen definiert.

In der Kanaltabelle sind die für die Erfassung notwendigen Informationen für jeden Eingangskanal enthalten.

Schlüssel zur Identifikation der Meßgröße:

— Adresse des Datenbereichs, in dem die Meßwerte innerhalb 1 min gesammelt werden. Diese Werte werden dann gemittelt und die Mittelwerte für die graphische Darstellung gespeichert.
— Grenzwerte für die Plausibilitätskontrolle.
— Signalbenennung.
— Spannungsbereich im ADU.

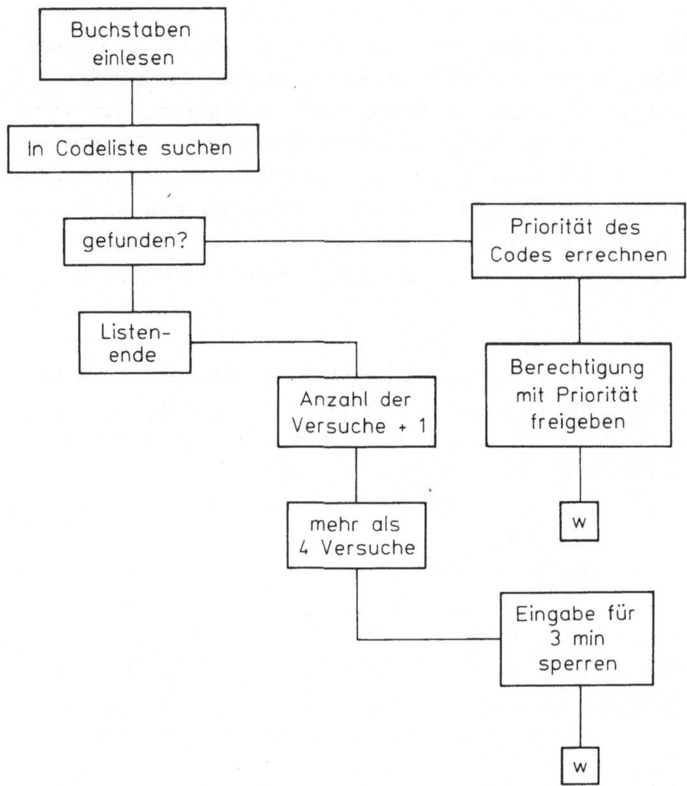

Abb. 26. Diagramm zur Beschreibung des Zugangscodes zum Mikroprozessor

Um die Bedienung des Systems zu vereinfachen, wird bei der Initialisierung die Zuordnung realisiert, die dem Siemens-Standardkabel entspricht.

Über den Schlüssel werden die für die Kanaltabelle benötigten Informationen aus der Signaltabelle geholt und in den entsprechenden Kanaltabellensatz eingetragen. Die Datenbereiche für die zu mittelnden Meßwerte sind jedem Kanal fest zugeordnet.

Datenhaltung

Die gleichzeitige Datensammlung mehrerer, verschiedener Vitalparameter über einen längeren Zeitraum erfordert eine Datenreduktion durch die Bildung zeitlicher Mittelwerte. Darüber hinaus zeigt sich, daß die Kenngrößen der einzelnen Parameter sehr großen Schwankungen unterliegen können, die jedoch für eine Verlaufsbeurteilung nicht von Bedeutung sind. Um einerseits die Datenhaltung nicht unnötig zu belasten, andererseits durch zu lange Mittelungszeiträume die Überwachung nicht träge werden zu lassen, haben sich Mittelungszeiten von 10 min bewährt.

Die vom Mikroprozessorsystem erfaßten Daten werden in die zentrale Datenbank übernommen, da bereits Programme zur Auswertung der Anästhesiedokumentation bestehen. Deshalb genügt es, die Minutenwerte im Mikroprozessor 6 h lang zu halten.

Da die Meßdaten in äquidistanten Abständen (1 min) gehalten werden, kann für jedes Datenelement die zugehörige Uhrzeit ermittelt werden, ohne daß diese explizit abzuspeichern ist, da die Differenz der Adressen von jedem Datenelement im Datenbereich zur Adresse des aktuellen Elements der Zeitdifferenz zwischen den Meßwerten entspricht.

Durch die Angaben Schlüssel und Zeit ist ein Zugriff auf jeden einzelnen Meßwert möglich. Bei abgeschalteter Meßwerterfassung werden die Datenelemente dieses Zeitraums ebenfalls gelöscht. Somit ist gewährleistet, daß immer nur relevante Daten gehalten werden.

Für die Off-line-Dateneingabe existiert ein Datenbereich für 24 h, wobei der äquidistante Abstand 5 min beträgt. Der übrige Aufbau entspricht der On-line-Erfassung.

Bildschirmaufbau

Der Bildschirm des Ein- und Ausgabeterminals ist in einen Kommunikationsbereich und einen Präsentations- und Eingabebereich aufgeteilt. Der Kommunikationsbereich dient der Ausgabe von Fehlermeldungen und zur Systemsteuerung durch Befehle.

Der Präsentations- und Eingabebereich teilt sich weiter auf in einen Graphik- und Formularbereich. Normalerweise ist nur der Graphikbereich sichtbar. Dieser enthält 2 Koordinatensysteme zur Darstellung von Meßwertfunktionen der Vitalparameter von Hämodynamik und Beatmung (Abb. 27). Die zuletzt gemessenen Werte werden am rechten Bildrand digital angezeigt.

Medikamentengaben werden durch Markierungen unter der Zeitachse des oberen Koordinatensystems repräsentiert. Zur Ein- und Ausgabe von verabreichten Medikamenten und freitextlichen Bemerkungen steht ein Formularabschnitt unterhalb des Graphikbereichs zur

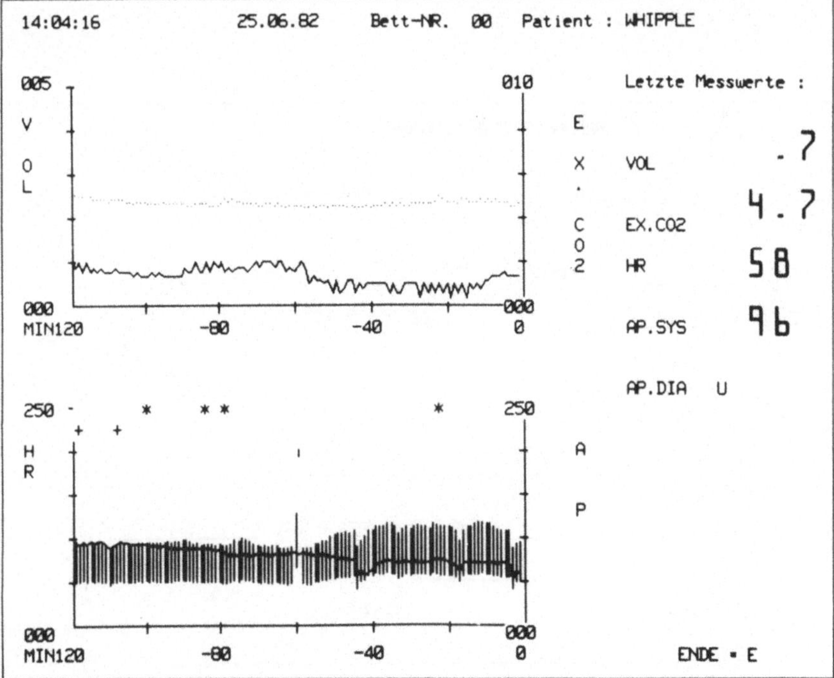

Abb. 27. Darstellung der Koordinatensysteme für Hämodynamik und 2 zusätzliche Wahlparameter. Die durchgezogene Linie beschreibt den an der linken Ordinate angegebenen Parameter, die Punktfolge den an der rechten Ordinate beschriebenen Parameter

Verfügung. Dieser Bereich ist nicht sichtbar, kann jedoch bei Bedarf durch Verschieben der Graphen nach oben auf dem Bildschirm erscheinen. Ein Teil der Graphik verschwindet zugunsten des Formulars.

Vor Beginn einer Operation und Narkose müssen einige wichtige Patientendaten und Informationen erhoben und dokumentiert werden. Diese Daten lassen sich in folgende Gruppen gliedern:

— Basisdaten: Name, Vorname, Geb.-Datum, Geschlecht;
— präoperativer Status: Laborwerte, Risikogruppe;
— Prämedikation;
— Varia: Datum, Anästhesist, Supervisor, Op-Tisch.

Diese Informationen werden mit Hilfe eines Formulars am Bildschirm erfaßt (Abb. 28 und 29), welches — unterstützt von der Terminalhardware — durch entsprechende Programmierung auf dem Bildschirm generiert wird. Es gewährleistet die Einhaltung von Feldlängen und die Unterscheidung von numerischen und alphanumerischen Daten. Das ausgefüllte Formular kann nur als zusammenhängender Datenstrom übertragen werden. Logische und formale Fehler können problemlos korrigiert werden. Nach Abschluß der präoperativen Datenerfassung erscheint ein weiteres Formular, das für jede Meßgröße festlegt, ob eine On-line- oder Off-line-Erfassung erfolgt. Bei einer Änderung dieser Auswahl im Laufe der Anästhesie kann das Formular erneut angewählt werden.

Die Funktionseinheit „Medikamenteneingabe" erfaßt folgende Merkmale eines Medikamentensatzes:

```
                    PREAOPERATIVE EINGABE

 DATUM [TTMMJJ]: _____            ANAESTHESIENR. :_____


 NAME: __________ VORNAME: __________ GESCHLECHT [M/W]: _

 GEB.NAME: __________        GEB.DATUM [TTMMJJ]: _____


 KLINIK: _____ OP.TISCH: ____ STATION: _________ ARZTWAHL [J/N]: _

 PRAEOP.DIAGNOSE: _______________________________________
 GEPLANTE OPERATION: ____________________________________


 ANAESTHESIST: __________ I-NR: __ SUPERVISOR: __________ I-NR: __

 BEI ABLOESUNG ANAESTH.: __________ I-NR: __

 ANAESTH.SCHWESTER: __________ GERAETECHECK: __________

 OPERATEURE: __________ __________ __________

_____________ BITTE DIE PT-TAST BEI EINGABEENDE DRUECKEN _____________
```

Abb. 28. Präoperatives Formular zur Erfassung von Basisdaten

```
                          PRAEMEDIKATION

ANZAHL DER VERABREICHTEN MEDIKAMENTE [0-10]: _
DATUM  MEDIKAMENT            DOS.(MG)  APPL.ORT  VERAB.(UHR)

_____  _________             _____     _____     _____
_____  _________             _____     _____     _____
_____  _________             _____     _____     _____


PATIENT          PRAEMEDIKATION               WIRKUNG

ANW. _           SELBST _          AUSREICHEND _
ABW. _            AND. _           UNZUREICHEND _



                     PRAEOPERATIVER STATUS


GEWICHT: __        GROESSE :__      NUECHTERN [STD]: __

BLUTDRUCK: ______  BLUTGR.: ________      ZAHNST.: ____

HF: __    HB: ___  HKT: ___  BZ: ___   K : ___    NA : ___



RISIKOGRUPPE: _


                      VORERKRANKUNGEN


   SCHOCK _        ZNS-ERKR. _      GERINNG.STRG. _
   FIEBER _        LEBERERKR. _     MISSBILDUNGEN _
  ALLERGIE _       POLYTRAUMA _      STOFFW.KR. _
  DIABETES _       NIERENERKR. _    ENDOKRIN.KR. _
  ATEMWEGE _       INFEKTIONEN _    PER.GEF.ERKR. _
  KREISLAUF _      GRAVIDITAET _     PSYCH.ERKR. _
  HERZERKR. _      LUNGENERKR. _     DAUERMEDIK. _



                      DRINGLICHKEIT

OP.-PROGR _              BED.DRINGL. _  N.DRINGL. _
OP. AUSSER PROGR. _   SOFORT _ DRINGL. _  N.DRINGL. _

DIENSTZEIT:     NORM. _    BEREIT.WOCH.TAG: _    BEREIT. SA/SO FEI _

          BITTE DIE PT-TASTE BEI EINGABEENDE DRUECKEN!
```

Abb. 29. Präoperatives Formular zur Erfassung der Prämedikation und des präoperativen Status

— Darreichungsform: Medikament, Infusion und Transfusion,
— Spezialität,
— Dosis, Einheit.

Die Eingabe von Medikamentensätzen wird durch den Befehl „MEIN" eingeleitet. Das System erfragt dann die Zahl der einzugebenden Medikamente. Entsprechend der Anzahl werden dann mehrmals die Formularzeilen ausgegeben (Abb. 30).

MEDIKAMENTENLISTE

NR.	ZEIT	TYP	PRAEPARAT	DOSIS[ML,MG]
01	1031	K	RINGER	500
02	1035	M	FENTANYL	0.20
03	1045	M	ALLO	2
04	1045	M	VALIUM	10
05	1045	M	HYPNO	12
06	1045	M	SUCCI	80
07	1047	M	ALLO	6
08	1052	K	RINGER	500
09	1101	C	HAES	500
10	1108	K	RINGER	500
11	1130	C	HAES	500
12	1132	M	FENTANYL	0.15
13	1150	B	E2196267	250

Abb. 30. Formular zur Erfassung und Präsentation applizierter Medikamente

Die Medikamentensätze werden in der Reihenfolge ihrer Eingabe abgespeichert. Eine Korrektur ist nachträglich noch möglich.

Zusätzliche Informationen, die sich nur schwer formatieren lassen, können als Freitexte dokumentiert und abgespeichert werden.

Folgende Meßwerte werden routinemäßig erfaßt:

- systolischer und diastolischer Blutdruck,
- Herzfrequenz,
- Atemfrequenz,
- endexspiratorischer Druck,
- Atemzugvolumen,
- Compliance und Resistance,
- Sauerstoffkonzentration,
- Kohlendioxidkonzentration endexspiratorisch,
- Lachgas- und Halothankonzentrationen;

zusätzlich können bei Indikationsstellung
- Drücke im kleinen Kreislauf (ZVD, Pulmonalisdrücke)
erfaßt werden.

Die Parameter Blutdruck im Systemkreislauf und Herzfrequenz werden ständig im unteren Koordinatensystem dargestellt, während alle übrigen wahlweise im oberen Koordinatensystem präsentiert werden.

Die on line erfaßten Meßwerte werden als geschlossene Kurven in den beiden Koordinatensystemen ausgegeben (Abb. 27). Die einzelnen Parameter werden auf folgende Weise dargestellt:

- *Blutdruck:* Die Kurven des systolischen und diastolischen Drucks werden durch einen leuchtenden Strich verbunden. So läßt sich neben den Druckwerten auch die Amplitude direkt beurteilen (Abb. 27).

– Herzfrequenz: Die Kurve der Herzfrequenz wird als durchgezogene Linie dargestellt.

Alle anderen Parameter werden getrennt als durchgezogene Linien oder als Punktfolge präsentiert.

Off-line-Meßwerte sind als diskrete Punkte in den beiden Koordinatensystemen dargestellt.

Die Darstellung der Medikation erfolgt durch Markierungen unter der Zeitachse des oberen Koordinatensystems. Die Markierung besteht aus einem Marker, der Auskunft über den Typ des Mediments gibt: Medikament$^+$ – Infusion* – Transfusion*.

Weiterhin besteht die Möglichkeit, eine Liste der bereits applizierten Medikamente ausgeben zu lassen mit der Uhrzeit der Gabe.

Nach Abschluß von Operation und Narkose müssen noch Informationen über deren Verlauf und den postoperativen Zustand des Patienten direkt nach der Extubation dokumentiert werden. Die erfaßten Daten umfassen folgende Problemkreise:

– Anästhesieverfahren und Lagerung etc.,
– Komplikationen,
– Vigilanz,
– Bilanz.

Die Erfassung dieser Daten erfolgt durch ein ensprechend aufgebautes Formular (Abb. 31–33).

Bedienungsablauf

Zur Auswahl der verschiedenen Systemfunktionen steht dem Benutzer ein beschränkter unkomplizierter Befehlssatz zur Verfügung. Mit dem Befehlswort „ein" wird der eingabevorbereitende Prozeß angestoßen. Dieser benachrichtigt den Datenpräsentations- und Off-line-Eingabeprozeß über ein gemeinsames Flag, daß der Dialog mit dem Benutzer aufgenommen werden soll. Der Dialog beginnt mit der Aufforderung, daß ein weiterer Befehl eingegeben werden soll. Jeder Befehl löst dann eine spezifische Systemfunktion aus.

„KLKR":	Graphische Darstellung des kleinen Kreislaufs
„EEP":	Graphische Darstellung von Beatmungsdruck und EEP
„ZVD":	Graphische Darstellung des ZVD
„LACH":	Darstellung der Lachgaskonzentration
„HALO":	Darstellung der Halothankonzentration
„O2":	Darstellung der Sauerstoffkonzentration
„CO2":	Darstellung der endexspiratorischen CO_2-Konzentration
„NEU XXXX":	Löschen des gesamten Bildschirms
„MEIN":	zeitgerechte Eingabe von Medikamenten
„MKOR":	Korrektur fehlerhaft eingegebener Medikamente
„MLIS":	Auflistung der applizierten Medikamente
„OEIN":	Eingabe von Off-line-Werten
„ONOF":	Wahl der Parameter, die on line/off line erfaßt werden
„TAUS":	Ausgabe von Freitext
„STOP":	Ende der graphischen Präsentation

```
                    POSTOPERATIVE ANGABEN

      LAGERUNG:                    OPERATIONSGEBIET:

        RUECKEN _                     OBERFLAECHE _
          BAUCH _                   EXTREMITAETEN _
      SEITE RE. _                 KOPF-HALS-WIRB. _
      SEITE LI. _                 INTRAABD.O.GEF. _
     HALBSITZD. _                INTRATHOR.O.GEF. _
    GYNAEKOLOG. _                GROSSE GEFAESSE _
       KOPFTIEF _                  INTRAKRANIELL _
         ANDERE _                         ANDERE _
     UMLAGERUNG _


        AIRWAY:                           ATMUNG:

           OHNE _                         SPONTAN _
        MANUELL _                  KONTROLL.MAN. _
  PHARYNG.TUBUS _                 KONTROLL.MASCH _
 OROTRACH.TUBUS _
NASOTRACH.TUBUS _                RESPIRATORTYP: ____
    TRACHEOSTOMA _


                  VERFAHREN:

              I.V.MONONARKOSE _
               MASKENNARKOSE _
          INTUBATIONSNARKOSE _
          SPINALANAESTHESIE _
        PERIDURALANAESTHESIE _
          PLEXUSANAESTHESIE _
          CAUDALANAESTHESIE _
                  STAND-BY _
                    ANDERE _
```

Abb. 31. Postoperatives Formular mit Angaben über Anästhesieverfahren, Lagerung etc.

Einzelne Parameter sind auch ohne Funktionstasten durch Ziffercodes anwählbar:

- Compliance,
- Resistance
- CO_2-Minutenproduktion.

Bei der Bedienung des Terminals müssen folgende Einzelheiten beachtet werden:

- Sämtliche Befehlswörter liegen auf Funktionstasten; zur Systemsteuerung sollten nur die Funktasten benutzt werden.
- Zur Datenübertragung ausgefüllter Formulare muß die „PT"-Taste gedrückt werden.
- Nach Auflisten von Medikamentensätzen oder Freitexten wird der Graphikbereich durch Betätigen der „1" wieder sichtbar.

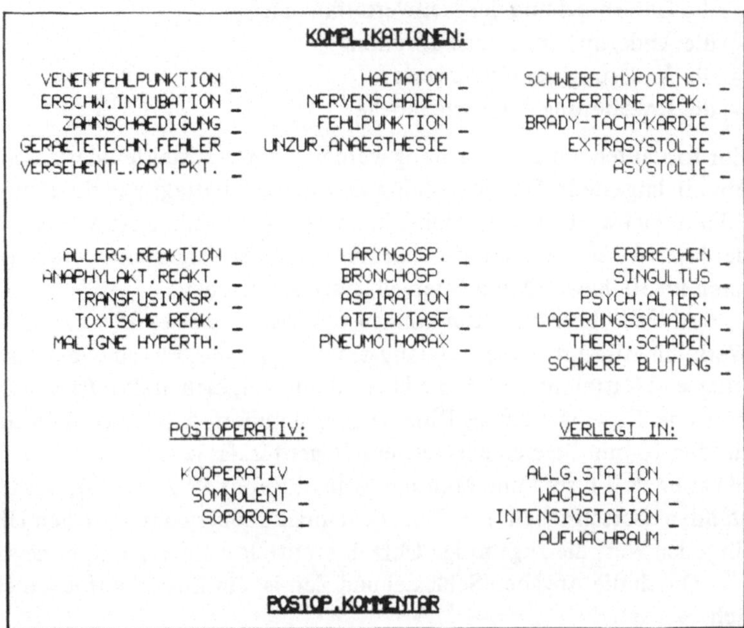

Abb. 32. Postoperatives Formular mit Angaben über Komplikationen, Verlegungsort etc.

Abb. 33. Postoperatives Formular mit Angaben über die Bilanz

Intensivmedizin

Systembeschreibung

Zur Überwachung und Therapie schwerstkranker Patienten einer Intensivtherapiestation müssen Vitalparameter nicht nur „off line", sondern auch „on line" in der täglichen Routine erfaßt werden. Das in diesem Abschnitt beschriebene Programmsystem stellt ein Mikroprozessorsystem zur Erfassung und Darstellung von Vitalparametern respiratorisch insuffizienter Patienten vor [119].

Die Programmfunktionen beinhalten nach Initialisierung des Programms und nach Anwahl im Menü:

— die kontinuierliche Überwachung,
— das Erstellen einer Übersicht,
— die Eingabe von Bettnummer und Patientenname,
— die zusätzliche Off-line-Eingabe von Meßwerten,

— die Unterbrechung der Meßwerterfassung,
— die Änderung der Kanalzuordnung,
— die Änderung der Grenzwerte,
— die Erweiterung der Signaltabelle.

Zur fortlaufenden Überwachung werden 4 voreingestellte oder ausgewählte Parameter graphisch dargestellt. Das eingestellte Zeitintervall beträgt von der aktuellen Uhrzeit ausgehend 30 min rückwärts. Die Zeitachse kann aber auch verlängert werden, und die Minutenwerte der letzten 120 min können so in einer Graphik dargestellt werden (Abb. 34). Gleichzeitig kann im 30- bzw. 60-min-Intervall geblättert werden.

Als Mittelungszeitraum können wahlweise 60 oder 30 s bestimmt werden, wobei diese Werte im Mikroprozessor 2 h lang gehalten werden. Für eine langfristige Verlaufsbeobachtung sind Mittelungszeiträume über 10 min vorgesehen. Pro Parameter bestehen so 2 Datenbereiche. Diese werden als Ringspeicher simuliert, d. h. sowohl für den 1-min-Bereich als auch für den 10-min-Bereich existiert ein Zeiger für das jeweils aktuellste Element. Minutenwerte, die älter als 2 h sind und Minutenwerte, die älter als 24 h sind, werden in äquidistanten Abständen überschrieben. Der Zeiger entspricht der jeweils aktuellen Uhrzeit, so daß umgekehrt für jeden Wert die zugehörige Uhrzeit ermittelt werden kann, ohne sie explizit mitzuführen.

Durch die Angaben Schlüssel und Zeit ist ein Zugriff auf jeden einzelnen Meßwert möglich.

Erfolgt keine Eingabe an das System, so wird wahlweise im Abstand von 1—10 min die Graphik erneuert. Ebenso wird automatisch auf Überwachung umgeschaltet, wenn ein anderer Programmzweig ausgeführt wurde und innerhalb einer vereinbarten Zeit von 2 min keine weitere Eingabe erfolgte. Es erübrigt sich dadurch für den Benutzer (Arzt, Pflegepersonal), nach Beendigung einer anderen Funktion auf die Funktion Überwachung umschalten zu

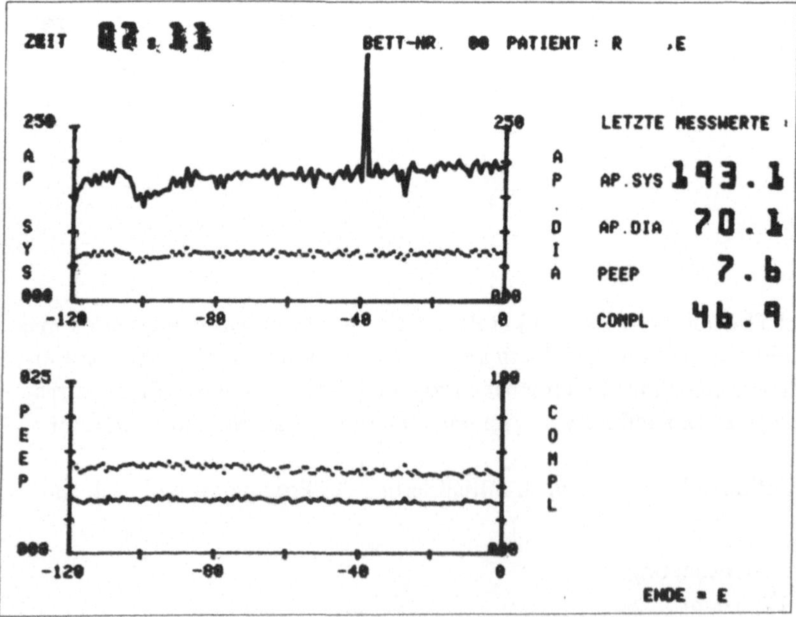

Abb. 34. Trend (on line) über 120 min

müssen. Zur Ausgabeerleichterung sind Gruppen von je 4 Parametern eingerichtet. Zusätzlich
können aus der Liste der möglichen Parameter die augenblicklich wesentlichsten Parameter
zusammengestellt werden. Die einmal gewählte Parameterkonstellation bleibt auch dann erhalten, wenn zwischenzeitlich andere Programmkomplexe bearbeitet wurden.

Die Übersichtsfunktion ermöglicht es, andere als in der Überwachung dargestellte Größen anzuzeigen. Die Parameterauswahl erfolgt wie beim Überwachungsmodul, jedoch bleibt
die Parametereinstellung nur so lange erhalten, wie dieser Modul nicht verlassen wird. Die
Daten können dabei zur Gewinnung eines raschen Überblicks im 6-h-Intervall über die letzten
24 h angezeigt werden. Die Letztwertdarstellung zeigt aber in jedem Fall die Werte der aktuellen Uhrzeit an.

Wird bei der Auswahl des Datenbereichs keine Zeitangabe gemacht, so wird die aktuelle
Uhrzeit übernommen, und es werden Minutenwerte dargestellt. Im Falle einer Zeitangabe
werden die 10-min-Werte aufgezeichnet.

Die Eingabe von Bettnummer und Name dient ausschließlich der Dokumentation, da
ohnehin pro Patientenbox ein Mikroprozessor eingesetzt ist.

Die Möglichkeit der Off-line-Eingabe dient der Sicherheit bzw. Fehlerkorrektur. Das System errechnet aus der eingegebenen Zeit, ob die einzugebenden Werte im Datenbereich für
1-min- oder 10-min-Werte abgespeichert werden sollen. Das System ermittelt weiter den Zeitpunkt des nächsten Wertes, wobei der Wert ausgegeben wird, der bereits im Datenbereich
steht. Im Falle der Übernahme dieses Wertes genügt das Leerauslösen mit der RETURN-Taste,
bei einer Meßwertneueingabe wird der alte Wert überschrieben. Dieser Vorgang wird so lange
wiederholt, bis die aktuelle Uhrzeit erreicht ist bzw. das vereinbarte „Ende"-Zeichen eingegeben wird.

Zur Vermeidung unnötiger Fehlalarmierungen bei Manipulationen am Patienten (Wa-
schen, Bronchialtoilette) kann das System durch Eingabe des Kennzeichens „nicht belegt"
in alle Schlüsselzellen der Kanaltabelle vorübergehend ausgeschaltet werden. Beim Ausschal-
ten der Messung wird ein „Marker" gesetzt, der die Information „Messung ein- bzw. ausgeschaltet" beinhaltet. Der Eintrag für „nicht belegt" in die Kanalschlüsselzellen erfolgt per
Programm. Bei jedem vom System aufgebauten Bild wird jetzt der Hinweis „Messung ausgeschaltet" ausgegeben.

Die bestehende Zuordnung wird in einem sog. Kanalvektor, der bei jeder Änderung der
Kanalzuordnung aktualisiert wird, beibehalten. Beim Wiedereinschalten der Messung wird
der „Marker" gelöscht, die Information des Kanalvektors wird eingeholt und in die entsprechenden Kanalschlüsselzellen eingetragen.

Da der Analog-Digital-Wandler über 16 Eingangskanäle verfügt, können entsprechend
von den möglichen Meßsignalen routinemäßig maximal 16 Signale gemessen werden. Aus diesem Grund muß die Zuordnung zwischen Eingangskanalnummer und Meßgröße variabel sein.

Eine gesonderte Tabelle enthält die für die Erfassung notwendige Information für jeden
Eingangskanal (Kanaltabelle):

— Schlüssel zur Identifikation der Meßgröße,
— Adresse des Datenbereichs, in dem die Meßwerte innerhalb 1 min gesammelt werden,
— Grenzwerte für die Plausibilitätskontrolle und Alarmgebung.
— Signalbenennung,
— Offset.

Auch in dieser Tabelle enthält jeder Tabellensatz einen freien Platz für eventuelle weitere Informationen. Die Zuordnung ist zwar an keine feste Reihenfolge gebunden, doch wurde ein

```
01     ART. BLUTDRUCK SYS.      02     HRT. ELUTDRUCK DIA.
03     ART. MITTELDRUCK         04     W
05     PUL. DRUCK SYS.          06     PUL. DRUCK DIA.
07     PUL. MITTELDRUCK         08     INTRAKRAN. DRUCK
09     RESP.FREQUENZ            10     ATEMMINUTENVOLUMEN
11     ZUGVOLUMEN               12     INEFF. ZUGVOLUMEN
13     SPITZENDRUCK            14     PLATEAUDRUCK
15     ENDEXSP. DRUCK          16     COMPLIAN E
17     RESISTANCE              18     ENDEX. CO2-KONZ.
9     CO2 MINUTENPROD.         20     TEMPERATUR
21     ZUGVOLUMEN 2            22     PLATEAUDRUCK 2
23     COMPLIANCE 2


KANAL FREIGEBEN MIT VARIABLENNUMER 00

ADU-KANALNUMMER    : 01
VARIABLENNUMMER    : 01

ADU-KANALNUMMER    : 02
VARIABLENNUMMER    : 02

ADU-KANALNUMMER    : 03
VARIABLENNUMMER    : 03

ADU-KANALNUMMER    : 04
VARIABLENNUMMER    : 04

ADU-KANALNUMMER    : 05
VARIABLENNUMMER    : 05

ADU-KANALNUMMER    : 06
VARIABLENNUMMER    : 06

ADU-KANALNUMMER    :
```

Abb. 35. Kanalbelegung

Vektor mit 16 Elementen angelegt, in dem die Schlüssel der Standardmeßgrößen (entsprechend dem Standardkabel) eingetragen sind. Da nur der Datenbereich für jeden Kanal fest ist, alle Informationen aber aus der Signaltabelle über den Schlüssel geholt werden können, erfolgt diese Zuordnung bei der Initialisierung. Die Zuordnung ist auf diese Weise modifizierbar, wenn im Einzelfall andere als die Standardparameter gemessen werden sollen.

Die Kanalzuordnung kann sowohl während eingeschalteter Messung als auch bei ausgeschalteter Messung erfolgen. Bei einer Neuzuordnung werden die zur Erfassung der Meßwerte erforderlichen Informationen aus der Signaltabelle in den entsprechenden Satz der Kanaltabelle eingetragen (Abb. 35).

In einer Tabelle sind die Angaben enthalten, mittels derer die gemessenen Signale beschrieben werden (Signaltabelle):

— Schlüssel des beschriebenen Parameters,
— Bereichsadressen (Anfangs- und Endadressen des Datenbereichs),
— Grenzwerte (für die Normierung bei der graphischen Darstellung bzw. für den Grenzwertalarm),
— Textangaben (Kürzelbezeichnungen für die Skalenbeschriftung bei der graphischen Darstellung, Signalbezeichnung),
— Offset (Spannungsbereich am ADU).

Die Informationen sind zur Erfassung, Alarmverarbeitung, Speicherung und Darstellung der gemessenen Werte erforderlich. Darüber hinaus sind für weitere Anforderungen freie Plätze vorgesehen. Eine Erweiterung ist durch ein Programmodul durchzuführen, da die Adressen für die Datenbereiche und Texte bereits zugewiesen sind. Bei einer Erweiterung genügt neben der Angabe der Grenzwerte und des Offsets die Angabe der Signalbezeichnung und des Kürzels, der Schlüssel wird automatisch vergeben. Grenzwertänderungen sind ebenso möglich.

Diese Erweiterung per Programm existiert nur, solange das entsprechende Gerät eingeschaltet ist.

Bei Neustart des Programms besteht wieder der ursprüngliche Zustand.

Die Signaltabelle enthält als Voreinstellung für alle Parameter die üblichen Grenzwerte. Im Sinne einer besseren Auflösung bei der graphischen Präsentation können diese im Einzelfall temporär geändert werden. Die Grenzwertüberwachung bleibt in diesem Fall flexibel.

Bei einer Erweiterung der Signaltabelle durch einen neuen Parameter wird der Schlüssel automatisch durch das System erzeugt, und die Signalbezeichnung und die Grenzwerte werden erfragt. Zur Vermeidung von Fehleingaben wird vor der endgültigen Eintragung eine Bestätigung der Richtigkeit der Angaben erwartet.

Bedienungsablauf

Der Bedienungsablauf ist wie folgt: Beim Start des Programms muß zunächst ein definierter Ausgangszustand hergestellt werden. Es werden die Konstanten definiert, die Variablenwerte zugewiesen, die Signaltabelle und die Standardkanalzuordnung angelegt. Die Datenbereiche werden hierzu gelöscht, und es wird die aktuelle Uhrzeit eingegeben.

Durch die Anwahl entsprechender Ziffern im Menü können einfache Befehle an das System gegeben und damit die einzelnen oben aufgeführten Teilfunktionen aufgerufen werden. Nach Ausführung jeder realisierten Teilfunktion kehrt das System automatisch wieder an die Stelle zurück, an der in das Menü umgeschaltet werden kann. Dieses ist gleichzeitig die Stelle, an der auf Überwachung umgeschaltet wird, wenn innerhalb 2 min keine Eingabe erfolgt.

Bildschirmaufbau

Die Bildschirmausgabe enthält folgende Informationen (Abb. 36, 37):

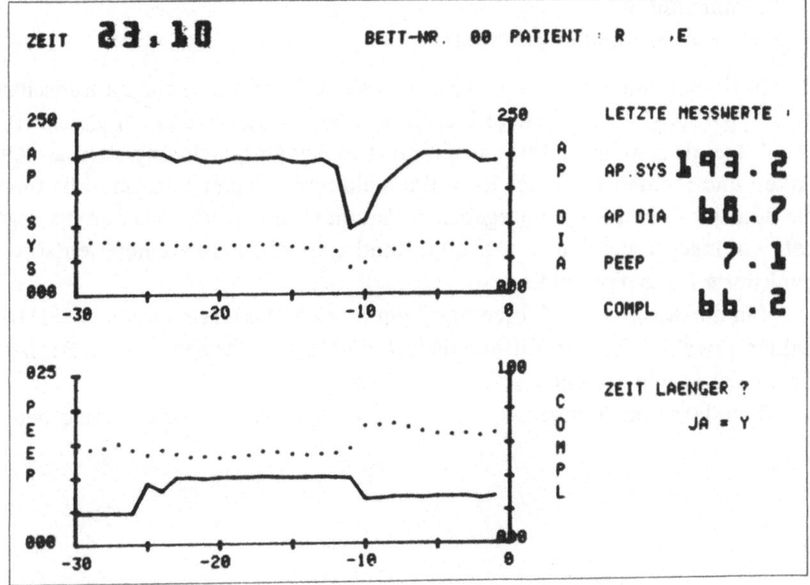

Abb. 36. Bildschirmausgabe: Überwachung on line

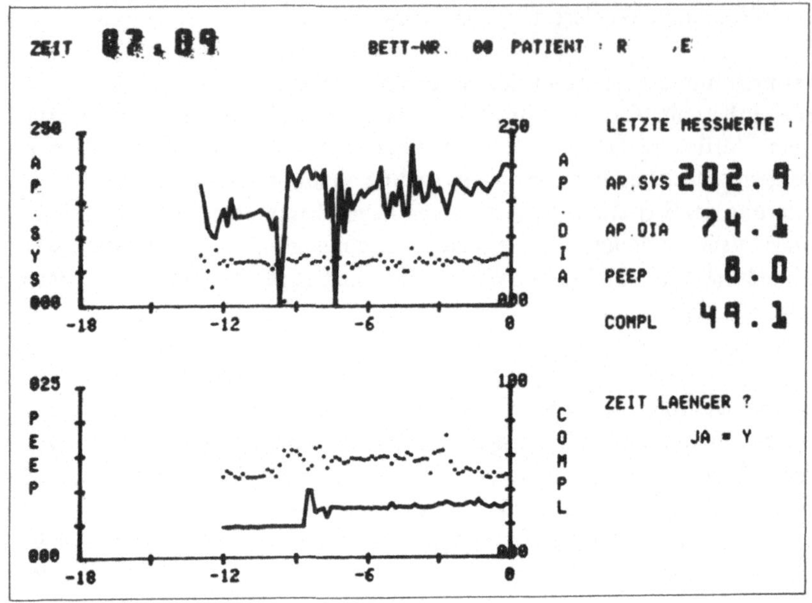

Abb. 37. Bildschirmausgabe: Übersicht on line

- Uhrzeit,
- Bettnummer und Name des Patienten,
- Trends,
- Letztwertausgabe,
- Alarmmeldung,
- Meßwertunterbrechungsanzeige.

Da ein Übereinanderzeichnen zweier Kurven auf den verwendeten Bildschirmen (Fa. Tektronix, Typ 4006-1) keine höhere Lichtintensität ergibt, werden zur gleichzeitigen Präsentation von 4 Trends 2 Achsenkreuze angezeigt. Die Signalbezeichnung steht als Kürzel jeweils am linken und rechten Rand des Koordinatenkreuzes. Dabei wird vereinbarungsgemäß die Kurve, die dem am linken Rand angegebenen Parameter entspricht, als durchgezogene Linie gezeichnet, wohingegen die dem am rechten Rand angegebenen Parameter entsprechende Kurve als punktierte Linie dargestellt wird.

Für die Ausgabe der Uhrzeit und der letzten Meßwerte wurde eine Darstellung in großen Zahlen gewählt. Für jede Ziffer existiert ein Muster, das aus 16 x 32 Punkten besteht (4fache Größe des Originalzeichens).

Trendalarmmeldungen werden mit dem akustischen Signal ausgegeben.

Ausbildung

Anästhesie und Intensivmedizin

Im Rahmen der perioperativen Medizin bis hin zur Intensivmedizin werden von dem behandelnden Arzt die Beobachtung und der Vergleich vieler quantitativer und qualitativer Merkmale
mit seinem Fachwissen gefordert. Zur Unterstützung der Entscheidungsfindung in therapeutischen Fragen wurde ein Entscheidungstabellensystem für einen Teilbereich *„Störung der
Respiration"* entwickelt.

Voraussetzung für den sinnvollen Einsatz eines rechnergestützten Entscheidungssystems
auf der Grundlage von Tabellennetzen ist die Existenz eines Datenerfassungs- und Speicher-
systems. Dadurch wird eine standardisierte Erfassung und Verarbeitung medizinischer Daten
möglich. Weiterhin sollte ein On-line-Überwachungssystem bestehen, damit Vitalparameter
ständig verfügbar sind.

Durch Vorhandensein der beschriebenen Datenhaltungssysteme und Monitoringsysteme
im anästhesiologischen und intensivmedizinischen Bereich sind die Voraussetzungen für ein
Entscheidungstabellensystem erfüllt.

Systembeschreibung

Das Verfahren der Entscheidungstabellennetze wurde als modulares, interaktives Softwaresystem konzipiert. Das Gesamtsystem gliedert sich in 3 Subsysteme:

1. Tabellengenerator,
2. Anwendungsprogramm,
3. Änderungs-/Löschdienst.

ad 1: Dieses Subsystem unterstützt den Aufbau von Entscheidungstabellennetzen. Folgende
Funktionen stehen zur Verfügung:

— neues Tabellennetz generieren,
— Festlegen des Problemnamens,
— Parameterauswahl,
— Grenzwertbestimmung,
— Ausfüllen der Regeln,
— Ausdrucken des Entscheidungsnetzes,
— Übersicht über vorhandene Entscheidungsnetze,
— Weiterarbeiten an bislang unvollständigen Netzen,
— Hilfefunktion.

ad 2: Dieser Teil des Entscheidungssystems erlaubt dem Benutzer die Anwendung von fertiggestellten Entscheidungstabellennetzen. Folgende Funktionen werden bereitgestellt:

— Übersicht über bestehende Tabellennetze,
— Auswahl des gewünschten Entscheidungsnetzes,
— Auswahl des Patienten,
— Suche der benötigten Daten in der Datenbank,
— Abarbeiten des Tabellennetzes,
— Ausgabe des Therapievorschlags.

ad 3: Dieses Subsystem erlaubt die Änderung und Auslöschung bestehender Tabellennetze:

- Auswahl des zu ändernden Netzes,
- Änderung des Problemnamens,
  - der Grenzwerte,
  - der Regeln,
  - der Ausgabetexte,
- Löschen eines gesamten Netzes,
  - einer einzelnen Tabelle,
  - einzelner Regeln,
- Hilfefunktion.

Dimensionen des Entscheidungstabellensystems

Um das Softwaresystem zu realisieren, müssen zunächst die Dimensionen des Entscheidungsnetzes festgelegt werden. Folgende Spezifika wurden erarbeitet:

- Eine Entscheidungstabelle kann höchstens 10 Bedingungen enthalten.
- Der Aktionsteil einer Tabelle setzt sich aus 3 festen Aktionen zusammen:
- Ausgabe eines Textes,
- Verzweigung zu einer anderen Tabelle,
- Ausführung eines Programms.
- In einer Entscheidungstabelle können maximal 225 Regeln und eine „else"-Regel angegeben werden.
- Ein Tabellennetz besteht aus bis zu 10 Tabellen.
- Die Anzahl der Entscheidungstabellennetze ist beliebig.

Um bei einer Änderung dieser Spezifika keine Programmänderungen vornehmen zu müssen, wurden im Prolog des Entscheidungssystems den genannten Zahlen Konstanten zugewiesen, die im gesamten Programmpaket einheitlich benutzt werden. Eine Änderung bedingt somit nur die Änderung der Konstantenzuweisung im Prolog.

Datenstrukturen

Bezüglich der Datenstrukturen wurde folgende Konzeption durchgeführt:

- Abbildung aller Daten, die beim Aufbau eines Tabellennetzes anfallen,
- optimale Nutzung des Speicherplatzes,
- einfache Erweiterung,
- sicherer Zugriff,
- schnelle Zugriffszeit,
- Datenintegrität.

Zur Durchführung des Konzeptes wurde das folgende Modell erarbeitet:

Problemnamen
Entscheidungsnetze
Entscheidungstabellen

Grenzwerte   Regeln

Texte

Schnittstelle des Tabellensystems

Das Entscheidungstabellensystem benötigt Eingangsinformationen aus der Datenfeldbeschreibung und dem Datenfile des Mikroprozessors.

Datenbankfile:
- Patientenname,
- Geburtsdatum,
- numerische Werte,
- klassifizierte Daten,
- Erfassungszeit,
- Datum.

Datenfeldbeschreibung:
- Parametername,
- Parameternummer,
- Standardgrenzwerte,
- Dekodierungstexte klassifizierter Felder,
- Kapitel,
- Struktur.

Um die Schnittstelle flexibel zu halten und damit eine Anpassung des Entscheidungstabellensystems an andere Datenbanksysteme vornehmen zu können, wurden die verwendeten Datenstrukturen einheitlich im Prolog definiert.

Modularisierung – Segmentierung

Der erwartete Umfang des Programmsystems und die Bedingung, daß das PASCAL-Sprachsystem maximale Partitionsgrößen von 32 kByte erlaubt, fordern eine strenge modulare Konzeption des Gesamtsystems. Das Sprachmodul bietet ein Modulkonzept an, das die Benutzung von externen Namen erlaubt. Die Schnittstelle wird hierbei durch Export-/Importlisten realisiert, die im Modul deklariert wurden.

Die Programmodule werden dann zu einem segmentierten Gesamtsystem aufgebaut.

Für die Benutzung des Tabellengenerators und des Änderungs-/Löschdienstes ist der A-Rechner des Doppelrechnersystems vorgesehen. Die Anwendung des Systems erfolgt auf dem B-Rechner, da hier die Datenaufnahme vom Mikroprozessor erfolgt.

Funktionsbeschreibung

Nach der Aktivierung des Subsystems – DECTAB – wird der Hauptmonitor mit den zur Verfügung stehenden Funktionen angezeigt:

1: Neues Entscheidungstabellensystem anlegen
2: Weiterarbeiten
3: Regeln ausfüllen
4: Hardcopy erstellen
5: Übersicht über bisherige Systeme
E: Ende
H: Hilfe

Was wollen Sie tun?

1: Neues Entscheidungssystem anlegen

Zur Anlage eines neuen Entscheidungssystems wird zunächst der Problemname – z. B. die gewünschten Parameter der Entscheidungstabelle ausgesucht. Die Parameterauswahl erfolgt zweistufig; es stehen insgesamt 36 Kapitel zur Verfügung, wobei nach Auswahl der Kapitelnummer die entsprechenden Parameter aufgelistet werden:

Problem: Hyperkarbie

Kapitelübersicht:
27   Blutgasanalyse
28   Mech. Ventilation
29   Mech. Ventilation II
30   Spontanatmung
31   Kreislauf

Parameterauswahl zu 27:
paO_2, $paCO_2$, pH, Base excess,
Bikarbonat ($NaHCO_3$), O_2-Sättigung, Hb, Hkt

Die Parameterauswahl wird dann – sofern keine Änderungen mehr gewünscht werden – abgespeichert.
Zu jedem Parameter werden folgende Daten angezeigt:

– Parameterstatus, der angibt, ob ein unterer oder oberer Grenzwert oder ein Normbereich existiert.
– Die Grenzwerte.
– Standardindikator, der die Spezifikation des Parameters angibt.

Spezifikation:
1. paO_2 (mmHg), Status: Normbereich, Standard. Unterer Grenzwert: 60. Oberer Grenzwert: 100.
2. $paCO_2$ (mmHg), Status: Normbereich, Standard. Unterer Grenzwert: 35. Oberer Grenzwert: 45.
3. etc.

Der Gültigkeitsbereich der Grenzwertspezifikation ist auf die momentan angelegte Tabelle beschränkt, so daß in besonderen medizinischen Krankheitsbildern die Grenzwerte adaptiert werden können.

Nach Anlage der Parameterauswahl für ein bestimmtes Problem und Erstellen der Grenzwerte erfolgt das Ausfüllen der Regeln für den Entscheidungsprozeß.

Nach Beendigung des Regelausfüllens wird dem Benutzer eine Tabellenübersicht ausgegeben (Abb. 38), um eine bessere Transparenz zu erreichen.

Über die Hauptmonitoreingabe 4 (Hardcopy) werden angelegte Tabellensysteme ausgedruckt. Der Ausdruck enthält die Tabelle und den bereits vorhandenen Text (Abb. 38 und 39).

Bedienungsablauf
Nach der Aktivierung des Programms – DEC – meldet sich das System: *Therapieentscheidungssystem DECTAB.*

HYPERCARBIE	Tabelle Nr.: 1			1	2	3	4	5	6	7	8	9	10	11	12	13	14	15	16	17
Pa O2 caWS	*:Nicht vorhanden -:Irrelevant																			
0:60<=X<=100	1:X<60	2:X>100		0	1	2	0	0	1	0	0	0	2	0	1	2	0	2	0	
PaCO2 ca H20	*:Nicht vorhanden -:Irrelevant																			
0:35<=X<=45	1:X<35	2:X>45		2	2	2	0	0	0	1	1	2	0	2	2	2	2	2	0	
PH des Blutes	*:Nicht vorhanden -:Irrelevant																			
0:7.3<=X<=7.4	1:X<7.3	2:X>7.4		0	1	0	1	1	0	1	2	2	0	1	1	1	1	1	0	
BASE EXCESS	*:Nicht vorhanden -:Irrelevant																			
0:-5<=X<=5	1:X<-5	2:X>5		0	1	0	1	1	0	1	2	2	0	1	0	0	0	1	0	
BIKARBONAT	*:Nicht vorhanden -:Irrelevant																			
0:20<=X<=27	1:X<20	2:X>27		0	1	0	1	1	0	0	2	2	0	0	0	0	0	1	0	
O2 SAETTIGUNG %	*:Nicht vorhanden -:Irrelevant																			
0:90<=X<=99.9	1:X<90	2:X>99.9		0	1	2	1	0	1	0	0	0	2	0	1	0	0	0	0	
Hb	*:Nicht vorhanden -:Irrelevant																			
0:10<=X<=16	1:X<10	2:X>16		0	0	0	1	1	0	0	0	0	1	2	0	0	0	1	0	
HKt	*:Nicht vorhanden -:Irrelevant																			
0:30<=X<=48	1:X<30	2:X>48		0	0	0	1	1	0	0	0	0	1	2	0	0	0	1	0	
Text Nummer:				1	2	1	3	4	5	6	7	8	9	10	11	12	13	14	15	
Tabelle Nummer:				-	-	-	-	-	-	-	-	-	-	-	-	-	-	-		
Program Nummer:				-	-	-	-	-	-	-	-	-	-	-	-	-	-	-		

Abb. 38. Ausschnitt einer angelegten Entscheidungstabelle

```
Abgelegte Texte :

  1: paCO2 zu hoch, Narkoseueberhang.
  2: Hypercarbie und Hypoxaemie : O2-Gabe, Narkoseueberhang,ggfs. Beatmung
  3: Hypoxaemie,Kombiniert mit metabolischer Azidose und Anaemie:-O2-Maske,Blut und Pufferung.
  4: Anaemie und metabolische Azidose: Hb-Korrectur und Pufferung
  5: Hypoxaemie: O2 , ggfs. CPAP
  6: Patient hyperventiliert: Schmerzen - Zittern - Kaelte ??
  7: Hyperventilation mit resp.Alkalose: cerebrales Geschehen ???
  8: Hypercarbie mit metabol.Alkalose : Patient verliert sre Valenzen ??
  9: Anaemie, Gabe von Erythrozyten !
 10: Hypercarbie und Hypoxie bei hohem Hb und HKt:vorbestehende LungenerKrankung?
 11: Hypercarbie und Hypoxie:Narkoseueberhang,ggfs.Beatmung,Antagonisierung.
 12: Hypercarbie mit resp.Azidose: AnalgetiKaueberdosierung.Beatmung/Antagonisierung
 13: Hypercarbie mit resp. Azidose: Opiatantagonist ? Respiratortherapie !
 14: Hypercarbie m. resp. Azidose u. Anaemie: Opiatantagonist? Respiratortherapie!
     Substitution von Erythrocyten
 15: Kwine resp. Stoerung.
ELSE: Verdacht auf vorbestehende LungenerKrankung: z.B. Emphysem.
```

Abb. 39. Zur Entscheidungstabelle (Abb. 38) abgelagerter Text

Nach Öffnung der Dateien werden alle vollständigen Entscheidungssysteme angezeigt:

Übersicht der verfügbaren Entscheidungssysteme
1. Weaning
2. Hyperkarbie

Nach Auswahl des entsprechenden Entscheidungssystems wird folgendes Bild aufgebaut:
Name   Vorname   Geb.-Datum

Entscheidungsproblem: Hyperkarbie
Mit einer Liste der verfügbaren Parameter sowie der Textausgabe.

Der Tabellenanteil enthält die Namen der Parameter:

— Erfassungszeit,
— Entscheidungstabellenklassifikator,
— Therapievorschlag.

Änderungs-/Löschdienst
Nach der Aktivierung des Sub-Systems — DECUP — können Entscheidungstabellensysteme
geändert oder gelöscht werden. Sobald der Name des gewünschten Tabellensystems angegeben wird, werden folgende Funktionen aufgelistet:

DECTAB: Änderungs-/Löschdienst

Problem: Hyperkarbie

Änderungsdienst
1: Problemname
2: Grenzwerte für ausgefüllte Tabellen
3: Regeln
4: Texte

Löschdienst
5: Gesamtes Tabellensystem
6: Einzelne Tabellen
7: Einzelne Regeln
8: Anderes System
9: Hilfe
E: Ende

Erfolgt die Eingabe der Tabellennummer, so wird z. B. bei Änderungen der Grenzwerte die
Grenzwertübersicht für die jeweilige Tabelle angezeigt. Der Parameter, dessen Grenzwert geändert werden soll, wird durch Eingabe der entsprechenden Nummer angesprochen. Nach
Änderung wird zur Übersicht zurückverzweigt, um die Auswahl weiterer Parameter zu erlauben oder die Änderungen zu beenden.

Entsprechend wird bei Regeländerungen oder Textänderungen verfahren. Vor Inanspruch-
nahme des Löschdienstes wird vom Benutzer explizit sein Einverständnis zum Löschvorgang
gefordert. Danach können wiederum die oben genannten Punkte 5—7 angewählt und wie
beim Änderungsverfahren gelöscht werden.

Automatische Protokollierung

Anästhesie und Intensivmedizin

Systembeschreibung
Eine maschinelle Berichterstellung setzt voraus, daß der Rechner auf einen Textvorrat zurückgreifen kann, der für jede Eingabe die adäquate Formulierung bereithält. Die passenden Formulierungen für dieses Reportsystem orientieren sich an den Formulierungen der konventionell geschriebenen Arztberichte auf der Intensivtherapiestation. Die oft benötigten Empfängeranschriften werden aus den ärztlichen Berichten herausgezogen und unter bestimmten Codenummern abgespeichert.

Die Patientendaten werden durch das oben beschriebene integrierte Datenhaltungssystem (KBSYST) erfaßt und gespeichert. Das Datenbankfile bildet dabei die Datenbasis des Reportsystems. Die logische Datenstruktur (BETT → TAG → DATEN) bestimmt die Hierarchie der Datenbank und somit den Zugriffspfad (Abb. 15).

Das Reportsystem hat naturgemäß Zugriff auf verschiedene Daten, im einzelnen die Daten des Patienten selbst, Daten über Ärzte der Intensivtherapiestation und über andere beteiligte Ärzte, wobei ein Teil der Daten logischerweise durch das integrierte Datenhaltungssystem zur Verfügung steht.

Das integrierte Datenhaltungssystem (KBSYST) enthält die Patientendaten, die formatiert oder als Klartext bzw. als Code gespeichert sind.

Seine *Systemhilfsdatei* läßt sich aufgliedern in

— Kapiteldatei (Kapiteltexte der Eingabeformulare),
— Strukturdatei (Strukturnummer und Typ),
— Datenfeldbeschreibungsdatei (Texte und vorstrukturierte Antworten).

Die nachfolgend aufgeführten Dateien bilden die Grundlage des Arztbriefsystems (IABSYS):

Textkonserven:	Textvorrat für den endgültigen Arztbrieftext.
Anschriften:	Anschriften der am häufigsten angeschriebenen Ärzte bzw. Krankenhäuser.
Workfile:	Nach Synthetisierung des Berichts wird dieser zwischengespeichert, um Änderungen am Text bzw. Inhalt zu ermöglichen.
Editordatei:	Diese ermöglicht es, den Brief mit Hilfe der entsprechenden Editorbefehle zu ändern. Der Brief wird durch ein Umsetzprogramm in diese Datei geladen.
Arztregister:	Alle Namen der im Institut tätigen Ärzte sind unter entsprechenden Codenummmern in dieser Datei gespeichert.

Für den Verlegungsbericht werden die einzelnen Patientendaten aus dem integrierten Datenhaltungssystem und die Textkonserven aus der Textdatei mit Hilfe von Entscheidungstabellen zu einem gut lesbaren Brief synthetisiert. Für die Erstellung des Briefkopfes wird allerdings keine Entscheidungstabelle definiert. Anhand des eingegebenen Ausstellungsortes für den Brief wird der spezielle Absenderkopf zugeordnet. Der Absenderkopf enthält die Angaben zur Klinik. Im Anschluß wird die Adresse des Empfängers — falls angegeben — sowie Ort und Datum in den Brief eingesetzt. Entsprechend dem Geschlecht des Empfängers generiert das System die richtige Anrede.

Nach einer starren Ablauffolge werden die Formularnummern an das nachfolgende Leseprogramm übergeben. Das Leseprogramm kann dabei zeitlich gesehen sowohl vorwärts als auch rückwärts zur Anwendung kommen, je nachdem, ob die Daten zum Zeitpunkt der Aufnahme oder zum Zeitpunkt der Entlassung gewünscht werden.

Die Leseprogramme bestehen jeweils aus 2 Modulen für den Zugriff auf den Datensatz des Patienten. Der eine Modul dient dem Zugriff auf die Indexsätze eines Patienten je nach Behandlungstag. Ein weiterer Modul greift auf die Datensätze zu und sucht nach den gewünschten Feldnummern.

Da bei formatierten Daten, z. B. bei Laborwerten oder anderen Zahlenwerten, nur die letzten Werte im Rahmen eines Akutreports interessieren, werden diese immer rückwärts gelesen. Als Ausgangspunkt wird dabei der aktuelle Behandlungstag intern übergeben. Bei formatfreien Daten sind beide Suchrichtungen möglich. Die persönlichen Daten eines Patienten, die Anamnese, der Aufnahmebefund sowie die Diagnosen werden vom ersten Behandlungstag an vorwärts gelesen. Aktuelle Beobachtungen am Patienten bzw. Untersuchungsbefunde werden dagegen rückwärts gelesen.

Die formatierten Daten werden mit der zugehörigen Erhebungszeit und den zugehörigen Textkonserven ergänzt. Aus diesem Grund gibt das System zu jedem Meßwert die genaue Erhebungszeit im Format Tag/Stunde:Minute an.

Alle Laborwerte, die innerhalb der letzten 36 h gemessen wurden, gelten dabei als aktuell. Nicht erhobene Meßwerte besitzen den Wert 0.0. Da aus Gründen der Übersichtlichkeit nur die Meßwerte aufgeführt werden können, die tatsächlich gemessen wurden, wird das Datum vom Zeitpunkt der Briefschreibung bis zu 36 h zurückverfolgt. Erscheint ein Meßwert > 0.0, wird dieser in den Brief eingefügt.

Die zum Klartext aufbereiteten Patientendaten werden entsprechend der Formularnummer oder der Feldnummer mit den Textbausteinen verknüpft. Die Daten können dabei in den Text eingebettet werden, oder der Text dient als Überschrift für die nachfolgend zu beschreibenden Daten. Auch hier ist die Steuerung in einer Entscheidungstabelle realisiert.

Bedienungsablauf

Da der Bericht vollautomatisch erstellt wird, erfolgt der Formularwechsel ohne Benutzereingriff. Der Ablauf des Formularwechsels im System ist daher starr. Aus den im integrierten Datenhaltungssystem vorhandenen Formularauswahlzeichen (KBSYST) (Abb. 18) wurde folgender Ablauf festgelegt:

$AUF > $KUR > $ANA > $AIB > $PRO > $DIA > $BAB > $HKB > $LUB
$NEB > $LUN > $MEV > $ME2 > $SPO > $BLG > $KRE > $HZV > $BLU
$GER > $LAB > $LEB > $URI > $SED > $STU > $UNT > $BEH > $VER

Im Eingangsdialog wird der Benutzer gefragt, ob der zusätzliche Ausdruck der Fieberkurve erwünscht ist. Diese Funktion ist nicht standardmäßig implementiert.

Der Briefschluß beinhaltet die Möglichkeit, einen Therapievorschlag handschriftlich einzugeben, und wird mit der Grußformel und den Namen der unterzeichnenden Ärzte abgeschlossen. Die Eingabe von zusätzlichem Freitext gibt dem Arzt Spielraum für eigene Formulierungen und erläuternde Bemerkungen. Für ausführliche Änderungen steht dem Benutzer der Briefeditor zur Verfügung. Der Dialogmode wird dann beendet, und der Benutzer ruft ein zusätzliches Programm (IMPRO) auf. Dieses Umwandlungsprogramm setzt die Ausgabedatei (DFMS) in die Editordatei (FIAC) um. Nach Beendigung dieses Programms arbeitet der

```
        FAKULTAET FUER KLINISCHE MEDIZIN DER UNIVERSITAET HEIDELBERG
              INSTITUT FUER ANAESTHESIOLOGIE UND REANIMATION
                       DIREKTOR: PROF. DR. H. LUTZ

*******************************************************************************
*                                                                             *
                          ARZTBRIEF - SYSTEM
*                                                                             *
*******************************************************************************

WENN IHNEN ETWAS UNKLAR IST, DANN GEBEN SIE ?(RETURN) EIN.

BITTE GEBEN SIE DIE FOLGENDEN PARAMETER EIN.


CODE-NUMMERN DER BEHANDELNDEN AERZTE:
   1. ARZT-CODE: ?66
                                                              MUELLER
   2. ARZT-CODE: ?51
                                                              GEIGER
   3. ARZT-CODE: ?01
                                                              LUTZ
BETTNUMMER DES ENTLASSENEN PATIENTEN: ?18

AKTUELLER BEHANDLUNGSTAG:   05
374301  GE              JA                 GEBOREN AM 010224
KORREKTUR  (Y/N): ?
```

Abb. 40. Ablauffolge der Masken bei der Brieferstellung (passiver Dialog)

Benutzer mit dem Dietz-Editor „Edirel". Es stehen somit alle Kommandos zum Editieren des Brieftextes zur Verfügung.

Bei der Eingabe von Freitext muß allerdings auf korrekte Schreibweise geachtet werden, da das System die Rechtschreibung nicht überprüft. Das System meldet sich nach Erstellung des Briefes und bietet dem Benutzer die Möglichkeit, diesen am Bildschirm anzusehen. So werden Änderungen möglich sowie der anschließende Ausdruck aller gewünschten Kopien. Bei mehreren Empfängern erhöht das System die Anzahl der Briefe entsprechend. Als Maximum sind 11 Kopien vorgesehen. Der Adressenwechsel wird hierbei automatisch gesteuert. Ist der Empfänger noch unbekannt, läßt das System Raum für den Adreßkleber. Wird der Bericht an mehrere Adressen versandt, erscheint die Mitteilung „nachrichtlich an". Die Briefausgabe von der Ausgabedatei auf den Drucker erfolgt, sobald der Druckbefehl gegeben wurde und der Drucker nicht durch andere Aufgaben belegt ist (Abb. 40–42). Das Briefformat ist den üblichen ärztlichen Berichten angepaßt, auf einer DIN-A-4-Seite sind 55 Zeilen mit je 70 Zeichen untergebracht. Eine Speicherung des erstellten Brieftextes nach Ausgabe erscheint überflüssig, da alle für etwaige Auswertungen wichtige Informationen im Patientendatensatz und in den oben genannten Dateien gespeichert werden.

Zur Unterstützung des Benutzers sind einige wichtige Funktionen implementiert:

— „Help"funktion,
— Korrekturfunktion,
— Unterbrechungsfunktion,
— Sprungfunktion.

Durch die Eingabe eines „?" während des Dialogs können bei Unklarheiten Erläuterungen vom System angefordert werden.

```
ANGABEN UEBER DEN BRIEFEMPFAENGER
A=ADRESSANGABE
C=CODEANGABE
U=UNBEKANNT
 :? C

CODE-NUMMER: ?7
PROF. DR. MED. PIOTROWSKI      DIR. DER NEUROCHIR. KLINIK     M
                               IM HAUSE
KORREKTUR (Y/N): ?N

NOCH WEITERE KOPIEN AN ANDERE EMPFAENGER (Y/N): ?N
ANZAHL DER BRIEFE (MIT ORIGINAL) IST  2
KORREKTUR (Y/N): ?N

AUSTELLUNGSORT (M=MANNHEIM, L=LUDWIGSHAFEN): ?M

HEUTIGES DATUM (Y/N): ?Y
BRIEFDATUM: 17. 1.81

WUENSCHEN SIE ZUSAETZLICH DEN AUSDRUCK DER HEUTIGEN FIEBERKURVE?
FIEBERKURVE SOLL GEDRUCKT WERDEN  (Y/N): ?
```

Abb. 41. Ablauffolge der Masken bei der Brieferstellung (passiver Dialog)

```
********************************************************************
DAS SYSTEM ERSTELLT NUN SELBSTAENDIG EINEN VERLEGUNGSBERICHT FUER

GE          JA

********************************************************************

JEDES DOLLAR-ZEICHEN >$< BEDEUTET, DASS EIN NEUES FORMULAR
DURCHSUCHT WIRD. $$$$$$$$$$$$$$$$$$$$$$$$$$$$$$$

MOECHTEN SIE DEN BRIEF AM BILDSCHIRM ANSEHEN ?
0 = AUSGABE AM BILDSCHIRM
3 = AUSGABE ALLER BRIEFE AUF DEM DRUCKER
 : ?
```

Abb. 42. Ablauffolge der Masken bei der Brieferstellung (passiver Dialog)

Da alle für den Bericht notwendigen Patientendaten im Datenhaltungssystem (KBSYST) erfaßt werden, muß die Fehlerprüfung in diesem Programmsystem vorgenommen werden. Zur Fehlererkennung wurde eine Datei angelegt, die die spezifischen Fehlermeldungen für jede Falscheingabe enthält. Zusätzlich wird angezeigt, wie der Fehler behoben werden kann.

Bei der Eingabe oder Überprüfung von Daten am Bildschirm werden diese jeweils zwischengespeichert und können somit in der folgenden Korrekturschleife ohne Schwierigkeiten berichtigt werden. So kann beispielsweise nach Eingabe der Bettnummer durch die Verifikation des Patienten eine eventuelle Korrektur sofort vorgenommen werden. Eine Unterbrechung der Terminalsitzung ist jederzeit möglich. Nach Eingabe eines „?" kann gewählt werden, ob das System neu gestartet, fortgesetzt oder beendet werden soll.

Die wichtige Aufgabe der Sprungfunktion ist die Anpassung des Dialogflusses an den Gedankenfluß des Benutzers. Geht der Überblick verloren oder wird eine neuerliche Aufrollung von Dialogteilen gewünscht, kann mittels Aufsetzpunkten zurückgesprungen und der Dialog erneut begonnen werden. Es kann dabei zwischen 3 Sprungzielen gewählt werden:

— Sprung an den Anfang des Programmsystems,
— Wiederaufsetzen an der unklaren Stelle und Fortsetzen des Dialogs,
— Sprung zum Programmende.

Voraussetzung für die automatische Berichterstellung ist die Erfassung der Patientendaten im Datenhaltungssystem. Während der Benutzer in den Dialogteilen die Möglichkeit hat, in den Programmablauf einzugreifen, wird die Steuerung im Verarbeitungsteil vom System selbst gehandhabt.

Das System fragt in einem passiven Dialog die Parameter ab, die zur Identifikation des entlassenen Patienten und zur Generierung des Berichts benötigt werden.

Der Programmablauf verändert sich durch folgende Maßnahmen:

— Eingabe des „?" — „Hilfefunktion"
— Steuerzeichen für die Fieberkurve,
— Angabe zur Briefeditierung,
— Änderung der Briefanzahl.

Ergebnisse und Anwendungsbeispiele

Verwaltung von Daten

Anästhesie

Das vorgestellte Programm erlaubt, mehr als 20000 Anästhesien pro Jahr zu überschauen.

Das System ist seit 1978 routinemäßig im Einsatz, so daß bis zur Erstellung dieser Arbeit 65000 Narkosen transparent wurden. Beispielhaft werden in Form von Tabellen im folgenden die Ergebnisse eines Jahres dargestellt und das Patientengut, Narkoseverfahren, Risikoeinstufung und Komplikationen analysiert.

Mit Hilfe des folgenden Basismenüs können weitere Übersichten angewählt werden:

L Anästhesieleistungsverteilungen,
G Parameterverteilung auf das ganze Institut,
E Parameterverteilung auf einzelne Kliniken,
K Komplikationen.

Über den Modus Anästhesieleistungsverteilungen kann zunächst ein allgemeiner Überblick der in den einzelnen Kliniken durchgeführten Narkosen und Verfahren gewonnen werden, wobei nicht nur die Anzahl, sondern auch die mittlere und gesamte Anästhesiezeit angegeben wird (Abb. 43). Die Tabelle verdeutlicht die Belastungsschwerpunkte — Allgemeinchirurgie und BG-Unfallklinik-, die zusammen mehr als ein Drittel aller zeitlichen Aufwendungen erforderten und eine dementsprechende personelle Besetzung rechtfertigen.

Werden die Leistungen während des Bereitschaftsdienstes analysiert (Abb. 44), so ist eine ähnliche Verteilung festzustellen.

Bei der Allgemeinchirurgie und der BG-Klinik gibt es die meisten Fälle mit der höchsten Dringlichkeitsstufe (Abb. 45).

Weiterhin sind die Auslastung der einzelnen Op.-Tische, die pro Tag und pro Anästhesist durchgeführten Narkosen und die nach 20.00 Uhr durchgeführten Anästhesien auflistbar.

Diese allgemeinen Daten über die Leistungen eines Instituts helfen, organisatorische Probleme zu lösen; sie lassen erkennen, wie ausgelastet die einzelnen Bereiche sind und wo noch Kapazitäten nutzbar sein können.

Von allgemeinem Interesse ist auch die Verteilung der Risikogruppen auf die einzelnen Kliniken (Abb. 46): Herausragend durch große Anteile von Gruppen mit hohem Risiko (IV, V) sind die Allgemeinchirurgische Klinik, die Urologische Klinik, die Augenklinik und die Neurochirurgische Klinik. So sind z. B. Patienten der Augenklinik und der Urologie, von denen viele mit hohem Risiko belastet sind, nur besonders erfahrenen Anästhesisten anzuvertrauen.

```
KLINIK          ANZAHL    DAUER     MW   KLINIK          ANZAHL    DAUER     MW
----------------------------------------------------------------------------
ALLG.CHIRURGI    3984     7734     1.94                     0        0      0 00

NEUROCHIRURGI     432     1159     2.68   UNFALLCHIRURG    1277     2372     1.85

KINDERCHIRURG    1137     1208     1.06   FRAUENKLINIK     2024     2176     1.07

UROLOGIE         1106     1901     1.71   AUGENKLINIK       959     1287     1.34

HNO - KLINIK      876     1319     1.50   ORTHOPAEDIE      1010     1848     1.83

OSTSTADT         2774     3012     1.08   BG-KLINIK CHI    2532     4133     1.63

BG-KLINIK VER     694     1528     2.20   INTENSIVTHERA     174      327     1.88

BLUTSPENDEDIE       0        0     0.00   NOTARZT            24       52     2.19

HAUTKLINIK         32       27     0.84   MED.KLINIK I      348      558     1.60

MED.KLINIK II      89      131     1.48   MED.KLINIK II      36       45     1.26

NEUROL.KLINIK     161      197     1.22   ROENTGEN-RADI     154      145     0.94

ZENTRALINSTIT      58       26     0.46   KINDERKLINIK      552      728     1.32

AMBULANT          219      225     1.03   ANDERE             52       59     1.14

----------------------------------------------------------------------------
             GESAMT   20704  DAUER   32212
```

Abb. 43. Verteilung der durchgeführten Anästhesien je Klinik

```
DIENSTZEIT          NORMALE     BER.WTAG  BER.FEIER
  KLINIK                                              SUMME
-----------------------------------------------------------
GESAMT              18499       1339        866       20704
ALLG.CHIRURGIE       3304        429        251        3984
NEUROCHIRURGIE        394         28         10         432
UNFALLCHIRURGIE      1167         48         62        1277
KINDERCHIRURGIE       958        104         75        1137
FRAUENKLINIK         1873         67         84        2024
UROLOGIE             1046         27         33        1106
AUGENKLINIK           927         15         17         959
HNO - KLINIK          856         10         10         876
ORTHOPAEDIE          1005          4          1        1010
OSTSTADT             2767          6          1        2774
BG-KLINIK CHIR.      1939        399        194        2532
BG-KLINIK VERBR.      637         33         24         694
INTENSIVTHERAPIE      111         41         22         174
BLUTSPENDEDIENST        0          0          0           0
NOTARZT                 2         12         10          24
HAUTKLINIK             32          0          0          32
MED.KLINIK I          309         30          9         348
MED.KLINIK II          78         10          1          89
MED.KLINIK III         32          4          0          36
NEUROL.KLINIK         157          1          3         161
ROENTGEN-RADIUM       151          2          1         154
ZENTRALINSTITUT        52          0          6          58
KINDERKLINIK          501         36         15         552
AMBULANT              159         27         33         219
ANDERE                 42          6          4          52
  WEITER 7:
```

Abb. 44. Verteilung der Dienstzeiten je Klinik

```
DRINGLICHKEIT     SOFORT      DRINGLICH BED.DRI.   NICHT  DRINGLICH
    KLINIK                                                      SUMME
------------------------------------------------------------------------
GESAMT              1323        1710        9502        8169        20704
ALLG.CHIRURGIE       433         451        1962        1138         3984
NEUROCHIRURGIE        27          42         268          95          432
UNFALLCHIRURGIE       46         128         687         416         1277
KINDERCHIRURGIE       66         141         474         456         1137
FRAUENKLINIK         123         159         907         835         2024
UROLOGIE              31          42         546         487         1106
AUGENKLINIK           16          64         405         474          959
HNO - KLINIK           9          82         407         378          876
ORTHOPAEDIE            3           9          69         929         1010
OSTSTADT               8          52        1459        1255         2774
BG-KLINIK CHIR.      291         329        1029         883         2532
BG-KLINIK VERBR.      44          35         342         273          694
INTENSIVTHERAPIE      80          41          48           5          174
BLUTSPENDEDIENST       0           0           0           0            0
NOTARZT               21           1           1           1           24
HAUTKLINIK             0           1          15          16           32
MED.KLINIK I          22          26         211          89          348
MED.KLINIK II          2           5          56          26           89
MED.KLINIK III         2           6          21           7           36
NEUROL.KLINIK          2          12          99          48          161
ROENTGEN-RADIUM        2           4          98          50          154
ZENTRALINSTITUT        0           3          36          19           58
KINDERKLINIK          37          42         241         232          552
AMBULANT              47          31         104          37          219
ANDERE                11           4          17          20           52
```

Abb. 45. Verteilung der Dringlichkeitsstufen je Klinik

```
RISIKOGRUPPEN      I         II        III        IV         V
   KLINIK                                                         SUMME
------------------------------------------------------------------------
GESAMT            7560      6949       4502       1411       282      20704
ALLG.CHIRURGIE     573      1386       1423        496       106       3984
NEUROCHIRURGIE      53       208        140         28         3        432
UNFALLCHIRURGIE    573       436        203         57         8       1277
KINDERCHIRURGIE   1018       108         10          1         0       1137
FRAUENKLINIK       546      1009        393         66        10       2024
UROLOGIE           286       354        325        127        14       1106
AUGENKLINIK        131       260        428        125        15        959
HNO - KLINIK       523       197        120         33         3        876
ORTHOPAEDIE        413       340        192         60         5       1010
OSTSTADT          1386       902        387         84        15       2774
BG-KLINIK CHIR.   1197      1010        253         62        10       2532
BG-KLINIK VERBR.   305       276         80         22        11        694
INTENSIVTHERAPIE     2        15         67         56        34        174
BLUTSPENDEDIENST     0         0          0          0         0          0
NOTARZT              1         5          1          7        10         24
HAUTKLINIK          14        10          6          1         1         32
MED.KLINIK I         8        55        176         92        17        348
MED.KLINIK II        5        19         42         21         2         89
MED.KLINIK III       0         7         18         11         0         36
NEUROL.KLINIK       31        76         41         11         2        161
ROENTGEN-RADIUM     15        53         67         19         0        154
ZENTRALINSTITUT     15        19         24          0         0         58
KINDERKLINIK       404       114         25          4         5        552
AMBULANT            56        75         65         18         5        219
ANDERE               5        15         16         10         6         52
 WEITER ?:
```

Abb. 46. Risikogruppenverteilung je Klinik

```
VERFAHREN   ST.BY REAN. IV.NAR MAS.K INT.K PLEX. LEIT. PERI  SPIN  AND   GEW
KLINIK SUMME
-------------------------------------------------------------------------------
GES.   20704  1343    11    787   2782  11468  2072    34   216  2204    7   220
ALLG.C  3984   229     3     44    272   3145    31    14    86   186    4    30
NEUROC   432    11     0      1      3    409     8     0     0     1    0     1
UNFALL  1277    33     0     27     81    825   109     1    36   198    0    33
KINDER  1137     8     1    111    489    533     2     1     1     0    0     9
FRAUEN  2024    49     2    136    803   1040     0     0     1    15    0    22
UROLOG  1106    39     0     30    174    673     2     0    16   196    0    24
AUGENK   959   560     1      3     18    376     2     0     0     1    0     2
HNO -    876    30     0      6     23    821     0     0     0     0    0     4
ORTHOP  1010     3     1     14    115    741    55     7     8    77    1    12
OSTSTA  2774    21     0    214    249    220  1061     2     0  1036    1    30
BG-KLI  2532    35     2    104    273   1191   591     0    56   309    0    29
BG-KLI   694    19     0     37     22    437   156     0     4    24    0     5
INTENS   174    14     1      2     15    142     2     0     0     0    0     2
BLUTSP     0     0     0      0      0      0     0     0     0     0    0     0
NOTARZ    24    10     0      0      2     12     2     0     0     0    0     2
HAUTKL    32     3     0      1     15     12     1     0     0     3    0     3
MED.KL   348   171     0      2     19    125     8     4     5    20    0     6
MED.KL    89    35     0      2      8     27     1     5     1    10    1     1
MED.KL    36    18     0      0      2     11     1     0     0     4    0     0
NEUROL   161    12     0      1      6    134     2     0     0     6    0     0
ROENTG   154     6     0      2     30     35     3     0     0    78    0     0
ZENTRA    58     3     0      2     50      3     0     0     0     0    0     0
KINDER   552     2     0     28     85    437     0     0     0     0    0     0
AMBULA   219    26     0     19     16     91    34     0     2    35    0     4
ANDERE    52     6     0      1     12     28     1     0     0     5    0     1
 WEITER ?:
```

Abb. 47. Verteilung der Verfahren je Klinik

Die Verteilung der Anästhesieverfahren (Abb. 47) ermöglicht es, Ausbildungsprobleme in den verschiedenen Verfahren sinnvoll zu lösen.

Spinalanästhesien oder Plexusanästhesien werden am meisten in der Oststadt-Klinik oder in der BG-Unfallklinik durchgeführt, so daß dort die beste Ausbildungsmöglichkeit für diese Verfahren gegeben ist.

Anästhesiedauer, monatliche Anästhesiezeiten

Die Abbildungen 48 und 49 zeigen aufgelistet die Anzahl der Narkosen nach Anästhesiedauer und die monatlichen Anästhesiezeiten.

Die überwiegende Anzahl der Narkosen dauert zwischen 1 und 3 h, die Auslastung des Gesamtinstitutes ist in den Monaten Oktober und November am höchsten.

Nebenkrankheiten und Risikoeinstufung

Entsprechend der präoperativ erfolgten Einstufung in bestimmte Risikogruppen nach einer an unserem Institut konzipierten Checkliste (Abb. 3) ist die Verteilung der Vorerkrankungen auf das Gesamtkollektiv und die Häufigkeit der Vorerkrankung je Risikogruppe zu übersehen (Abb. 50).

Von den auftretenden präexistenten Erkrankungen liegt der Schwerpunkt eindeutig mit 34% bei den Herz-Kreislauf-Störungen. Die Häufigkeit nimmt dabei innerhalb der Risikogruppen von I nach V kontinuierlich zu, berücksichtigt man zusätzlich die Nebenkrankheit „Schock".

```
ZEITVERTEILUNG FUER GESAMTINSTITUT

  0.25 H   191          0.50 H  1423
  0.75 H  2367          1.00 H  2809
  1.25 H  2891          1.50 H  2309
  1.75 H  1970          2.00 H  1468
  2.25 H  1262          2.50 H   942
  2.75 H   747          3.00 H   506
  3.25 H   418          3.50 H   279
  3.75 H   237          4.00 H   173
  4.25 H   125          4.50 H    95
  4.75 H    99          5.00 H    76
  5.25 H    44          5.50 H    47
  5.75 H    31          6.00 H    21
  6.25 H    25          6.50 H    16
  6.75 H    17          7.00 H    11
  7.25 H    14          7.50 H     9
  7.75 H     4          8.00 H     8
  8.25 H     5          8.50 H     8
  8.75 H     1          9.00 H     5
  9.25 H     1          9.50 H     2
  9.75 H     1         10.00 H     1
 10.25 H    46
```

Abb. 48. Auflistung der Anästhesien nach Anästhesiedauer

```
ANAESTHESIEZEITEN FUER GESAMTINSTITUT

JANUAR     2498.88 H     FEBRUAR    2549.33 H

MAERZ      2799.23 H     APRIL      2341.95 H

MAI        2663.30 H     JUNI       2669.96 H

JULI       2762.58 H     AUGUST     2821.63 H

SEPTEMBE   2708.68 H     OKTOBER    3042.91 H

NOVEMBER   3242.06 H     DEZEMBER   2112.31 H

GESAMT    32212.86 H
```

Abb. 49. Monatliche Anästhesiezeiten in Stunden

Die Anzahl der übrigen Nebenerkrankungen tritt demgegenüber stark zurück:

— Atemwege und Lunge   10,0%
— Diabetes mellitus   4,0%
— Leber   4,5%
— Niere   4,0%

Die Gesamtzahl der Vorerkrankungen im Vergleich zur Kollektivgröße der einzelnen Risikostufen läßt die Häufung von mehreren Nebenkrankheiten mit zunehmender Risikohöhe nachweisen.

Komplikationsraten in Abhängigkeit von der Risikoeinstufung

Die wichtigsten Ergebnisse zeigen Auflistungen der Komplikationshäufigkeit in Abhängigkeit von der präoperativ erfolgten Risikoeinstufung. Vergleichbare Statistiken liegen bislang über eine derart große Anzahl durchgeführter Anästhesien außer von der eigenen Arbeitsgruppe nicht vor.

```
ANZAHL DER PAT         I  7560 I   6949 I   4502 I   1411 I    282 I  20704

NEBENKRANKHEITEN       I RISIKO I RISIKO I RISIKO I RISIKO I RISIKO I GESAMT
                          I         II      III       IV        V
========================================================================
KEINE                    6731     4522     1756      392      108    13509
                        89.03    65.07    39.00    27.78    38 29    65 24
------------------------------------------------------------------------
MISSBILDUNGEN               6        9        6        8        0       29
                         0.07     0.12     0.13     0.56     0.00     0.14
------------------------------------------------------------------------
GRAVIDITAET                18       58       15        0        1       92
                         0.23     0.83     0.33     0.00     0.35     0.44
------------------------------------------------------------------------
FIEBER/INFEKT              11       31       41       25       12      120
                         0.14     0.44     0.91     1.77     4.25     0.57
------------------------------------------------------------------------
DAUERMEDIKATION            43      377      783      330       49     1582
                         0.56     5.42    17.39    23.38    17.37     7.64
------------------------------------------------------------------------
PERIPH.GEFAESSE            74      400      575      230       27     1306
                         0.97     5.75    12.77    16.30     9.57     6.30
------------------------------------------------------------------------
SCHOCK                      0        1       16       22       18       57
                         0.00     0.01     0.35     1.55     6.38     0.27
------------------------------------------------------------------------
BLUT U.GERINNUNG            0        1        1        0        0        2
                         0.00     0.01     0.02     0.00     0.00     0.00
------------------------------------------------------------------------
HERZ                       45      484     1433      703      104     2769
                         0.59     6.96    31.83    49.82    36.87    13.37
------------------------------------------------------------------------
LUNGE                      74      275      474      254       49     1126
                         0.97     3.95    10.52    18.00    17.37     5.43
------------------------------------------------------------------------
ATEMWEGE                  100      275      424      184       28     1011
                         1.32     3.95     9.41    13.04     9.92     4.88
------------------------------------------------------------------------
ENDOKRIN.                  40       82       65       34        4      225
                         0.52     1.18     1.44     2.40     1.41     1.08
------------------------------------------------------------------------
LEBER                      75      340      351      173       27      966
                         0.99     4.89     7.79    12.26     9.57     4.66
------------------------------------------------------------------------
NIERE                      84      252      288      160       38      822
                         1.11     3.62     6.39    11.33    13.47     3.97
------------------------------------------------------------------------
STOFFWECHSEL               11       97      187       93       16      404
                         0.14     1.39     4.15     6.59     5.67     1.95
------------------------------------------------------------------------
DIABETES                   17      119      442      260       43      881
                         0.22     1.71     9.81    18.42    15.24     4.25
------------------------------------------------------------------------
ALLERGIEN                 268      464      337       83        6     1158
                         3.54     6.67     7.48     5.88     2.12     5.59
------------------------------------------------------------------------
PYSCHE U. ZNS              50      137      107       43        8      345
                         0.66     1.97     2.37     3.04     2.83     1.66
------------------------------------------------------------------------
KREISLAUF                 325     1073     1394      552       88     3432
                         4.29    15.44    30.96    39.12    31.20    16.57
------------------------------------------------------------------------
POLYTRAUMA                  1       18       40       57       22      138
                         0.01     0.25     0.88     4.03     7.80     0.66
------------------------------------------------------------------------
GESAMT(16465)            1242     4493     6979     3211      540    16465
                        16.42    64.65   155.01   227.56   191.48    79.52
```

Abb. 50. Darstellung der Anzahl von Nebenerkrankungen je Risikogruppe

```
 FUER VERFAHREN  ALLE VERFAHREN
ANZAHL DER PAT      I   7560 I   6949 I   4502 I   1411 I    282 I  20704

KOMPLIKATIONEN      I RISIKO I RISIKO I RISIKO I RISIKO I RISIKO I GESAMT
                       I        II       III      IV       V
===========================================================================
INJEKTIONSSCHWIER       18       16       13        5        0       52
                       0.23     0.23     0.28     0.35     0.00     0.25
---------------------------------------------------------------------------
ALLERG.REAKTION         21       25       26        3        0       75
                       0.27     0.35     0.57     0.21     0.00     0.36
---------------------------------------------------------------------------
SCHWERE HYPOTENS.       20       50      104       42       19      235
                       0.26     0.71     2.31     2.97     6.73     1.13
---------------------------------------------------------------------------
HYPERTONIE              20       58      105       51        4      238
                       0.26     0.83     2.33     3.61     1.41     1.14
---------------------------------------------------------------------------
HERZRHYTMUSSTRG.        55       63      112       55       10      295
                       0.72     0.90     2.48     3.89     3.54     1.42
---------------------------------------------------------------------------
ASYSTOLIE                2        2        3        3        3       13
                       0.02     0.02     0.06     0.21     1.06     0.06
---------------------------------------------------------------------------
ERSCHW.INTUBATION       47      117       74       11        4      253
                       0.62     1.68     1.64     0.77     1.41     1.22
---------------------------------------------------------------------------
ZAHNBESCHAEDIGUNG        7       14        7        2        0       30
                       0.09     0.20     0.15     0.14     0.00     0.14
---------------------------------------------------------------------------
ATEMWEGSSPASMUS         46       37       16       10        0      109
                       0.60     0.53     0.35     0.70     0.00     0.52
---------------------------------------------------------------------------
SINGULTUS                6       15        2        0        0       23
                       0.07     0.21     0.04     0.00     0.00     0.11
---------------------------------------------------------------------------
ERBRECHEN               42       33       21        5        3      104
                       0.55     0.47     0.46     0.35     1.06     0.50
---------------------------------------------------------------------------
ASPIRATION               8       11        5        1        1       26
                       0.10     0.15     0.11     0.07     0.35     0.12
---------------------------------------------------------------------------
SCHWERE BLUTUNG          3       22       47       25        9      106
                       0.03     0.31     1.04     1.77     3.19     0.51
---------------------------------------------------------------------------
EXITUS I.T.              0        1        1        1       18       21
                       0.00     0.01     0.02     0.07     6.38     0.10
---------------------------------------------------------------------------
LAGERUNGSSCHAEDEN        1        1        1        0        0        3
                       0.01     0.01     0.02     0.00     0.00     0.01
---------------------------------------------------------------------------
GERAETETEC.FEHLER       10       12        4        0        3       29
                       0.13     0.17     0.08     0.00     1.06     0.14
---------------------------------------------------------------------------
GESAMT( 1379)          306      477      541      214       74     1612
                       4.04     6.86    12.01    15.16    26.24     7.78


ANAESTHESIEN MIT 1 KOMPLIKATIONEN    1183
ANAESTHESIEN MIT 2 KOMPLIKATIONEN     164
ANAESTHESIEN MIT 3 KOMPLIKATIONEN      28
ANAESTHESIEN MIT 4 KOMPLIKATIONEN       3
ANAESTHESIEN MIT 5 KOMPLIKATIONEN       1
 W E I T E R  ?
```

Abb. 51. Komplikationshäufigkeit und Art der Komplikation je Risikostufe

DRINGLICHKEIT ART	SOFORT		DRINGLICH		BED.DRI.		NICHT DRINGLICH		SUMME	
ANZAHL FAELLE	1323		1710		9502		8169		20704	
INJEKTIONSSCHW	2	.15	2	.11	27	.28	22	.26	53	.25
ALLERG.REAKTIO	3	.22	9	.52	38	.39	25	.30	75	.36
SCHWERE HYPOTE	33	2.49	24	1.40	105	1.10	75	.91	237	1.14
HYPERTONIE	13	.98	19	1.11	130	1.36	77	.94	239	1.15
HERZRHYTMUSSTR	19	1.43	25	1.46	128	1.34	126	1.54	298	1.43
ASYSTOLIE	4	.30	2	.11	5	.05	2	.02	13	.06
ERSCHW.INTUBAT	13	.98	19	1.11	100	1.05	125	1.53	257	1.24
ZAHNBESCHAEDIG	1	.07	3	.17	16	.16	12	.14	32	.15
ATEMWEGSSPASMU	2	.15	21	1.22	50	.52	42	.51	115	.55
SINGULTUS	1	.07	2	.11	13	.13	11	.13	27	.13
ERBRECHEN	19	1.43	15	.87	36	.37	40	.48	110	.53
ASPIRATION	4	.30	4	.23	11	.11	11	.13	30	.14
SCHWERE BLUTUN	34	2.56	11	.64	34	.35	29	.35	108	.52
EXITUS I.T.	16	1.20	4	.23	2	.02	1	.01	23	.11
LAGERUNGSSCHAE	0	.00	2	.11	1	.01	1	.01	4	.01
GERAETETEC.FEH	2	.15	2	.11	12	.12	13	.15	29	.14
ANZAHL KOMPLIK.	166	12.54	164	9.59	708	7.45	612	7.49	1650	7.96

Abb. 52. Komplikationen in Abhängigkeit von der Dringlichkeit des durchzuführenden chirurgischen Eingriffs

Abbildung 51 zeigt die Gesamtkomplikationen aller Anästhesien pro Risikostufe.

Das Ergebnis der Auswertung von 21 000 Anästhesien belegt für die kardiovaskulären Komplikationen eine gute Korrelation zur Höhe des präoperativ ermittelten Risikos. Besonders deutlich wird dies für die Komplikationen „Schwere Hypotension", „Herzrhythmusstörungen", „Asystolie" und „Exitus i. T.". Der Unterschied für den Exitus i. T. bei nicht dringlichen Operationen mit 0,01% und den Soforteingriffen mit 1,2% ist besonders eindrucksvoll (Abb. 52).

Hypertone Kreislaufreaktionen nehmen an Häufigkeit mit höheren Risikogruppen ebenfalls zu, mit einem Abfall in Gruppe V.

Erklärt werden kann dieses Ergebnis dadurch, daß in die Risikogruppe V alle polytraumatisierten Patienten, solche mit sehr reduziertem Allgemeinzustand − z. B. Ileuspatienten in der Geriatrie − eingehen, die aufgrund erschöpfter Kompensationsmechanismen zu hypertonen Kreislaufreaktionen nicht mehr in der Lage sind.

Komplikationen der Atemwege verhalten sich mit Ausnahme der schwerwiegendsten Komplikation „Aspiration" unabhängig von der Risikoeinstufung und treten gegenüber kardiozirkulatorischen Störungen weit in den Hintergrund. Insgesamt waren mehr oder minder

```
 FUER KLINIK    ALLG.CHIRURGIE
ANZAHL DER PAT.    I    573 I   1386 I   1423 I    496 I    106 I   3984

KOMPLIKATIONEN    I RISIKO I RISIKO I RISIKO I RISIKO I RISIKO I GESAMT
                    I        II       III      IV       V
========================================================================
INJEKTIONSSCHWIER      2        7        6        1        0       16
                    0.34     0.50     0.42     0.20     0.00     0.40
------------------------------------------------------------------------
ALLERG.REAKTION       1       11        9        1        0       22
                    0.17     0.79     0.63     0.20     0.00     0.55
------------------------------------------------------------------------
SCHWERE HYPOTENS.     3       14       43       16        8       84
                    0.52     1.01     3.02     3.22     7.54     2.10
------------------------------------------------------------------------
HYPERTONIE            1       28       44       22        3       98
                    0.17     2.02     3.09     4.43     2.83     2.45
------------------------------------------------------------------------
HERZRHYTMUSSTRG.      4       23       42       25        5       99
                    0.69     1.65     2.95     5.04     4.71     2.48
------------------------------------------------------------------------
ASYSTOLIE             0        2        1        1        1        5
                    0.00     0.14     0.07     0.20     0.94     0.12
------------------------------------------------------------------------
ERSCHW.INTUBATION     5       43       32        6        1       87
                    0.87     3.10     2.24     1.20     0.94     2.18
------------------------------------------------------------------------
ZAHNBESCHAEDIGUNG     0        4        3        1        0        8
                    0.00     0.28     0.21     0.20     0.00     0.20
------------------------------------------------------------------------
ATEMWEGSSPASMUS       5        7        6        4        0       22
                    0.87     0.50     0.42     0.80     0.00     0.55
------------------------------------------------------------------------
SINGULTUS             1        7        5        0        0       13
                    0.17     0.50     0.35     0.00     0.00     0.32
------------------------------------------------------------------------
ERBRECHEN             7        9       11        0        1       28
                    1.22     0.64     0.77     0.00     0.94     0.70
------------------------------------------------------------------------
ASPIRATION            0        5        2        1        0        8
                    0.00     0.36     0.14     0.20     0.00     0.20
------------------------------------------------------------------------
SCHWERE BLUTUNG       0        7       17        5        5       34
                    0.00     0.50     1.19     1.00     4.71     0.85
------------------------------------------------------------------------
EXITUS I.T.           0        0        0        1       10       11
                    0.00     0.00     0.00     0.20     9.43     0.27
------------------------------------------------------------------------
LAGERUNGSSCHAEDEN     0        1        0        0        0        1
                    0.00     0.07     0.00     0.00     0.00     0.02
------------------------------------------------------------------------
GERAETETEC.FEHLER     2        6        2        0        1       11
                    0.34     0.43     0.14     0.00     0.94     0.27
------------------------------------------------------------------------
GESAMT(   461)       31      174      223       84       35      547
                    5.41    12.55    15.67    16.93    33.01    13.72


ANAESTHESIEN MIT 1 KOMPLIKATIONEN     389
ANAESTHESIEN MIT 2 KOMPLIKATIONEN      61
ANAESTHESIEN MIT 3 KOMPLIKATIONEN       9
ANAESTHESIEN MIT 4 KOMPLIKATIONEN       1
ANAESTHESIEN MIT 5 KOMPLIKATIONEN       1
 W E I T E R  ?
```

Abb. 53. Komplikationen eines allgemeinchirurgischen Krankengutes in Abhängigkeit von der Risikoeinstufung

ernste Störungen oder Komplikationen bei 7,78% aller Anästhesien zu verzeichnen. Die Häufigkeit von mehreren Komplikationen während einer Narkose ist sehr gering.

Komplikationshäufigkeit in Abhängigkeit von Risikoeinstufung und Klinik
In Abb 53 sind die intraoperativen Komplikationen des allgemeinchirurgischen Krankengutes in bezug zur Risikoeinstufung aufgelistet.

Gegenüber dem Gesamtpatientengut aller Kliniken ergibt sich eine fast doppelt so hohe Komplikationsquote mit 13,7% mit Schwerpunkt „kardiozirkulatorische Störungen". Hypertone Reaktionen sind etwas zahlreicher als Hypotonien. Die Inzidenz nimmt mit steigendem Risiko zu. Auch die Rhythmusstörungen treten häufig mit einem Maximum von über 50% bei Risikopatienten (Gruppe IV) auf.

Neurochirurgische Patienten bieten im Durchschnitt mit 11,5% etwas weniger intraoperative Störungen, liegen aber noch deutlich über dem Gesamtkollektiv (Abb. 54). Die Verteilung der Kreislaufkomplikationen läßt bei den Hypertonien keine positive Korrelation zur Risikogruppe erkennen, aber bei den Hypotensionen.

Ein ähnlich hohes Gesamtrisiko tragen unfallchirurgische Patienten mit 12,6%. Auffallend ist bei diesen Patienten das relativ häufige Auftreten von Herzrhythmusstörungen mit über 4,7% in Risikoklasse I. Hinsichtlich der Gesamtkomplikationen findet sich eine stetige Zunahme von 9,77% bei Risikogruppe I bis 37,5% bei Gruppe V (Abb. 55).

Unterdurchschnittlich wenige Komplikationen beinhalten Kinderanästhesien, entsprechend der Risikogruppenverteilung – fast nur Gruppe I und II. Patienten der höheren Einstufungen finden sich nur zu 1% in Gruppe III und 1^0/oo in Gruppe IV. Anästhesien mit 2 Komplikationen stellen mit 2^0/oo aller Anästhesien eine Seltenheit dar (Abb. 56).

Kleinkinder- und Säuglingsnarkosen (das Krankengut der Kinderklinik) beinhalten demgegenüber ein etwa doppelt so hohes Risiko wie Narkosen der allgemeinen Kinderchirurgie (2- bis 14jährige), besonders hinsichtlich der Atemwege. Aspiration nach Erbrechen, Atemwegsspasmen und Intubationsprobleme zeichnen diese Anästhesien mit 7% der Komplikationen aus (Abb. 57).

Anästhesien in der Frauenklinik beinhalten Komplikationen bei 8% der Narkosen und liegen damit deutlich unter dem Komplikationsrisiko allgemeinchirurgischer Patienten. Die Risikoverteilung ist mit nur 0,5% in Gruppe V und 3% in Gruppe IV günstig (Abb. 58).

11,9% der urologischen Patienten weisen intraoperative Komplikationen auf. Im Vordergrund stehen auch hier kardiozirkulatorische Probleme. Trotz eines hohen Prozentsatzes mit Risikogruppe IV und V ist die Häufigkeit von Komplikationen relativ gering. Der Anteil der Spinalanästhesien bei unseren urologischen Patienten ist hoch (Abb. 59).

Eine noch ungünstigere Verteilung der Risikogruppen wird für die Augenklinik deutlich. Die Komplikationshäufigkeit ist bei diesem Patientengut weit unter dem Durchschnitt (Abb. 60).

Die Komplikationshäufigkeit in den folgenden Kliniken – HNO, Orthopädie – kann als durchschnittlich angesehen werden. Die Komplikationsraten liegen zwischen 5 und 8% (Abb. 61 und 62).

Eine deutliche Risikominderung zeigen die Patienten der BG-Unfallklinik. 3,6% der Narkosen weisen Störungen auf, die Risikoverteilung ist jedoch sehr günstig (Abb. 63).

```
 FUER KLINIK    NEUROCHIRURGIE
 ANZAHL DER PAT.     I    53 I     208 I     140 I      28 I       3 I      432

 KOMPLIKATIONEN     I RISIKO I RISIKO I RISIKO I RISIKO I RISIKO I GESAMT
                         I        II       III      IV        V
 ==================================================================
 INJEKTIONSSCHWIER       0        0        0        0        0        0
                      0.00     0.00     0.00     0.00     0.00     0.00
 ------------------------------------------------------------------
 ALLERG.REAKTION         1        0        0        0        0        1
                      1.88     0.00     0.00     0.00     0.00     0.23
 ------------------------------------------------------------------
 SCHWERE HYPOTENS.       1        6        5        1        0       13
                      1.88     2.88     3.57     3.57     0.00     3.00
 ------------------------------------------------------------------
 HYPERTONIE              2        7        2        0        0       11
                      3.77     3.36     1.42     0.00     0.00     2.54
 ------------------------------------------------------------------
 HERZRHYTMUSSTRG.        0        2        4        0        1        7
                      0.00     0.96     2.85     0.00    33.33     1.62
 ------------------------------------------------------------------
 ASYSTOLIE               0        0        0        0        0        0
                      0.00     0.00     0.00     0.00     0.00     0.00
 ------------------------------------------------------------------
 ERSCHW.INTUBATION       1        6        2        0        0        9
                      1.88     2.88     1.42     0.00     0.00     2.08
 ------------------------------------------------------------------
 ZAHNBESCHAEDIGUNG       0        0        0        0        0        0
                      0.00     0.00     0.00     0.00     0.00     0.00
 ------------------------------------------------------------------
 ATEMWEGSSPASMUS         0        1        1        2        0        4
                      0.00     0.48     0.71     7.14     0.00     0.92
 ------------------------------------------------------------------
 SINGULTUS               0        0        0        0        0        0
                      0.00     0.00     0.00     0.00     0.00     0.00
 ------------------------------------------------------------------
 ERBRECHEN               0        0        1        0        0        1
                      0.00     0.00     0.71     0.00     0.00     0.23
 ------------------------------------------------------------------
 ASPIRATION              0        0        1        0        0        1
                      0.00     0.00     0.71     0.00     0.00     0.23
 ------------------------------------------------------------------
 SCHWERE BLUTUNG         0        1        0        2        0        3
                      0.00     0.48     0.00     7.14     0.00     0.69
 ------------------------------------------------------------------
 EXITUS I.T.             0        0        0        0        0        0
                      0.00     0.00     0.00     0.00     0.00     0.00
 ------------------------------------------------------------------
 LAGERUNGSSCHAEDEN       0        0        0        0        0        0
                      0.00     0.00     0.00     0.00     0.00     0.00
 ------------------------------------------------------------------
 GERAETETEC.FEHLER       0        0        0        0        0        0
                      0.00     0.00     0.00     0.00     0.00     0.00
 ------------------------------------------------------------------
 GESAMT(    42)          5       23       16        5        1       50
                      9.43    11.05    11.42    17.85    33.33    11.57


 ANAESTHESIEN MIT 1 KOMPLIKATIONEN     35
 ANAESTHESIEN MIT 2 KOMPLIKATIONEN      6
 ANAESTHESIEN MIT 3 KOMPLIKATIONEN      1
 ANAESTHESIEN MIT 4 KOMPLIKATIONEN      0
 ANAESTHESIEN MIT 5 KOMPLIKATIONEN      0
  W E I T E R  ?
```

Abb. 54. Komplikationen des neurochirurgischen Patientengutes in Abhängigkeit von der Risikoeinstufung

```
 FUER KLINIK    UNFALLCHIRURGIE
ANZAHL DER PAT.    I    573 I     436 I     203 I     57 I       8 I   1277

KOMPLIKATIONEN     I RISIKO I RISIKO I RISIKO I RISIKO I RISIKO I GESAMT
                   I   I        II       III      IV       V
=======================================================================
INJEKTIONSSCHWIER        1        0        1        0        0        2
                     0.17     0.00     0.49     0.00     0 00     0 15
- - - - - - - - - - - - - - - - - - - - - - - - - - - - - - - - - - - -
ALLERG.REAKTION         1        1        1        0        0        3
                     0.17     0.22     0.49     0.00     0.00     0.23
- - - - - - - - - - - - - - - - - - - - - - - - - - - - - - - - - - - -
SCHWERE HYPOTENS.       4        8       11        5        1       29
                     0.69     1.83     5.41     8.77    12.50     2.27
- - - - - - - - - - - - - - - - - - - - - - - - - - - - - - - - - - - -
HYPERTONIE              8        5        9        2        1       25
                     1.39     1.14     4.43     3.50    12.50     1.95
- - - - - - - - - - - - - - - - - - - - - - - - - - - - - - - - - - - -
HERZRHYTMUSSTRG.       27        8       16        7        0       58
                     4.71     1.83     7.88    12.28     0.00     4.54
- - - - - - - - - - - - - - - - - - - - - - - - - - - - - - - - - - - -
ASYSTOLIE               0        0        0        0        0        0
                     0.00     0.00     0.00     0.00     0.00     0.00
- - - - - - - - - - - - - - - - - - - - - - - - - - - - - - - - - - - -
ERSCHW.INTUBATION       8       11        4        2        0       25
                     1.39     2.52     1.97     3.50     0.00     1.95
- - - - - - - - - - - - - - - - - - - - - - - - - - - - - - - - - - - -
ZAHNBESCHAEDIGUNG       0        1        0        0        0        1
                     0.00     0.22     0.00     0.00     0.00     0.07
- - - - - - - - - - - - - - - - - - - - - - - - - - - - - - - - - - - -
ATEMWEGSSPASMUS         3        4        0        0        0        7
                     0.52     0.91     0.00     0.00     0 00     0 54
- - - - - - - - - - - - - - - - - - - - - - - - - - - - - - - - - - - -
SINGULTUS               0        0        0        0        0        0
                     0.00     0.00     0.00     0.00     0.00     0.00
- - - - - - - - - - - - - - - - - - - - - - - - - - - - - - - - - - - -
ERBRECHEN               4        3        0        1        0        8
                     0.69     0.68     0.00     1.75     0.00     0.62
- - - - - - - - - - - - - - - - - - - - - - - - - - - - - - - - - - - -
ASPIRATION              0        0        0        0        0        0
                     0.00     0.00     0.00     0.00     0.00     0.00
- - - - - - - - - - - - - - - - - - - - - - - - - - - - - - - - - - - -
SCHWERE BLUTUNG         0        1        0        0        0        1
                     0.00     0.22     0.00     0.00     0 00     0.07
- - - - - - - - - - - - - - - - - - - - - - - - - - - - - - - - - - - -
EXITUS I.T.             0        1        0        0        0        1
                     0.00     0.22     0.00     0.00     0.00     0.07
- - - - - - - - - - - - - - - - - - - - - - - - - - - - - - - - - - - -
LAGERUNGSSCHAEDEN       0        0        0        0        0        0
                     0.00     0.00     0.00     0 00     0.00     0 00
- - - - - - - - - - - - - - - - - - - - - - - - - - - - - - - - - - - -
GERAETETEC.FEHLER       0        0        0        0        1        1
                     0.00     0.00     0.00     0.00    12.50     0 07
- - - - - - - - - - - - - - - - - - - - - - - - - - - - - - - - - - - -
GESAMT(   132)         56       43       42       17        3      161
                     9.77     9.86    20.68    29.82    37.50    12.60


ANAESTHESIEN MIT 1 KOMPLIKATIONEN      109
ANAESTHESIEN MIT 2 KOMPLIKATIONEN       17
ANAESTHESIEN MIT 3 KOMPLIKATIONEN        6
ANAESTHESIEN MIT 4 KOMPLIKATIONEN        0
ANAESTHESIEN MIT 5 KOMPLIKATIONEN        0
 W E I T E R  ?
```

Abb. 55. Komplikationen des unfallchirurgischen Patientengutes in Abhängigkeit von der Risikoeinstufung

```
 FUER KLINIK    KINDERCHIRURGIE
ANZAHL DER PAT      I   1018 I      108 I       10 I        1 I        0 I   1137
KOMPLIKATIONEN      I RISIKO I RISIKO I RISIKO I RISIKO I RISIKO I GESAMT
                    I   I      II       III      IV       V
========================================================================
INJEKTIONSSCHWIER       1          0        0        0        0          1
                      0.09       0.00     0.00     0.00     0.00       0.08
------------------------------------------------------------------------
ALLERG.REAKTION         5          0        1        0        0          6
                      0.49       0.00    10.00     0.00     0.00       0.52
------------------------------------------------------------------------
SCHWERE HYPOTENS.       0          0        0        0        0          0
                      0.00       0.00     0.00     0.00     0.00       0.00
------------------------------------------------------------------------
HYPERTONIE              0          0        0        0        0          0
                      0.00       0.00     0.00     0.00     0.00       0.00
------------------------------------------------------------------------
HERZRHYTMUSSTRG.       11          0        0        0        0         11
                      1.08       0.00     0.00     0.00     0.00       0.96
------------------------------------------------------------------------
ASYSTOLIE               0          0        0        0        0          0
                      0.00       0.00     0.00     0.00     0.00       0.00
------------------------------------------------------------------------
ERSCHW INTUBATION       2          3        0        0        0          5
                      0.19       2.77     0.00     0.00     0.00       0.43
------------------------------------------------------------------------
ZAHNBESCHAEDIGUNG       3          0        0        0        0          3
                      0.29       0.00     0.00     0.00     0.00       0.26
------------------------------------------------------------------------
ATEMWEGSSPASMUS        10          1        0        0        0         11
                      0.98       0.92     0.00     0.00     0.00       0.96
------------------------------------------------------------------------
SINGULTUS               0          0        0        0        0          0
                      0.00       0.00     0.00     0.00     0.00       0.00
------------------------------------------------------------------------
ERBRECHEN               9          1        0        0        0         10
                      0.88       0.92     0.00     0.00     0.00       0.87
------------------------------------------------------------------------
ASPIRATION              3          0        0        0        0          3
                      0.29       0.00     0.00     0.00     0.00       0.26
------------------------------------------------------------------------
SCHWERE BLUTUNG         0          0        0        0        0          0
                      0.00       0.00     0.00     0.00     0.00       0.00
------------------------------------------------------------------------
EXITUS I.T.             0          0        0        0        0          0
                      0.00       0.00     0.00     0.00     0.00       0.00
------------------------------------------------------------------------
LAGERUNGSSCHAEDEN       0          0        0        0        0          0
                      0.00       0.00     0.00     0.00     0.00       0.00
------------------------------------------------------------------------
GERAETETEC.FEHLER       0          0        0        0        0          0
                      0.00       0.00     0.00     0.00     0.00       0.00
------------------------------------------------------------------------
GESAMT(    47)         44          5        1        0        0         50
                      4.32       4.62    10.00     0.00     0.00       4.39


ANAESTHESIEN MIT 1 KOMPLIKATIONEN        44
ANAESTHESIEN MIT 2 KOMPLIKATIONEN         3
ANAESTHESIEN MIT 3 KOMPLIKATIONEN         0
ANAESTHESIEN MIT 4 KOMPLIKATIONEN         0
ANAESTHESIEN MIT 5 KOMPLIKATIONEN         0
  W E I T E R  ?
```

Abb. 56. Komplikationen der allgemeinen Kinderchirurgie in Abhängigkeit von der Risikoeinstufung

```
 FUER KLINIK    KINDERKLINIK
 ANZAHL DER PAT     I    404 I      114 I       25 I        4 I       5 I    552

 KOMPLIKATIONEN     I RISIKO I RISIKO I RISIKO I RISIKO I RISIKO I GESAMT
                    I        II       III      IV       V
 ==============================================================================
 INJEKTIONSSCHWIER     4         1         0         1         0         6
                    0.99      0 87      0 00     25.00      0 00      1 00

 ALLERG.REAKTION       0         0         0         0         0         0
                    0.00      0.00      0.00      0.00      0.00      0.00

 SCHWERE HYPOTENS.     1         0         0         0         0         1
                    0.24      0.00      0.00      0.00      0.00      0 18

 HYPERTONIE            1         1         0         0         0         2
                    0.24      0.87      0.00      0.00      0.00      0.36

 HERZRHYTMUSSTRG.      3         0         0         0         0         3
                    0.74      0.00      0.00      0.00      0.00      0.54

 ASYSTOLIE             0         0         0         0         0         0
                    0.00      0.00      0.00      0.00      0.00      0.00

 ERSCHW.INTUBATION     9         7         2         0         0        18
                    2.22      6.14      0 00      0.00      0.00      3.26

 ZAHNBESCHAEDIGUNG     1         0         0         0         0         1
                    0.24      0.00      0.00      0.00      0.00      0.18

 ATEMWEGSSPASMUS       9         2         2         0         0        13
                    2.22      1.75      0.00      0.00      0.00      2.35

 SINGULTUS             0         0         0         0         0         0
                    0.00      0.00      0.00      0.00      0.00      0.00

 ERBRECHEN             3         0         1         1         0         5
                    0.74      0.00      4.00     25.00      0.00      0 90

 ASPIRATION            1         1         1         0         0         3
                    0.24      0.87      4.00      0.00      0.00      0.54

 SCHWERE BLUTUNG       0         0         0         1         0         1
                    0.00      0.00      0.00     25.00      0.00      0 18

 EXITUS I.T            0         0         0         0         0         0
                    0.00      0.00      0.00      0.00      0.00      0.00

 LAGERUNGSSCHAEDEN     0         0         0         0         0         0
                    0.00      0.00      0.00      0.00      0.00      0.00

 GERAETETEC.FEHLER     1         0         0         0         0         1
                    0.24      0.00      0.00      0.00      0.00      0.18

 GESAMT(    44)       33        12         6         3         0        54
                    0.16     10.52     24.00     75.00      0.00      9 78


 ANAESTHESIEN MIT 1 KOMPLIKATIONEN       36
 ANAESTHESIEN MIT 2 KOMPLIKATIONEN        6
 ANAESTHESIEN MIT 3 KOMPLIKATIONEN        2
 ANAESTHESIEN MIT 4 KOMPLIKATIONEN        0
 ANAESTHESIEN MIT 5 KOMPLIKATIONEN        0
   W E I T E R  ?
```

Abb. 57. Komplikationen bei Säuglingsnarkosen in Abhängigkeit von der Risikoeinstufung

```
 FUER KLINIK     FRAUENKLINIK
ANZAHL DER PAT      I   546 I   1009 I    393 I     66 I    10 I   2024

KOMPLIKATIONEN      I RISIKO I RISIKO I RISIKO I RISIKO I RISIKO I GESAMT
                    I   I     II        III       IV        V
==========================================================================
INJEKTIONSSCHWIER      0         2         0         1         0         3
                    0.00      0.19      0.00      1.51      0.00      0.14
--------------------------------------------------------------------------
ALLERG.REAKTION        2         3         0         0         0         5
                    0.36      0.29      0.00      0.00      0.00      0.24
--------------------------------------------------------------------------
SCHWERE HYPOTENS.      0         7        11         1         1        20
                    0.00      0.69      2.79      1.51     10.00      0.98
--------------------------------------------------------------------------
HYPERTONIE             1         8        20         8         0        37
                    0.18      0.79      5.08     12.12      0.00      1.82
--------------------------------------------------------------------------
HERZRHYTHUSSTRG.       0        13         8         4         1        26
                    0.00      1.28      2.03      6.06     10.00      1.28
--------------------------------------------------------------------------
ASYSTOLIE              0         0         0         0         0         0
                    0.00      0.00      0.00      0.00      0.00      0.00
--------------------------------------------------------------------------
ERSCHW.INTUBATION      4        12         4         0         0        20
                    0.73      1.18      1.01      0.00      0.00      0.98
--------------------------------------------------------------------------
ZAHNBESCHAEDIGUNG      0         3         0         0         0         3
                    0.00      0.29      0.00      0.00      0.00      0.14
--------------------------------------------------------------------------
ATEMWEGSSPASMUS        1         2         4         0         0         7
                    0.18      0.19      1.01      0.00      0.00      0.34
--------------------------------------------------------------------------
SINGULTUS              1         1         0         0         0         2
                    0.18      0.09      0.00      0.00      0.00      0.09
--------------------------------------------------------------------------
ERBRECHEN              4         9         2         0         0        15
                    0.73      0.89      0.50      0.00      0.00      0.74
--------------------------------------------------------------------------
ASPIRATION             1         4         0         0         0         5
                    0.18      0.39      0.00      0.00      0.00      0.24
--------------------------------------------------------------------------
SCHWERE BLUTUNG        1         4         9         2         1        17
                    0.18      0.39      2.29      3.03     10.00      0.83
--------------------------------------------------------------------------
EXITUS I.T.            0         0         0         0         0         0
                    0.00      0.00      0.00      0.00      0.00      0.00
--------------------------------------------------------------------------
LAGERUNGSSCHAEDEN      0         1         0         0         0         1
                    0.00      0.09      0.00      0.00      0.00      0.04
--------------------------------------------------------------------------
GERAETETEC.FEHLER      2         1         0         0         0         3
                    0.36      0.09      0.00      0.00      0.00      0.14
--------------------------------------------------------------------------
GESAMT(   142)        17        70        58        16         3       164
                    3.11      6.93     14.75     24.24     30.00      8.10


ANAESTHESIEN MIT 1 KOMPLIKATIONEN      121
ANAESTHESIEN MIT 2 KOMPLIKATIONEN       20
ANAESTHESIEN MIT 3 KOMPLIKATIONEN        1
ANAESTHESIEN MIT 4 KOMPLIKATIONEN        0
ANAESTHESIEN MIT 5 KOMPLIKATIONEN        0
 W E I T E R  ?
```

Abb. 58. Komplikationen des gynäkologischen Patientengutes in Abhängigkeit von der Risikoeinstufung

```
 FUER KLINIK    UROLOGIE
ANZAHL DER PAT.    I   286 I   354 I   325 I   127 I    14 I   1106

KOMPLIKATIONEN    I RISIKO I RISIKO I RISIKO I RISIKO I RISIKO I GESAMT
                  I   I      II     III     IV      V
=======================================================================
INJEKTIONSSCHWIER    0        1        1        1        0        3
                   0.00     0.28     0.30     0.78     0.00     0 27
-----------------------------------------------------------------------
ALLERG.REAKTION      4        2        2        0        0        8
                   1.39     0.56     0.61     0.00     0.00     0.72
-----------------------------------------------------------------------
SCHWERE HYPOTENS.    0        5       10        6        3       24
                   0.00     1.41     3.07     4.72    21.42     2.16
-----------------------------------------------------------------------
HYPERTONIE           0        2        8        4        0       14
                   0.00     0.56     2.46     3.14     0.00     1.26
-----------------------------------------------------------------------
HERZRHYTMUSSTRG.     1        1        9        4        2       17
                   0.34     0.28     2.76     3.14    14.28     1.53
-----------------------------------------------------------------------
ASYSTOLIE            0        0        0        0        0        0
                   0.00     0.00     0.00     0.00     0.00     0.00
-----------------------------------------------------------------------
ERSCHW.INTUBATION    5        8        8        1        0       22
                   1.74     2.25     2.46     0.78     0.00     1.98
-----------------------------------------------------------------------
ZAHNBESCHAEDIGUNG    1        0        1        1        0        3
                   0.34     0.00     0.30     0.78     0.00     0.27
-----------------------------------------------------------------------
ATEMWEGSSPASMUS      1        5        3        1        0       10
                   0.34     1.41     0 92     0.78     0.00     0.90
-----------------------------------------------------------------------
SINGULTUS            2        2        0        0        0        4
                   0.69     0.56     0.00     0.00     0.00     0.36
-----------------------------------------------------------------------
ERBRECHEN            2        4        1        0        0        7
                   0.69     1.12     0.30     0.00     0.00     0.63
-----------------------------------------------------------------------
ASPIRATION           2        0        2        0        0        4
                   0.69     0.00     0.61     0.00     0.00     0.36
-----------------------------------------------------------------------
SCHWERE BLUTUNG      1        2        7        3        0       13
                   0.34     0.56     2.15     2.36     0.00     1.17
-----------------------------------------------------------------------
EXITUS I.T.          0        0        0        0        0        0
                   0.00     0.00     0.00     0.00     0.00     0.00
-----------------------------------------------------------------------
LAGERUNGSSCHAEDEN    0        0        1        0        0        1
                   0.00     0.00     0.30     0.00     0.00     0.09
-----------------------------------------------------------------------
GERAETETEC.FEHLER    1        0        1        0        0        2
                   0.34     0.00     0.30     0.00     0.00     0.18
-----------------------------------------------------------------------
GESAMT(  103)       20       32       54       21        5      132
                   6.99     9.03    16.61    16.53    35.71    11.93


ANAESTHESIEN MIT 1 KOMPLIKATIONEN     80
ANAESTHESIEN MIT 2 KOMPLIKATIONEN     17
ANAESTHESIEN MIT 3 KOMPLIKATIONEN      6
ANAESTHESIEN MIT 4 KOMPLIKATIONEN      0
ANAESTHESIEN MIT 5 KOMPLIKATIONEN      0
 W E I T E R  ?
```

Abb. 59. Komplikationen des urologischen Patientengutes in Abhängigkeit von der Risikoeinstufung

```
 FUER KLINIK    AUGENKLINIK
ANZAHL DER PAT.     I   131 I    260 I    428 I    125 I     15 I    959

KOMPLIKATIONEN      I RISIKO I RISIKO I RISIKO I RISIKO I RISIKO I GESAMT
                    I   I        II      III      IV       V
========================================================================
INJEKTIONSSCHWIER         0        0        1        0        0        1
                       0.00     0.00     0.23     0.00     0.00     0.10
------------------------------------------------------------------------
ALLERG.REAKTION          2        0        0        0        0        2
                       1.52     0.00     0.00     0.00     0.00     0.20
------------------------------------------------------------------------
SCHWERE HYPOTENS.        0        0        3        2        0        5
                       0.00     0.00     0.70     1.60     0.00     0.52
------------------------------------------------------------------------
HYPERTONIE               1        1        6        3        0       11
                       0.76     0.38     1.40     2.40     0.00     1.14
------------------------------------------------------------------------
HERZRHYTMUSSTRG.         2        5        5        1        0       13
                       1.52     1.92     1.16     0.80     0.00     1.35
------------------------------------------------------------------------
ASYSTOLIE                0        0        0        0        0        0
                       0.00     0.00     0.00     0.00     0.00     0.00
------------------------------------------------------------------------
ERSCHW.INTUBATION        1        4        5        1        1       12
                       0.76     1.53     1.16     0.80     6.66     1.25
------------------------------------------------------------------------
ZAHNBESCHAEDIGUNG        1        1        1        0        0        3
                       0.76     0.38     0.23     0.00     0.00     0.31
------------------------------------------------------------------------
ATEMWEGSSPASMUS          1        1        0        0        0        2
                       0.76     0.38     0.00     0.00     0.00     0.20
------------------------------------------------------------------------
SINGULTUS                0        1        0        0        0        1
                       0.00     0.38     0.00     0.00     0.00     0.10
------------------------------------------------------------------------
ERBRECHEN                1        1        0        0        0        2
                       0.76     0.38     0.00     0.00     0.00     0.20
------------------------------------------------------------------------
ASPIRATION               1        1        0        0        0        2
                       0.76     0.38     0.00     0.00     0.00     0.20
------------------------------------------------------------------------
SCHWERE BLUTUNG          0        0        0        1        0        1
                       0.00     0.00     0.00     0.80     0.00     0.10
------------------------------------------------------------------------
EXITUS I.T.              0        0        0        0        0        0
                       0.00     0.00     0.00     0.00     0.00     0.00
------------------------------------------------------------------------
LAGERUNGSSCHAEDEN        0        0        0        0        0        0
                       0.00     0.00     0.00     0.00     0.00     0.00
------------------------------------------------------------------------
GERAETETEC.FEHLER        0        2        0        0        0        2
                       0.00     0.76     0.00     0.00     0.00     0.20
------------------------------------------------------------------------
GESAMT(    49)          10       17       21        8        1       57
                       7.63     6.53     4.90     6.40     6.66     5.94


ANAESTHESIEN MIT 1 KOMPLIKATIONEN      42
ANAESTHESIEN MIT 2 KOMPLIKATIONEN       6
ANAESTHESIEN MIT 3 KOMPLIKATIONEN       1
ANAESTHESIEN MIT 4 KOMPLIKATIONEN       0
ANAESTHESIEN MIT 5 KOMPLIKATIONEN       0
 W E I T E R  ?
```

Abb. 60. Komplikationen während Eingriffen am Auge in Abhängigkeit von der Risikoeinstufung

```
 FUER KLINIK    HNO - KLINIK
ANZAHL DER PAT.     I    523 I    197 I    120 I     33 I     3 I    876

KOMPLIKATIONEN     I RISIKO I RISIKO I RISIKO I RISIKO I RISIKO I GESAMT
                   I   I        II       III      IV       V
================================================================================
INJEKTIONSSCHWIER       2        0        0        0        0        2
                      0.38     0.00     0.00     0.00     0.00     0.22
--------------------------------------------------------------------------------
ALLERG.REAKTION         1        0        1        0        0        2
                      0.19     0.00     0.83     0.00     0.00     0.22
--------------------------------------------------------------------------------
SCHWERE HYPOTENS.       1        0        2        0        1        4
                      0.19     0.00     1.66     0.00    33.33     0.45
--------------------------------------------------------------------------------
HYPERTONIE              0        0        1        1        0        2
                      0.00     0.00     0.83     3.03     0.00     0.22
--------------------------------------------------------------------------------
HERZRHYTMUSSTRG.        3        3        2        1        0        9
                      0.57     1.52     1.66     3.03     0.00     1.02
--------------------------------------------------------------------------------
ASYSTOLIE               0        0        0        0        0        0
                      0.00     0.00     0.00     0.00     0.00     0.00
--------------------------------------------------------------------------------
ERSCHW.INTUBATION       4        0        5        1        0       10
                      0.76     0.00     4.16     3.03     0.00     1.14
--------------------------------------------------------------------------------
ZAHNBESCHAEDIGUNG       0        2        0        0        0        2
                      0.00     1.01     0.00     0.00     0.00     0.22
--------------------------------------------------------------------------------
ATEMWEGSSPASMUS         5        3        0        0        0        8
                      0.95     1.52     0.00     0.00     0.00     0.91
--------------------------------------------------------------------------------
SINGULTUS               1        1        0        0        0        2
                      0.19     0.50     0.00     0.00     0.00     0.22
--------------------------------------------------------------------------------
ERBRECHEN               5        1        0        0        0        6
                      0.95     0.50     0.00     0.00     0.00     0.68
--------------------------------------------------------------------------------
ASPIRATION              1        0        0        0        0        1
                      0.19     0.00     0.00     0.00     0.00     0.11
--------------------------------------------------------------------------------
SCHWERE BLUTUNG         0        0        1        1        0        2
                      0.00     0.00     0.83     3.03     0.00     0.22
--------------------------------------------------------------------------------
EXITUS I.T.             0        0        1        0        0        1
                      0.00     0.00     0.83     0.00     0.00     0.11
--------------------------------------------------------------------------------
LAGERUNGSSCHAEDEN       0        0        0        0        0        0
                      0.00     0.00     0.00     0.00     0.00     0.00
--------------------------------------------------------------------------------
GERAETETEC.FEHLER       0        2        1        0        0        3
                      0.00     1.01     0.83     0.00     0.00     0.34
--------------------------------------------------------------------------------
GESAMT(    52)         23       12       14        4        1       54
                      4.39     6.09    11.66    12.12    33.33     6.16


ANAESTHESIEN MIT 1 KOMPLIKATIONEN      50
ANAESTHESIEN MIT 2 KOMPLIKATIONEN       2
ANAESTHESIEN MIT 3 KOMPLIKATIONEN       0
ANAESTHESIEN MIT 4 KOMPLIKATIONEN       0
ANAESTHESIEN MIT 5 KOMPLIKATIONEN       0
 W.E I T E R  ?
```

Abb. 61. Komplikationen während Eingriffen an Hals, Nase oder Ohren in Abhängigkeit von der Risikoeinstufung

```
 FUER KLINIK    ORTHOPAEDIE
ANZAHL DER PAT.     I    413 I    340 I    192 I     60 I      5 I    1010

KOMPLIKATIONEN     I RISIKO I RISIKO I RISIKO I RISIKO I RISIKO I GESAMT
                   I   I       II      III      IV       V
=======================================================================
INJEKTIONSSCHWIER      2        0        1        0        0        3
                     0.48     0.00     0.52     0.00     0.00     0.29
-----------------------------------------------------------------------
ALLERG.REAKTION        0        0        0        0        0        0
                     0.00     0.00     0.00     0.00     0.00     0.00
-----------------------------------------------------------------------
SCHWERE HYPOTENS.      0        0        1        2        0        3
                     0.00     0.00     0.52     3.33     0.00     0.29
-----------------------------------------------------------------------
HYPERTONIE             0        2        5        5        0       12
                     0.00     0.58     2.60     8.33     0.00     1.18
-----------------------------------------------------------------------
HERZRHYTMUSSTRG.       2        1        1        4        0        8
                     0.48     0.29     0.52     6.66     0.00     0.79
-----------------------------------------------------------------------
ASYSTOLIE              0        0        0        0        0        0
                     0.00     0.00     0.00     0.00     0.00     0.00
-----------------------------------------------------------------------
ERSCHW.INTUBATION      1        3        3        0        0        7
                     0.24     0.88     1.56     0.00     0.00     0.69
-----------------------------------------------------------------------
ZAHNBESCHAEDIGUNG      0        1        0        0        0        1
                     0.00     0.29     0.00     0.00     0.00     0.09
-----------------------------------------------------------------------
ATEMWEGSSPASMUS        5        5        0        3        0       13
                     1.21     1.47     0.00     5.00     0.00     1.28
-----------------------------------------------------------------------
SINGULTUS              0        1        0        0        0        1
                     0.00     0.29     0.00     0.00     0.00     0.09
-----------------------------------------------------------------------
ERBRECHEN              1        2        0        1        0        4
                     0.24     0.58     0.00     1.66     0.00     0 39
-----------------------------------------------------------------------
ASPIRATION             0        0        0        0        0        0
                     0.00     0.00     0.00     0.00     0.00     0.00
-----------------------------------------------------------------------
SCHWERE BLUTUNG        0        4        7        2        0       13
                     0.00     1.17     3.64     3.33     0.00     1.28
-----------------------------------------------------------------------
EXITUS I.T.            0        0        0        0        0        0
                     0.00     0.00     0.00     0.00     0.00     0.00
-----------------------------------------------------------------------
LAGERUNGSSCHAEDEN      0        0        0        0        0        0
                     0.00     0.00     0.00     0.00     0.00     0 00
-----------------------------------------------------------------------
GERAETETEC.FEHLER      4        0        0        0        0        4
                     0.96     0.00     0.00     0.00     0.00     0.39
-----------------------------------------------------------------------
GESAMT(   63)         15       19       18       17        0       69
                     3.63     5.58     9.37    28.33     0.00     6.83


ANAESTHESIEN MIT 1 KOMPLIKATIONEN     57
ANAESTHESIEN MIT 2 KOMPLIKATIONEN      6
ANAESTHESIEN MIT 3 KOMPLIKATIONEN      0
ANAESTHESIEN MIT 4 KOMPLIKATIONEN      0
ANAESTHESIEN MIT 5 KOMPLIKATIONEN      0
  W E I T E R  ?
```

Abb. 62. Komplikationen des orthopädischen Patientengutes in Abhängigkeit von der Risikoeinstufung

```
 FUER KLINIK   BG-KLINIK CHIR.
ANZAHL DER PAT.     I   1197 I   1010 I    253 I     62 I     10 I   2532

KOMPLIKATIONEN     I RISIKO I RISIKO I RISIKO I RISIKO I RISIKO I GESAMT
                   I    I        II       III      IV       V
================================================================================
INJEKTIONSSCHWIER       1        2        0        0        0        3
                      0.08     0.19     0.00     0.00     0.00     0.11
--------------------------------------------------------------------------------
ALLERG.REAKTION         2        1        2        1        0        6
                      0.16     0.09     0.79     1.61     0.00     0.23
--------------------------------------------------------------------------------
SCHWERE HYPOTENS.       7        3        5        3        0       18
                      0.58     0.29     1.97     4.83     0.00     0.71
--------------------------------------------------------------------------------
HYPERTONIE              2        2        3        1        0        8
                      0.16     0.19     1.18     1.61     0.00     0.31
--------------------------------------------------------------------------------
HERZRHYTMUSSTRG.        2        3        7        3        0       15
                      0.16     0.29     2.76     4.83     0.00     0.59
--------------------------------------------------------------------------------
ASYSTOLIE               1        0        0        0        0        1
                      0.08     0.00     0.00     0.00     0.00     0.03
--------------------------------------------------------------------------------
ERSCHW.INTUBATION       3        6        1        0        0       10
                      0.25     0.59     0.39     0.00     0.00     0.39
--------------------------------------------------------------------------------
ZAHNBESCHAEDIGUNG       0        3        1        0        0        4
                      0.00     0.29     0.39     0.00     0.00     0.15
--------------------------------------------------------------------------------
ATEMWEGSSPASMUS         4        1        1        0        0        6
                      0.33     0.09     0.39     0.00     0.00     0.23
--------------------------------------------------------------------------------
SINGULTUS               0        2        0        0        0        2
                      0.00     0.19     0.00     0.00     0.00     0.07
--------------------------------------------------------------------------------
ERBRECHEN               5        3        0        1        0        9
                      0.41     0.29     0.00     1.61     0.00     0.35
--------------------------------------------------------------------------------
ASPIRATION              0        0        0        0        0        0
                      0.00     0.00     0.00     0.00     0.00     0.00
--------------------------------------------------------------------------------
SCHWERE BLUTUNG         1        2        0        4        0        7
                      0.08     0.19     0.00     6.45     0.00     0.27
--------------------------------------------------------------------------------
EXITUS I.T.             0        0        0        0        3        3
                      0.00     0.00     0.00     0.00    30.00     0.11
--------------------------------------------------------------------------------
LAGERUNGSSCHAEDEN       0        0        0        0        0        0
                      0.00     0.00     0.00     0.00     0.00     0.00
--------------------------------------------------------------------------------
GERAETETEC.FEHLER       0        0        0        0        0        0
                      0.00     0.00     0.00     0.00     0.00     0.00
--------------------------------------------------------------------------------
GESAMT(   81)          28       28       20       13        3       92
                      2.33     2.77     7.90    20.96    30.00     3.63


ANAESTHESIEN MIT 1 KOMPLIKATIONEN      74
ANAESTHESIEN MIT 2 KOMPLIKATIONEN       4
ANAESTHESIEN MIT 3 KOMPLIKATIONEN       2
ANAESTHESIEN MIT 4 KOMPLIKATIONEN       1
ANAESTHESIEN MIT 5 KOMPLIKATIONEN       0
 W E I T E R  ?
```

Abb. 63. Komplikationen bei Patienten der BG-Unfallklinik in Abhängigkeit von der Risikoeinstufung

**Komplikationshäufigkeit in Abhängigkeit von der Risikoeinstufung
und dem Anästhesieverfahren**

Intubationskombinationsnarkosen

Die Intubationskombinationsnarkosen, mit 11 000 Anästhesisten das größte Kollektiv, bieten
Störungen vorwiegend des kardiozirkulatorischen Systems. Dabei ist eine direkte Korrelation
zur Risikoeinstufung unverkennbar. Insgesamt treten Schwierigkeiten in über 11% der Fälle
auf. Mehrfache Komplikationen mit bis zu 5 Problemen pro Narkose werden beobachtet
(Abb. 64).

Maskenkombinationsnarkosen

Diese Anästhesieform beinhaltet demgegenüber wesentlich weniger Störungen als die Intuba-
tions-Kombinationsnarkosen. Hier sind relativ selten Komplikationen des hämodynamischen
Systems zu verzeichnen, häufiger respiratorische Probleme, wie z. B. Atemwegsspasmen, verursacht durch Guedel-Tubi, Speichelfluß oder nicht korrekte Masken- und Unterkieferhal-
tung bei relativ zu flacher Narkose.

   Die Kürze der Anästhesie und die nur sehr begrenzte Ausdehnung der Operation finden
ihren Ausdruck in der niedrigen Gesamtkomplikationshäufigkeit (Abb. 65).

Mononarkose i.v.

Von insgesamt 970 Mononarkosen werden nur bei 1,66% der Fälle Komplikationen registriert,
wobei allerdings die Risikoverteilung sehr günstig erscheint.

   Auch hier spielt die Kürze des lokal begrenzten und kleinen Eingriffs sicher eine mitent-
scheidende Rolle (Abb. 66).

Spinalanästhesien

Die Aufschlüsselung der intraoperativen Komplikationen während Spinalanästhesien ergibt bei
den routinemäßig erfaßten hämodynamischen Parametern ein der Risikoverteilung entsprechendes Ergebnis: Im Vordergrund stehen hypotone Kreislaufstörungen und kardiale Ar-
rhythmien, deren Inzidenz mit höherer Risikoeinstufung zunimmt. Bei 4,7% der durchgeführten Spinalanästhesien treten Probleme auf, selten mehr als eine Komplikation pro Anästhesie
(Abb. 67).

Periduralanästhesien

Die Peridualanästhesie beinhaltet eine mehr als doppelt so hohe Komplikationsquote. Hypotonien stellen hier die häufigsten intraoperativen Komplikationen dar.

   Demgegenüber treten Hypertonien deutlich zurück. Nur bei 3 Anästhesien gab es mehr als
eine Komplikation, bei keiner mehr als 2 (Abb. 68).

Plexusanästhesien

Dieses Leitungsanästhesieverfahren der oberen Extremität weist neben den i.v.-Mononarkosen
die niedrigste Komplikationsquote — unabhängig von der präoperativ erfolgten Risikoeinstufung — aller zur Anwendung kommenden Verfahren auf. Nur ausnahmsweise sind Kreislaufreaktionen zu beobachten, Störungen der Atemfunktion sind eine Rarität. Jedoch muß bei
diesem Leitungsanästhesieverfahren mit spezifischen durch die Technik bedingten Komplikationen, wie Hämatomen oder Infektionen im Einstichbereich, postoperativen Parästhesien
oder Paresen als Ausdruck von Nervenläsionen, gerechnet werden.

```
 FUER VERFAHREN   INTUB.-KOMB.NARK
 ANZAHL DER PAT.   I   3805 I   4073 I   2544 I    812 I    186 I  11420

 KOMPLIKATIONEN    I RISIKO I RISIKO I RISIKO I RISIKO I RISIKO I GESAMT
                   I   I         II       III      IV       V
===================================================================================
 INJEKTIONSSCHWIER    13       12       10        3        0       38
                     0.34     0.29     0.39     0.36     0.00     0.33
-----------------------------------------------------------------------------------
 ALLERG.REAKTION      10       11       14        2        0       37
                     0.26     0.27     0.55     0.24     0.00     0.32
-----------------------------------------------------------------------------------
 SCHWERE HYPOTENS.    14       37       83       35       17      186
                     0.36     0.90     3.26     4.31     9.13     1.62
-----------------------------------------------------------------------------------
 HYPERTONIE           19       56       91       46        3      215
                     0.49     1.37     3.57     5.66     1.61     1.88
-----------------------------------------------------------------------------------
 HERZRHYTMUSSTRG.     41       54       79       38       10      222
                     1.07     1.32     3.10     4.67     5.37     1.94
-----------------------------------------------------------------------------------
 ASYSTOLIE             2        2        1        2        3       10
                     0.05     0.04     0.03     0.24     1.61     0.08
-----------------------------------------------------------------------------------
 ERSCHW.INTUBATION    47      114       71       11        4      247
                     1.23     2.79     2.79     1.35     2.15     2.16
-----------------------------------------------------------------------------------
 ZAHNBESCHAEDIGUNG     7       13        7        2        0       29
                     0.18     0.31     0.27     0.24     0.00     0.25
-----------------------------------------------------------------------------------
 ATEMWEGSSPASMUS      42       31       15       10        0       98
                     1.10     0.76     0.58     1.23     0.00     0.85
-----------------------------------------------------------------------------------
 SINGULTUS             3       13        2        0        0       18
                     0.07     0.31     0.07     0.00     0.00     0.15
-----------------------------------------------------------------------------------
 ERBRECHEN            31       20       14        4        1       70
                     0.81     0.49     0.55     0.49     0.53     0.61
-----------------------------------------------------------------------------------
 ASPIRATION            7       10        5        1        0       23
                     0.18     0.24     0.19     0.12     0.00     0.20
-----------------------------------------------------------------------------------
 SCHWERE BLUTUNG       3       20       43       25        8       99
                     0.07     0.49     1.69     3.07     4.30     0.86
-----------------------------------------------------------------------------------
 EXITUS I.T.           0        1        1        1       11       14
                     0.00     0.02     0.03     0.12     5.91     0.12
-----------------------------------------------------------------------------------
 LAGERUNGSSCHAEDEN     1        1        1        0        0        3
                     0.02     0.02     0.03     0.00     0.00     0.02
-----------------------------------------------------------------------------------
 GERAETETEC.FEHLER     8       12        4        0        2       26
                     0.21     0.29     0.15     0.00     1.07     0.22
-----------------------------------------------------------------------------------
 GESAMT( 1122)       248      407      441      180       59     1335
                     6.51     9.99    17.33    22.16    31.72    11.69


 ANAESTHESIEN MIT 1 KOMPLIKATIONEN    946
 ANAESTHESIEN MIT 2 KOMPLIKATIONEN    144
 ANAESTHESIEN MIT 3 KOMPLIKATIONEN     28
 ANAESTHESIEN MIT 4 KOMPLIKATIONEN      3
 ANAESTHESIEN MIT 5 KOMPLIKATIONEN      1
 W E I T E R  ?
```

Abb. 64. Komplikationen während Intubationskombinationsnarkosen in Abhängigkeit von der Risikoeinstufung

```
  FUER VERFAHREN   MASKEN-KOMB.NARK
ANZAHL DER PAT.      I   1500 I     782 I     353 I      78 I      14 I   2727

KOMPLIKATIONEN       I RISIKO I RISIKO I RISIKO I RISIKO I RISIKO I GESAMT
                     I   I          II        III        IV         V
=============================================================================
INJEKTIONSSCHWIER        3         1         0         0         0         4
                      0.20      0.12      0.00      0.00      0.00      0.14
-----------------------------------------------------------------------------
ALLERG.REAKTION         1         2         0         0         0         3
                      0.06      0.25      0.00      0.00      0.00      0.11
-----------------------------------------------------------------------------
SCHWERE HYPOTENS.       0         2         0         1         0         3
                      0.00      0.25      0.00      1.28      0 00      0 11
-----------------------------------------------------------------------------
HYPERTONIE              0         2         4         0         0         6
                      0.00      0.25      1.13      0.00      0.00      0.22
-----------------------------------------------------------------------------
HERZRHYTMUSSTRG.        5         2         4         2         0        13
                      0.33      0.25      1.13      2.56      0.00      0.47
-----------------------------------------------------------------------------
ASYSTOLIE               0         0         0         0         0         0
                      0.00      0.00      0.00      0.00      0.00      0.00
-----------------------------------------------------------------------------
ERSCHW.INTUBATION       0         3         2         0         0         5
                      0.00      0.38      0.56      0.00      0.00      0.18
-----------------------------------------------------------------------------
ZAHNBESCHAEDIGUNG       0         1         0         0         0         1
                      0.00      0.12      0.00      0.00      0.00      0.03
-----------------------------------------------------------------------------
ATEMWEGSSPASMUS         4         4         1         0         0         9
                      0.26      0.51      0.28      0.00      0.00      0.33
-----------------------------------------------------------------------------
SINGULTUS               3         2         0         0         0         5
                      0.20      0.25      0.00      0.00      0.00      0.18
-----------------------------------------------------------------------------
ERBRECHEN               9         7         1         0         0        17
                      0.60      0.89      0.28      0.00      0.00      0.62
-----------------------------------------------------------------------------
ASPIRATION              1         0         0         0         0         1
                      0.06      0.00      0.00      0.00      0.00      0.03
-----------------------------------------------------------------------------
SCHWERE BLUTUNG         0         2         1         0         0         3
                      0.00      0.25      0.28      0.00      0.00      0.11
-----------------------------------------------------------------------------
EXITUS I.T.             0         0         0         0         2         2
                      0.00      0.00      0.00      0.00     14.28      0.07
-----------------------------------------------------------------------------
LAGERUNGSSCHAEDEN       0         0         0         0         0         0
                      0.00      0.00      0.00      0.00      0.00      0.00
-----------------------------------------------------------------------------
GERAETETEC.FEHLER       2         0         0         0         0         2
                      0.13      0.00      0.00      0.00      0.00      0.07
-----------------------------------------------------------------------------
GESAMT(    69)         28        20        13         3         2        74
                      1.86      3.58      3.68      3.84     14.28      2.71


ANAESTHESIEN MIT 1 KOMPLIKATIONEN      64
ANAESTHESIEN MIT 2 KOMPLIKATIONEN       5
ANAESTHESIEN MIT 3 KOMPLIKATIONEN       0
ANAESTHESIEN MIT 4 KOMPLIKATIONEN       0
ANAESTHESIEN MIT 5 KOMPLIKATIONEN       0
 W E I T E R  ?
```

Abb. 65. Komplikationen während Maskenkombinationsnarkosen in Abhängigkeit von der Risikoeinstufung

```
 FUER VERFAHREN   IV - NARKOSE
ANZAHL DER PAT.    I    534 I    194 I     42 I      9 I      0 I    779

KOMPLIKATIONEN    I RISIKO I RISIKO I RISIKO I RISIKO I RISIKO I GESAMT
                  I   I    II       III      IV       V
=====================================================================
INJEKTIONSSCHWIER      0        0        0        0        0        0
                    0.00     0.00     0.00     0.00     0.00     0.00
---------------------------------------------------------------------
ALLERG.REAKTION        6        2        0        0        0        8
                    1.12     1.03     0.00     0.00     0.00     1.02
---------------------------------------------------------------------
SCHWERE HYPOTENS.      0        0        0        0        0        0
                    0.00     0.00     0.00     0.00     0.00     0.00
---------------------------------------------------------------------
HYPERTONIE             1        0        0        0        0        1
                    0.18     0.00     0.00     0.00     0.00     0.12
---------------------------------------------------------------------
HERZRHYTMUSSTRG.       1        0        0        0        0        1
                    0.18     0.00     0.00     0.00     0.00     0.12
---------------------------------------------------------------------
ASYSTOLIE              0        0        0        0        0        0
                    0.00     0.00     0.00     0.00     0.00     0.00
---------------------------------------------------------------------
ERSCHW.INTUBATION      0        0        1        0        0        1
                    0.00     0.00     2.38     0.00     0.00     0.12
---------------------------------------------------------------------
ZAHNBESCHAEDIGUNG      0        0        0        0        0        0
                    0.00     0.00     0.00     0.00     0.00     0.00
---------------------------------------------------------------------
ATEMWEGSSPASMUS        0        1        0        0        0        1
                    0.00     0.51     0.00     0.00     0.00     0.12
---------------------------------------------------------------------
SINGULTUS              0        0        0        0        0        0
                    0.00     0.00     0.00     0.00     0.00     0.00
---------------------------------------------------------------------
ERBRECHEN              1        0        0        0        0        1
                    0.18     0.00     0.00     0.00     0.00     0.12
---------------------------------------------------------------------
ASPIRATION             0        0        0        0        0        0
                    0.00     0.00     0.00     0.00     0.00     0.00
---------------------------------------------------------------------
SCHWERE BLUTUNG        0        0        0        0        0        0
                    0.00     0.00     0.00     0.00     0.00     0.00
---------------------------------------------------------------------
EXITUS I.T.            0        0        0        0        0        0
                    0.00     0.00     0.00     0.00     0.00     0.00
---------------------------------------------------------------------
LAGERUNGSSCHAEDEN      0        0        0        0        0        0
                    0.00     0.00     0.00     0.00     0.00     0.00
---------------------------------------------------------------------
GERAETETEC.FEHLER      0        0        0        0        0        0
                    0.00     0.00     0.00     0.00     0.00     0.00
---------------------------------------------------------------------
GESAMT(   13)          9        3        1        0        0       13
                    1.68     1.54     2.38     0.00     0.00     1.66


ANAESTHESIEN MIT 1 KOMPLIKATIONEN     13
ANAESTHESIEN MIT 2 KOMPLIKATIONEN      0
ANAESTHESIEN MIT 3 KOMPLIKATIONEN      0
ANAESTHESIEN MIT 4 KOMPLIKATIONEN      0
ANAESTHESIEN MIT 5 KOMPLIKATIONEN      0
 W E I T E R  ?
```

Abb. 66. Komplikationen während i.v.-Mononarkosen in Abhängigkeit von der Risikoeinstufung

```
    FUER VERFAHREN  SPINAL
 ANZAHL DER PAT.      I    477 I    799 I   692 I    190 I    21 I   2179

 KOMPLIKATIONEN       I RISIKO I RISIKO I RISIKO I RISIKO I RISIKO I GESAMT
                      I   I    I  II    I  III   I  IV    I  V     I
 ========================================================================
 INJEKTIONSSCHWIER        1        3        2        0        0        6
                        0.20     0.37     0.28     0.00     0.00     0.27
 ------------------------------------------------------------------------
 ALLERG.REAKTION          2        8        9        1        0        20
                        0.41     1.00     1.30     0.52     0.00     0 91
 ------------------------------------------------------------------------
 SCHWERE HYPOTENS.        4        9       16        4        0        33
                        0.83     1.12     2.31     2.10     0.00     1.51
 ------------------------------------------------------------------------
 HYPERTONIE               0        0        3        2        0        5
                        0.00     0.00     0.43     1.05     0.00     0 22
 ------------------------------------------------------------------------
 HERZRHYTMUSSTRG.         6        3       14       10        0        33
                        1.25     0.37     2.02     5.26     0.00     1.51
 ------------------------------------------------------------------------
 ASYSTOLIE                0        0        0        0        0        0
                        0.00     0.00     0.00     0.00     0 00     0 00
 ------------------------------------------------------------------------
 ERSCHW.INTUBATION        0        0        0        0        0        0
                        0.00     0.00     0.00     0.00     0.00     0.00
 ------------------------------------------------------------------------
 ZAHNBESCHAEDIGUNG        0        0        0        0        0        0
                        0.00     0.00     0.00     0 00     0 00     0 00
 ------------------------------------------------------------------------
 ATEMWEGSSPASMUS          0        1        0        0        0        1
                        0.00     0.12     0.00     0.00     0.00     0.04
 ------------------------------------------------------------------------
 SINGULTUS                0        0        0        0        0        0
                        0.00     0.00     0.00     0 00     0.00     0 00
 ------------------------------------------------------------------------
 ERBRECHEN                0        2        1        0        0        3
                        0.00     0.25     0.14     0.00     0.00     0.13
 ------------------------------------------------------------------------
 ASPIRATION               0        0        0        0        0        0
                        0.00     0.00     0.00     0.00     0.00     0 00
 ------------------------------------------------------------------------
 SCHWERE BLUTUNG          0        0        1        0        0        1
                        0.00     0.00     0.14     0.00     0.00     0.04
 ------------------------------------------------------------------------
 EXITUS I.T.              0        0        0        0        0        0
                        0.00     0.00     0.00     0.00     0.00     0.00
 ------------------------------------------------------------------------
 LAGERUNGSSCHAEDEN        0        0        0        0        0        0
                        0.00     0.00     0.00     0.00     0.00     0.00
 ------------------------------------------------------------------------
 GERAETETEC.FEHLER        0        0        0        0        1        1
                        0.00     0.00     0.00     0 00     4.76     0.04
 ------------------------------------------------------------------------
 GESAMT(   95)           13       26       46       17        1       103
                        2.72     3.25     6.64     8.94     4.76     4.72


 ANAESTHESIEN MIT 1 KOMPLIKATIONEN      87
 ANAESTHESIEN MIT 2 KOMPLIKATIONEN       8
 ANAESTHESIEN MIT 3 KOMPLIKATIONEN       0
 ANAESTHESIEN MIT 4 KOMPLIKATIONEN       0
 ANAESTHESIEN MIT 5 KOMPLIKATIONEN       0
    W E I T E R  ?
```

Abb. 67. Komplikationen während Spinalanästhesien in Abhängigkeit von der Risikoeinstufung

```
 FUER VERFAHREN  PERIDURAL
ANZAHL DER PAT.      I    23 I      58 I       81 I      40 I       2 I     204

KOMPLIKATIONEN      I RISIKO I RISIKO I RISIKO I RISIKO I RISIKO I GESAMT
                    I   I         II       III      IV        V
=============================================================================
INJEKTIONSSCHWIER       0         0         0         1         0         1
                      0.00      0.00      0.00      2.50      0.00      0.49
-----------------------------------------------------------------------------
ALLERG.REAKTION         0         0         1         0         0         1
                      0.00      0.00      1.23      0.00      0.00      0.49
-----------------------------------------------------------------------------
SCHWERE HYPOTENS.       1         1         4         2         1         9
                      4.34      1.72      4.93      5.00     50.00      4.41
-----------------------------------------------------------------------------
HYPERTONIE              0         0         1         0         0         1
                      0.00      0.00      1.23      0.00      0.00      0.49
-----------------------------------------------------------------------------
HERZRHYTMUSSTRG.        0         0         4         0         0         4
                      0.00      0.00      4.93      0.00      0.00      1.96
-----------------------------------------------------------------------------
ASYSTOLIE               0         0         1         0         0         1
                      0.00      0.00      1.23      0.00      0.00      0.49
-----------------------------------------------------------------------------
ERSCHW.INTUBATION       0         0         0         0         0         0
                      0.00      0.00      0.00      0.00      0.00      0.00
-----------------------------------------------------------------------------
ZAHNBESCHAEDIGUNG       0         0         0         0         0         0
                      0.00      0.00      0.00      0.00      0.00      0.00
-----------------------------------------------------------------------------
ATEMWEGSSPASMUS         0         0         0         0         0         0
                      0.00      0.00      0.00      0.00      0.00      0.00
-----------------------------------------------------------------------------
SINGULTUS               0         0         0         0         0         0
                      0.00      0.00      0.00      0.00      0.00      0.00
-----------------------------------------------------------------------------
ERBRECHEN               0         1         1         0         0         2
                      0.00      1.72      1.23      0.00      0.00      0.98
-----------------------------------------------------------------------------
ASPIRATION              0         0         0         0         0         0
                      0.00      0.00      0.00      0.00      0.00      0.00
-----------------------------------------------------------------------------
SCHWERE BLUTUNG         0         0         2         0         0         2
                      0.00      0.00      2.46      0.00      0.00      0.98
-----------------------------------------------------------------------------
EXITUS I.T.             0         0         0         0         0         0
                      0.00      0.00      0.00      0.00      0.00      0.00
-----------------------------------------------------------------------------
LAGERUNGSSCHAEDEN       0         0         0         0         0         0
                      0.00      0.00      0.00      0.00      0.00      0.00
-----------------------------------------------------------------------------
GERAETETEC.FEHLER       0         0         0         0         0         0
                      0.00      0.00      0.00      0.00      0.00      0.00
-----------------------------------------------------------------------------
GESAMT(   18)           1         2        14         3         1        21
                      4.34      3.44     17.28      7.50     50.00     10.29


ANAESTHESIEN MIT 1 KOMPLIKATIONEN      15
ANAESTHESIEN MIT 2 KOMPLIKATIONEN       3
ANAESTHESIEN MIT 3 KOMPLIKATIONEN       0
ANAESTHESIEN MIT 4 KOMPLIKATIONEN       0
ANAESTHESIEN MIT 5 KOMPLIKATIONEN       0
 W E I T E R  ?
```

Abb. 68. Komplikationen während Periduralanästhesien in Abhängigkeit von der Risikoeinstufung

ANZAHL NARK.	BIS 1 JAHR 7243	BIS 2 JAHRE 3314	BIS 3 JAHRE 2019	BIS 4 JAHRE 501	AELTER 6827	SUMME 20704
INJEKTIONSSC	16 / 0.22	4 / 0.12	8 / 0.28	3 / 0.59	22 / 0.32	53 / 0.25
ALLERG.REAKT	26 / 0.35	14 / 0.42	6 / 0.21	1 / 0.19	28 / 0.41	75 / 0.36
SCHWERE HYPO	85 / 1.17	43 / 1.29	38 / 1.34	3 / 0.59	68 / 0.99	237 / 1.14
HYPERTONIE	95 / 1.31	45 / 1.35	32 / 1.13	3 / 0.59	64 / 0.93	239 / 1.15
HERZRHYTMUSS	97 / 1.33	84 / 2.53	36 / 1.27	0 / 0.00	81 / 1.18	298 / 1.43
ASYSTOLIE	3 / 0.04	1 / 0.03	4 / 0.14	0 / 0.00	5 / 0.07	13 / 0.06
ERSCHW.INTUB	71 / 0.98	41 / 1.23	42 / 1.48	0 / 0.00	103 / 1.50	257 / 1.24
ZAHNBESCHAED	12 / 0.16	3 / 0.09	6 / 0.21	0 / 0.00	11 / 0.16	32 / 0.15
ATEMWEGSSPAS	27 / 0.37	17 / 0.51	27 / 0.95	0 / 0.00	44 / 0.64	115 / 0.55
SINGULTUS	11 / 0.15	8 / 0.24	3 / 0.10	0 / 0.00	5 / 0.07	27 / 0.13
ERBRECHEN	30 / 0.41	17 / 0.51	21 / 0.74	2 / 0.39	48 / 0.58	118 / 0.53
ASPIRATION	3 / 0.04	5 / 0.15	11 / 0.39	0 / 0.00	11 / 0.16	30 / 0.14
SCHWERE BLUT	40 / 0.55	9 / 0.27	28 / 0.99	1 / 0.19	38 / 0.43	108 / 0.52
EXITUS I.T.	6 / 0.08	4 / 0.12	4 / 0.14	0 / 0.00	9 / 0.13	23 / 0.11
LAGERUNGSSCH	1 / 0.01	1 / 0.03	1 / 0.03	0 / 0.00	1 / 0.01	4 / 0.01
GERAETETEC.F	14 / 0.19	2 / 0.06	4 / 0.14	0 / 0.00	9 / 0.13	29 / 0.14
SUMME KOMPLI	537 / 7.41	298 / 8.99	271 / 9.61	13 / 2.59	531 / 7.77	1658 / 7.96

Abb. 69. Komplikationen in Abhängigkeit von der Ausbildungsdauer

Komplikationen und Ausbildungsdauer der Anästhesisten

Überraschend steigt mit zunehmender Ausbildungsdauer die Komplikationshäufigkeit bis
zum 3. Ausbildungsjahr nur wenig an. Der krasse Rückgang im 4. Jahr ist bedingt durch den
Einsatz der Mitarbeiter in der Kinderanästhesie und auf der Intensivtherapiestation. Während
der Ausbildungszeit auf der Intensivstation werden in der Regel keine Narkosen durchgeführt.
Die nur wenig zunehmende Zahl zeigt, daß die Inzidenz der Komplikationen an unserem Institut von der Ausbildungsdauer der Mitarbeiter nur in sehr geringem Maße abhängt (Abb. 69).

Die Komplikationshäufigkeit kann darüber hinaus für jeden einzelnen Anästhesisten aufgelistet werden (Abb. 70).

Jedes einzelne Komplikationsprotokoll kann ausgedruckt werden. Aus diesem ist dann die
Hauptbuchnummer und die Art der Komplikation zu ersehen, so daß das Originalprotokoll
sehr schnell aufzufinden ist (Abb. 71 und 72).

```
KOMPLIKATIONEN VON DR. HARTUNG

INJEKTIONSSCHWIER  .....       1
ALLERG.REAKTION    .....       0
SCHWERE HYPOTENS.  .....       3
HYPERTONIE         .....       8
HERZRHYTMUSSTRG.   .....       5
ASYSTOLIE          .....       0
ERSCHW.INTUBATION  .....       4
ZAHNBESCHAEDIGUNG  .....       0
ATEMWEGSSPASMUS    .....       0
SINGULTUS          .....       0
ERBRECHEN          .....       1
ASPIRATION         .....       0
SCHWERE BLUTUNG    .....       2
EXITUS I.T.        .....       0
LAGERUNGSSCHAEDEN  .....       0
GERAETETEC.FEHLER  .....       0
ANZAHL SONDERNUMMERN ..        6
SUMME KOMPLIKATIONEN...       24
ANZAHL ANAESTHESIEN...       659
ANTEIL MIT KOMPLIKAT...     3.64
WEITER ?:
```

Abb. 70. Komplikationen bei einem Anästhesisten

```
KOMPLIKATIONEN VON DR.HARTUNG

SONDERNUMMER      90 SATZNUMMER   3568
OP-TAG  4. 3.1979 HAUPTBUCHNR.  40T529
WITTEMANN, GERHARD
BG-KLINIK CHIR. DR. HARTUNG
          SCHWERE HYPOTENS.
          HYPERTONIE


SONDERNUMMER     129 SATZNUMMER   4568
OP-TAG 27. 3.1979 HAUPTBUCHNR.  40T761
EHRLICH, MARIA
BG-KLINIK CHIR. DR. HARTUNG
          SCHWERE HYPOTENS.


SONDERNUMMER     322 SATZNUMMER  11172
OP-TAG  9. 7.1979 HAUPTBUCHNR.  41T728
SCHNEIDER, WALTRAUD
BG-KLINIK CHIR. DR. HARTUNG
          SCHWERE BLUTUNG
WEITER (Y/N) ?:
```

Abb. 71. Ausdruck einzelner Komplikationen
bei einem Anästhesisten

```
N A R K O S E - P R O T O K O L L
=================================

BEHANDLUNGSDATUM:  4. 3.1979
VERSORGUNSART: AUSSER PROG/NOTVER.
KLINIK: BG-KLINIK CHIR.
OPERATIONSTISCH: BG1
OPERATIONSGEBIET: EXTREMITAETEN
ANAESTHESIST: HARTUNG
PRAEMEDIKATION: SELBST(WIRK.AUSR.)
ANAESTHESIE - HAUPTBUCHNUMMER = 40T529            SONDERNUMMER = 90
ANAESTHESIE - ZEITEN:           ANFANG= 10: 0
                                ENDE= 11:50
KOMPLIKATIONEN: SCHWERE HYPOTENS.
PATIENT: GERHARD WITTEMANN  WITTEMANN
GESCHLECHT: MAENNLICH
GEBOREN AM 14. 2.1928ALTER: 51 J
KASSENART: HEPATITIS: NEBENKRANKHEITEN: ATEMWEGE
RISIKOGRUPPE:   3
DRINGLICHKEIT: DRINGL. GEPLANT
DIENSTZEIT: BEREITS. SA/SO/FEIER
WEITER ?:
```

Abb. 72. Basisdaten
dieses Komplikations-
protokolls

Aufwachraum
Mehr als die Hälfte aller Patienten nimmt Leistungen des AWR in Anspruch. Daher ist es notwendig, Störungen in dieser erweiterten postoperativen Phase zu dokumentieren.

Komplikationen im AWR

Gesamtzahl der Anästhesien	20704
Nicht im AWR	9863
Kooperativ	9238
Bewußtseinsgetrübt	1502
Ohne Bewußtsein	61
Motorische Unruhe	3
Frierreaktion	466
Allergie	1
Brechreiz } Erbrechen	62
Schmerzen	31
Zyanose	6
Schock	4
Kreislaufstillstand	2
Exitus	10

Die häufigste Komplikation stellt mit etwa 13% die Bewußtseinstrübung dar, gefolgt von Frierreaktionen mit knapp 4% und Störungen von seiten des Magen-Darm-Trakts mit 1%. Insgesamt fanden 10 Patienten im Aufwachraum den Tod, das entspricht 0,6% aller narkotisierten Patienten. Die Ursache dieser Todesfälle war bei allen 10 Patienten ein irreversibler Schock nach erfolgtem Polytrauma.

Die Aufenthaltsdauer im Aufwachraum liegt bei einem Maximum von weniger als 2 h. Immerhin verbringen 2,5% der Patienten bis zu 6 h im Aufwachraum:

h	n
− 1	3515
− 2	5197
− 3	1591
− 4	353
− 5	194
− 6	505

Den Verletzungsort zeigt die nächste Tabelle:

Allgemeinstation	17895
Wachstation	1805
Intensivstation	313

Die überwiegende Mehrheit der Patienten kann demnach auf eine Allgemeinstation entlassen
werden, 1,5% müssen intensivmedizinisch betreut werden und etwa 10% bedürfen besonderer
Überwachung auf der chirurgischen Wachstation.

Intensivmedizin (Datenhaltungssystem)

Im Jahr 1981 wurde das Patientendatensystem bei 331 Patienten erfolgreich eingesetzt, die
postoperativ oder im Rahmen eines Traumas auf unsere Intensivtherapiestation übernommen
worden waren. Das mittlere Alter betrug 48 ± 14 Jahre, die mittlere Liegezeit 7,97 ± 1,89
Tage. Im gleichen Zeitraum wurden 440 Patienten der Intensivtherapiestation der benachbarten BG-Unfallklinik in Ludwigshafen-Oggersheim monitorisiert. Ihr mittleres Alter betrug
32 ± 12 Jahre bei einer Liegezeit von 5,64 ± 1,65 Tagen.

Anhand nachfolgender Untersuchungen und Kasuistiken soll die erfolgreiche Anwendung
des entwickelten Patientendatensystems aufgezeigt werden.

Mit dem Einsatz des Patientendatensystems wird eine standardisierte Datenhaltung aller
anfallenden Daten erreicht. Die so gewonnene Homogenität der Befundung bringt mehr Übersichtlichkeit gegenüber der üblichen Formularvielfalt, mit bis z. T. unleserlicher handschriftlicher Befunderhebung, und somit die Voraussetzung aller später möglichen Anwendungen.

Der praktische Einsatz wird an der ersten nachfolgenden Kasuistik demonstriert:

Eine 72jährige war am 2. Januar 1981 ohne äußere Gründe in ihrer Wohnung zusammengebrochen. Sie war
sofort bewußtlos und hatte sich bei dem Sturz eine stark blutende Platzwunde am Hinterkopf zugezogen.
Bei dem Transport in das Krankenhaus Weinheim erbrach die Patientin. Vom Krankenhaus Weinheim erfolgte die Verlegung der nunmehr intubierten Patientin in das Klinikum Mannheim. Das bei der Aufnahme
angefertigte Computertomogramm zeigte keinen pathologischen Befund.
An Vorerkrankungen war eine seit Jahren bestehende Extrasystolie bekannt; vor 2 Jahren war die
Patientin an einer Thrombophlebitis des linken Arms erkrankt. Bei der Aufnahme auf die Intensivtherapiestation war die Patientin bewußtlos. Sie war intubiert und beatmet. Beide Pupillen waren eng, isokor mit
schwacher Lichtreaktion und fehlendem Kornealreflex. Die Muskeleigenreflexe waren beidseits gut auslös-
bar, seitengleich und lebhaft.
Wir leiteten eine antiödematöse Therapie mit Fortecortin, Trapanal und Hyperventilation ein. Unter
dieser Therapie trat in der Nacht zum 3. Januar 1981 eine neurologische Verschlechterung ein mit beidseits maximal weiten Pupillen, fehlender Lichtreaktion und Fehlen jeglicher Schmerzreize. Die Patientin
verstarb am 3. Januar 1981, bevor durch weitere Diagnostik die Ursache der akuten Verschlechterung des
neurologischen Befundes geklärt werden konnte. Die Frage, ob der Sturz durch einen Stammhirninfarkt
ausgelöst wurde oder ob durch den Sturz eine Stammhirnkontusion entstand, konnte klinisch nicht geklärt werden.

Die Abbildungen 73–78 zeigen anhand mehrerer Masken des integrierten Datenhaltungssystems (KBSYST) die wesentlichen Darstellungsmöglichkeiten der eingelesenen Textdaten bzw.
numerischen Daten des ersten Behandlungstages. Die Umgänglichkeit des Programmkomplexes
erlaubt ein klares Lesen der Patientendaten. Die jederzeit automatisch erstellte Flüssigkeitsbilanz entlastet gerade das Pflegepersonal von lästigen Rechenaufgaben und fällt entsprechend
ihrer Bedeutung bei der Patientenversorgung durch die gewählte Darstellungsart ins Auge. Die
Überwachung von Urin- und Sekretströmung wird transparenter.

Die Erstellung von Tageslisten wurde von Ärzten und Pflegepersonal gleichermaßen mit
großem Interesse aufgenommen und als Erleichterung bei der täglichen Arbeit bewertet. Anhand der zweiten ausgewählten Kasuistik wird die Erstellung der Tagesliste demonstriert:

```
BETT 06 PAT.NR.071501 BEHANDLUNGSTAG 64
NAME MO.                   VORNAME MA.              GEBURTSDATUM 031109
PROBLEME
 NR. ZUG.STATUS BEZEICHNUNG              NR. ZUG.STATUS BEZEICHNUNG
 01       AKTIV   CEREBRUM
 02       AKTIV   SHT

BEMERKUNG:
B   400 A  300 C  700 E 1400 SE 2840 U  330 SON  990 SA   1320 BIL   1520
------------------------------------------------------------------------
ANZEIGE KUR  DATUM= 02.01.81  UHRZEIT= 17.20 ERFASSER=OKAY
        ALLGEMEINE ANGABEN
!01 DATUM:  020181 / AUFGEN.AM:  020181 / BEH.TAG:  1
!02 DIAGNOSE:  SHT
!03 AUFNAHMEINDIKATION:  RESP. INSUFFIZIENZ
        ALLERGIEN
KANUELIERTE GEFAESSE/GELEGT AM  / POSITION
!09 ART..............:  020181 /  :  A.RAD.LI
!10 Z.V.............:.  020181 /  :  ARM RE
!12 SONST.GEFAESSE...:  ABBOCATH
        LUFTBRUECKE  / SEIT      / TYP
!13 ORALE.INTUBATION.:  020181 /  :  HIGH P
!17 RESPIRATOR......:  020191 /  :  ER 311
        SONDE, DRAIN  / GELEGT AM  / POSITION
!18 MAGENSONDE......:  020181 /  :  RE NAS.
 ( D )RUCKERAUSGABE, ( W )EITER ?:
```

Abb. 73. Masken des Datenhaltungssystems: Darstellungsmöglichkeiten „Anzeige" „Kurventitelblatt"

```
BETT 06 PAT NR.071501 BEHANDLUNGSTAG 64
NAME MO.                   VORNAME MA.              GEBURTSDATUM 031109
PROBLEME
 NR. ZUG.STATUS BEZEICHNUNG              NR. ZUG.STATUS BEZEICHNUNG
 01       AKTIV   CEREBRUM
 02       AKTIV   SHT

BEMERKUNG:
B     0 A    0 C    0 E    0 SE    0 U    0 SON    0 SA    0 BIL    0
------------------------------------------------------------------------
ANZEIGE ALB  DATUM= 02.01.81  UHRZEIT= 17.20 ERFASSER=OKAY
        ALLGEMEINE BEFUNDE
!01 :  PAT. IST INTUBIERT; WIRD BEATMET; STEHT UNTER TRAPANAL.
!02 :  SIE IST NICHT WACH UND NICHT ANSPRECHBAR.
!03 :  PUPILLEN BDS. ENG; ISOCOR; BDS. SCHWACHE (FRAGLICHE)
!04 :  LICHTREAKTION. CR 0/0
!05 :  MER: ALLSEITS GUT AUSLOESBAR; SEITENGLEICH UND LEBHAFT.
!06 :  BABINSKI BDS. POSITIV
!07 :  RR 130/80 PULS 80/MIN
!08 :  REAKTION AUF SCHMERZ; RE ARM UND RE BEIN WERDEN SPONTAN BEWEGT.
!09 :  CT OHNE PATHOLOGISCHEN BEFUND.
 ( D )RUCKERAUSGABE, ( W )EITER ?:W
********   ( V  /  R  /   W  ) ?:
```

Abb. 74. Masken des Datenhaltungssystems: Darstellungsmöglichkeiten „Anzeige" „Aufnahmebefund"

Die Patientin war als Beifahrerin in einem Pkw in einen Unfall verwickelt und hatte sich dabei folgende Verletzungen zugezogen:

- stumpfes Thoraxtrauma mit Lungenkontusion links,
- stumpfes Bauchtrauma mit Milzruptur und Blasenruptur,
- Unterschenkelfraktur 3. Grades links,
- offene Unterschenkelfraktur 3. Grades rechts,
- offene bimalleoläre Sprunggelenkfraktur 3. Grades links und rechts,
- ausgedehnte Hautablederungen über beiden Innenknöcheln.

Bei der Aufnahme im Schockraum war die Patientin im hämorrhagischen Schock. Wegen einer positiven Lavage wurde sofort laparatomiert. Nach erfolgter Splenektomie wurden in gleicher Sitzung die beiden Unterschenkelfrakturen osteosynthetisch stabilisiert. Der intraoperative Verlauf war gekennzeichnet durch

```
BETT 06 PAT.NR.071501 BEHANDLUNGSTAG 64
NAME MO.                   VORNAME MA.              GEBURTSDATUM 031109
PROBLEME
 NR. ZUG.STATUS BEZEICHNUNG              NR. ZUG.STATUS BEZEICHNUNG
 01      AKTIV  CEREBRUM
 02      AKTIV  SHT

BEMERKUNG:
B  800 A  500 C 1100 E 1800 SE 4270 U  860 SON 1310 SA  2170 BIL  2100
----------------------------------------------------------------------
ANZEIGE MEV  DATUM= 17.02.81  UHRZEIT= 23.40 ERFASSER=OKAY
      MECHANISCHE VENTILATION
 03.01.81              21.00 UHR 18.00 UHR
1 I=1,K=2,T=3              1.0        2.0
CUFF-VOL ML                 U          U
CUFF-DR. CMWS               U          U
FIO2 %                    100.0      100.0
VE (L/MIN)                  7.0        7.0
VR (L/MIN)                  U          U
FREQUENZ /MIN              12.0       12.0
PEAK CMWS                  22.0        U
PEEP CMH2O                  0.0        0.0
I/E (%)                    34.0       34.0
*******      V  /  R  /  W      ?:
```

Abb. 75. Masken des Datenhaltungssystems: Darstellungsmöglichkeiten „Anzeige" „Lungenmechanik"

```
BETT 06 PAT.NR.071501 BEHANDLUNGSTAG 64
NAME MO                    VORNAME MA:             GEBURTSDATUM 031109
PROBLEME
 NR. ZUG.STATUS BEZEICHNUNG              NR. ZUG.STATUS BEZEICHNUNG
 01      AKTIV  CEREBRUM
 02      AKTIV  SHT

BEMERKUNG:
B   0 A    0 C    0 E    0 SE    0 U    0 SON    0 SA    0 BIL     0
----------------------------------------------------------------------
ANZEIGE BLG  DATUM= 17.02.81  UHRZEIT= 23.20 ERFASSER=OKAY
      BLUTGAS-ANALYSE
 03.01.81              21.00 UHR 19.00 UHR
1 A1, V2, U3,K4            1.0        1.0
PA O2 CMWS               162.7      120.0
PACO2 CM H20              28.2       33.3
PH DES BLUTES             7.4        7.4
BASE EXCESS            -   3.3    -   2.9
BIKARBONAT               21.6       21.9
O2 SAETTIGUNG %          99.9       99.8
HB                         U          U
HKT                        U          U
*******      V  /  R  /  W      ?:
```

Abb. 76. Masken des Datenhaltungssystems: Darstellungsmöglichkeiten „Anzeige" „Blutgase"

Kreislaufinstabilität mit hypotensiven Phasen und Massivtransfusionen. Die Patientin wurde unmittelbar im Anschluß an die Operation intubiert auf die Intensivtherapiestation verlegt und künstlich beatmet.

Der weitere Verlauf war durch folgende Probleme gekennzeichnet: Im Rahmen des stumpfen Thoraxtraumas war es auch zu einer Kontusion v. a. des linken Unterlappens der Lunge gekommen. Im Gefolge des hämorrhagischen Schocks und der Massivtransfusionen entwickelte sich eine schwere Gasaustauschstörung im Sinne einer Schocklunge. Infolge der Ausbildung einer beidseitigen Pneumonie entwickelte die Patientin septische Temperaturen mit septisch-toxischem Kreislaufgeschehen. Im Rahmen des stumpfen Bauchtraumas trat eine akute Pankreatitis auf.

Nach erfolgreicher Behandlung sowohl der Pneumonie als auch der Pankreatitis konnte die Patientin schließlich nach 3 1/2 Wochen vom Respirator entwöhnt werden und nach einer weiteren Woche zur Weiterentwicklung auf die unfallchirurgische Allgemeinstation verlegt werden.

```
BETT 06 PAT.NR.071501 BEHANDLUNGSTAG 64
NAME MO.                    VORNAME MA          GEBURTSDATUM 031109
PROBLEME
 NR   ZUG.STATUS BEZEICHNUNG              NR.  ZUG.STATUS BEZEICHNUNG
 01        AKTIV  CEREBRUM
 02        AKTIV  SHT


BEMERKUNG:
B  600 A  400 C 1050 E 1600 SE 3705 U  580 SON 1190 SA   1770 BIL   1935
-----------------------------------------------------------------------
EINGABE EAF  DATUM= 17.02.81  UHRZEIT= 23.40 ERFASSER=OKAY
     EINFUHR
 17.02.81              23.40 UHR
01 1 BLUT (ML)          200.0
02 2 ALBUMIN (ML)       100.0
03 3 COLLOIDE (ML)       50.0
04 4 ELEKTROLYT ML      200.0
05 5 SONST.EIN ML        15.0
     AUSFUHR
06 6  URIN (ML)         280.0
07 7 MAGENSONDE ML       80.0
08 8 DRAINAGE 1 ML       40.0
09 9 DRAINAGE 2 ML        U
10 10 DRAIN.3 ML          U
   ( S ) PEICHERN, ( A )ENDERN       ( S / A ) ?:
```

Abb. 77. Masken des Datenhaltungssystems: Darstellungsmöglichkeiten „Eingabe" „Flüssigkeitszufuhr"

```
BETT 06 PAT.NR.071501 BEHANDLUNGSTAG 64
NAME MO.                    VORNAME MA.         GEBURTSDATUM 031109
PROBLEME
 NR   ZUG.STATUS BEZEICHNUNG              NR   ZUG.STATUS BEZEICHNUNG
 01        AKTIV  CEREBRUM
 02        AKTIV  SHT


BEMERKUNG:
B    0 A    0 C    0 E    0 SE    0 U    0 SON    0 SA    0 BIL    0
-----------------------------------------------------------------------
ANZEIGE EAF  DATUM= 17.02.81  UHRZEIT= 23.40 ERFASSER=OKAY
     EINFUHR
 02.01.81              23.00 UHR 22.00 UHR 20.00 UHR 19.00 UHR 18.00 UHR
1 BLUT (ML)               U         U         U         U         U
2 ALBUMIN (ML)          200.0       U         U         U         U
3 COLLOIDE (ML)         130.0       U         U         U         U
4 ELEKTROLYT ML          80.0     500.0       U       150.0       U
5 SONST.EIN ML          180.0       U         U         U         U
     AUSFUHR
6  URIN (ML)             20.0      35.0      55.0       U        90.0
7 MAGENSONDE ML           U         U         U         U         U
8 DRAINAGE 1 ML           U         U         U         U         U
9 DRAINAGE 2 ML           U         U         U         U         U
10 DRAIN.3 ML             U         U         U         U         U
******       U / R / W       ?:
```

Abb. 78. Masken des Datenhaltungssystems: Darstellungsmöglichkeiten „Anzeige" „Flüssigkeitsbilanz"

Die Abbildungen 79a–c zeigen eine ausgewählte Tagesliste dieser Patientin am 3. Behandlungstag. Die Liste ist Diskussionsgrundlage im Sinne eines „Patientenprofils" bei der Visite, wobei gerade die standardisierte Auflistung der Patientendaten ein Auffinden der gewünschten Daten erleichtert. Dabei wurde das Beibehalten der gewohnten Fieberkurve als zusätzliche Darstellungsart für besonders hilfreich empfunden. Die Tagesliste fungiert so als Patientenblatt mit Analogfunktionsverläufen wie ein Zwischenglied zwischen dem gewohnten Umgang mit der Tageskurve und der Homogenität der Befundpräsentation durch den Einsatz des computergestützten Patientendatensystems. Gleichzeitig wird durch den routinemäßigen Einsatz solcher Listen die Datensicherheit erhöht.

```
a                          Klinikum der Stadt Mannheim
                           Institut fuer Anaesthesiologie und Reanimation
                            Leiter: Prof.Dr. Lutz
                           Intensivtherapiestation.


                       TAGESLISTE
      BETT 05 PATIENT   071502BEH TAG 00
      MA                         Ka            GEB.DATUM 080137


              PERSONALDATEN
       02.01.81    UHRZEIT= 02.00
      !01 FAMILIENNAME  :  MA
      !02 VORNAME       :  Ka
      !03 GEBURTSDATUM  :  080137
      !05 GESCHLECHT    :  weiblich
      !06 NATIONALITAET :  deutsch
      !07 PLZ.WOHNORT   :  6800 MANNHEIM
      !08 STRASSE.HNR   :  Ab          1
      !09 ANGEHOERIGER  :  dto
      !10 :  AOK MA
              AUFNAHMEDATEN
      !11 AUFNAHMEINDIKATION:  resp  Insuffizienz
      !12 AUFNAHMEART: Neuaufnahme
      !13 EINWEISUNGSART: Notarztwagen
      !14 EINWEISUNGSART: OP
      !15 AUFNEHMENDER.ARZT:  Dr  Ditterich
              ANAMNESE (PATIENT WAR STATIONAER MIT(.WEGEN))
      !17 :  Notoperation


              ANAMNESE
       02.01.81    UHRZEIT= 02 00
      !01 :  Patientin sei als Beifahrerin im PKW gegen eine
      !02 :  Strassenbahn gefahren worden. Bei Aufnahme im Schockraum
      !03 :  ist die Pat. wach; ansprechbar u. schockiert
      !04 :  Wegen des dringenden Verdachts auf eine intraabdominelle
      !05 :  Blutung sofortige Laparatomie; Milzexstirpation und an-
      !06 :  schliessende Versorgung der Frakturen an beiden unteren
      !07 :  Extremitaeten. Anschliessende Verlegung der Patientin auf
      !08 :  die.Station.


              SCHOCK
       02.01.81    UHRZEIT= 02.00
      !01 HYPOVOL.SCHOCK: haemorrh., traumatisch
              AKUTE RESPIRATORISCHE INSUFFIZIENZ
      !07 :  Lungenkontusion
              TRAUMA
      !13 :  stumpfes.Thoraxtrauma
      !15 .  stumpfes.Bauchtrauma
      !16 PENETRIERENDES.BAUCHTR.mit.Bet.:  Milz
      !17 :  Extremitaeten
              NICHTTRAUMA
      !22 RESPIRATORTHERAPIE.Typ: Kontrolliert


              ALLGEMEINE BEFUNDE
       02.01.81    UHRZEIT= 02.00
      !01 :  Die Patientin ist bei der Aufnahme oral intubiert.
      !02 :  Die Narkose ist nicht ausgeleitet; die Patientin wird
      !03 :  beatmet.
      !04 :   RR 90/60  Puls 126/min
      !05 :  beide unteren Extremitaeten sind cyanotisch und perpher
      !06 :  kalt.
      !07 :  Procedere: Volumensubstitution; Kontr. Beatmung.
```

Abb. 79a–c. Tagesliste

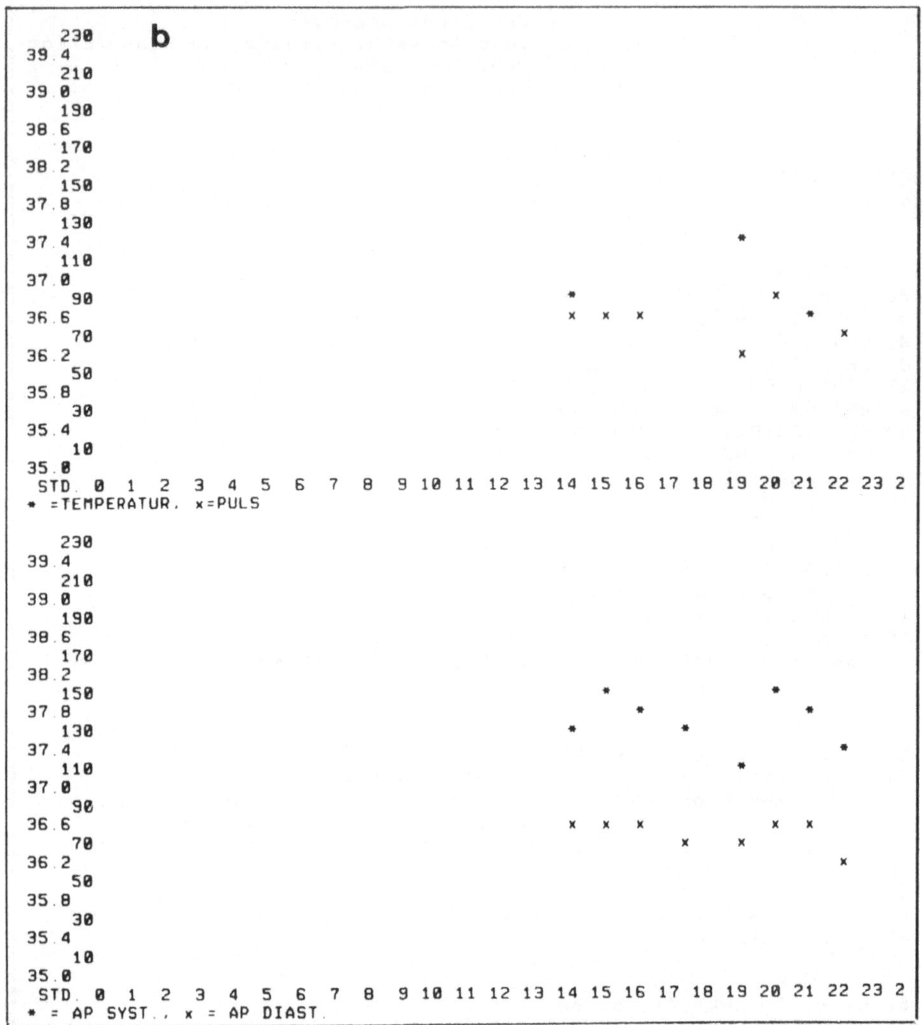

Abb. 79b

Standardisierte Statistiken machen Auswertungen der Versorgungskapazität der Station bzw. ihrer Auslastung möglich und verbessern den organisatorischen Ablauf. Sie sind unbedingte Voraussetzung für die Definition von Kriterien über die Aussage möglicher Prognosen oder therapeutischer Richtlinien.

Eine Analyse des Patientengutes der Intensivtherapiestation 1980 zeigt das in Abb. 80—89 wiedergegebene Bild. Die gewonnenen Zahlen und Berechnungen wurden analogen Zahlen, die einer Analyse des Patientengutes der Intensivtherapiestation der benachbarten BG-Unfallklinik in Ludwigshafen-Oggersheim entnommen sind, gegenübergestellt. Das Patientendatensystem wird dort ebenfalls seit über einem Jahr in der täglichen Routine erfolgreich eingesetzt. Ein Datensichtgerät ist über eine DFÜ-Leitung mit dem Prozeßrechner verbunden.

```
        KREISLAUF
   02.01.81            14.00 UHR 15.00 UHR 16.00 UHR 17.30 UHR 19.00 UHR        C
   HERZRHYTM /min          88.00     88.00     88.00     U         65.00
   AP syst mmHG           130.00    150.00    140.00    130.00    110.00
   AP dia. mmHG            80.00     80.00     80.00     70.00     70.00
   CVP cmWS                  U         U         U         U         U
   PAP sys mmHG             U         U         U         U         U
   PAP dia. mmHG            U         U         U         U         U
   PAP mmHG                 U         U         U         U         U
   PCWP mmHG                U         U         U         U         U
   TEMPERATUR oC          36.80       U         U         U        37.50
        KREISLAUF
   02.01.81            20.00 UHR 21.00 UHR 21.00 UHR 22.00 UHR 19.00 UHR
   HERZRHYTM /min          90.00     80.00     80.00     75.00     65.00
   AP syst mmHG           155.00     40.00    140.00    125.00    110.00
   AP dia. mmHG            80.00     80.00     80.00     60.00     70.00
   CVP cmWS                  U         U         U         U         U
   PAP sys mmHG             U         U         U         U         U
   PAP dia. mmHG            U         U         U         U         U
   PAP mmHG                 U         U         U         U         U
   PCWP mmHG                U         U         U         U         U
   TEMPERATUR oC            U        36.60     36.60      U        37.50


        NEUROLOGISCHE TESTS
   02.01.81     UHRZEIT= 18.00
  !01 BEOBACHTUNG:  Pup. bds eng
  !02 L.R.-RE.: -
  !03 L.R.-LI.: -
  !04 C.R.-RE.: -
  !05 C.R.-LI.: -


        LABORDATEN
   02.01.81          14.00 UHR 19.00 UHR
   GLUCOSE mg%          306.00    146.00
   NA+ mval/l           133.00    139.00
   K+ mval/l              2.90      4.70
   CA++ mval/l             U         U
   CL- mval/l              U         U
   KREATININ mg%           U         U
   HARNSTOFF mg%         29.00       U
   OSMOLARITAET        290.00       U
   GES.EIW. g/l            U         U


        GERINNUNGSSTATUS
   02.01.81          14.00 UHR
   PTT sec              33.00
   QUICK %               0.00
   PTZ sec               0.50
   FIBRINOGEN mg%      143.00
   5 THROMBOS          150.00
   6 FSP                  U


        URIN
   02.01.81          14.00 UHR
   PH                      U
   NA mval/24h          54.00
   K mval/24h           17.00
   OSMOLARITAET            U
```

Abb. 79c

Bei dem beschriebenen hohen Anteil respiratorbedürftiger oder polytraumatisierter Patienten ist die Möglichkeit einer exakten Berichterstattung als essentiell zu betrachten. Der Einsatz hochentwickelter Technologien bei diagnostischen und therapeutischen Verfahren ist u. E. nur gerechtfertigt, wenn bei der Auswertung der Behandlungsergebnisse die Dokumentation ebenfalls auf den Stand des technisch Möglichen gebracht wird.

Station	Kreislauf-insuffizienz	Respiratorische Insuffizienz	Traumatische chirurgische Krankheitsbilder	Nicht traumat. medizinische Krankheitsbilder
I-MA	341 Hypovolämischer Schock 25,5% 87	446 Akutes Lungen-versagen 61,2% 273 Pneumonie 25,8% 115	557 SHT 24,0% 134 Extremitäten 11,7% 65	421 Sepsis 7,1% 30 Gerinnungs-status 8,0% 34
I-BG	161 Hypovolämischer Schock 47,8% 77	120 Akutes Lungen-versagen 79,1% 95 Pneumonie 22,5% 27	688 SHT 13,5% 93 Extremitäten 36,3% 250	130 Sepsis 10,0% 13 Gerinnungs-status 11,5% 15

Abb. 80. Gegenüberstellung der Verteilung der Krankheitsbilder der Intensivtherapiestationen Mannheim und Ludwigshafen-Oggersheim

Intensivmedizin (Graphiksystem)

Der routinemäßige Einsatz und die damit verbundene Aussagemöglichkeiten des Programm-komplexes JOROOT werden am Beispiel folgender Kasuistiken demonstriert:

1. Bei einer 67jährigen Patientin wurde wegen schwerer Koxarthrose ein Hüftgelenkersatz vorgenommen. Aus der Anamnese waren ein langjähriger Hypertonus sowie eine kompensierte Herzinsuffizienz bekannt. Die Operation erfolgte in Neuroleptanalgesie. Intraoperativ kam es zu einem Kreislaufzusammenbruch, der nach Katecholamingabe zu beherrschen war. Wegen anhaltend instabiler Kreislaufverhältnisse wurde die Patientin postoperativ auf die Intensivtherapiestation übernommen und assistiert beatmet. Katecholamine und Vasodilatanzien verbesserten die Kreislaufsituation. Am 5. postoperativen Tag konnte die Patientin bei suffizienter Spontanatmung und stabilen hämodynamischen Verhältnissen extubiert werden. Im weiteren Verlauf entwickelte die Patientin am 8. postoperativen Tag beidseits basal eine Pneumonie, welche wiederum eine assistierte Beatmung zusammen mit physiotherapeutischen Maßnahmen und einer Antibiotikatherapie erforderlich werden ließ. Am 13. postoperativen Tag konnte die Patientin bei abklingender Symptomatik entwöhnt werden. Drei Tage später wurde die Patientin auf die Allgemeinstation bei jetzt unkompliziertem Verlauf verlegt.
2. Ein 54jähriger Patient wurde wegen eines pankreaspenetrierenden Ulcus duodeni nach Billroth I in einem auswärtigen Krankenhaus operiert. Am 4. postoperativen Tag mußte der Patient wegen unzureichender Spontanatmung zur Einleitung einer Respiratortherapie auf unsere Intensivtherapiestation auf-

Station	Häufigste Behandlungsverfahren		Häufigste Diagnoseverfahren	
I-MA	907		1588	
	Assistierte kontr. Beatmung			
	75,2%	(249)	Temperaturmonitoring 94,0%	(311)
	Antibiotikagabe		Blutgasanalyse	
	74,6%	(247)	94,2%	(312)
	Transfusion		Thoraxröntgen	
	66,4%	(220)	90,0%	(298)
	O₂-Maske		EKG-Monitoring	
	53,2%	(176)	83,6%	(277)
	Extremitäten-Op.		Gerinnungsanalyse	
	4,5%	(15)	87,3%	(289)
IBG	635		1509	
	Assistierte kontr. Beatmung			
	8,6%	(38)	Temperaturmonitoring 88,6%	(391)
	Antibiotikagabe		Blutgasanalyse	
	19,7%	(87)	55,1%	(243)
	Transfusion		Thoraxröntgen	
	33,5%	(148)	49,4%	(218)
	O₂-Maske		EKG-Monitoring	
	59,6%	(263)	87,7%	(387)
	Extremitäten-Op.		Gerinnungsanalyse	
	22,4%	(99)	63,4%	(280)

Abb. 81. Gegenüberstellung der Verteilung der Behandlungsverfahren und diagnostischen Maßnahmen der Intensivtherapiestationen Mannheim und Ludwigshafen-Oggersheim

genommen werden. Röntgenologisch fand sich eine massive Infiltration insbesondere der basalen Lungenabschnitte. Der weitere Verlauf war durch septische Temperaturen, eine hyperdyname Kreislaufsituation und einen Abfall der Thrombozyten gekennzeichnet. Darüber hinaus machten ansteigende Retentionswerte und Elektrolytverschiebungen bei gleichzeitiger Oligurie eine intermittierende Hämodialyse erforderlich. Parallel hierzu entwickelte sich ein Ikterus mit Bilirubinwerten um 12 mg% bei mäßig erhöhten Transaminasewerten. Ab dem 15. postoperativen Tag waren die Retentionswerte rückläufig, ebenso der Bilirubinwert. Am 20. postoperativen Tag konnte mit dem Weaning begonnen werden. Am 30. postoperativen Tag atmete der Patient ausreichend spontan, die Kreislaufverhältnisse waren stabil, die Laborwerte weitgehend normalisiert, so daß der Patient 4 Tage später dekanüliert werden konnte.

Station	Behandlungsdauer (Tage)			
	≤ 3	≤ 10	≤ 20	> 20
I-MA	29,3% 97	72,8% 24	89,4% 296	10,0% 33
I-BG	71,4% 315	90,2% 398	95,4% 421	4,3% 19

Abb. 82. Anamnese, Behandlungsdauer, Entlassungsart und Mortalität des Krankengutes der chirurgischen Intensivtherapiestation am Klinikum Mannheim

Anamnese	[%]
Dringende Op.	15,0
Lungen und Bronchien	12,0
Elektive Op.	11,5
Kreislauf	11,0
Herz	8,5
Op. nicht notwendig	6,0
Op. nicht möglich	4,5
Zentr. Nerven	9,0
Stoffwechsel	3,5
Leber und Pankreas	2,5
Reop.	1,0
Blutbildendes System	1,0
Urogenitalsystem	2,5
Sonstiges	12,0

Abb. 83. Anamnese des Krankengutes der chirurgischen Intensivtherapiestation am Klinikum Mannheim

Abb. 84. Häufigste Diagnosen des Krankengutes der chirurgischen Intensivtherapiestation am Klinikum ▶ Mannheim

Abb. 85. Entlassungsart und Todesursache des Krankengutes der chirurgischen Intensivtherapiestation am ▶ Klinikum Mannheim

Intensivtherapiestation: 295	[%]	Mortalität [%]
Akutes Nierenversagen	9,0	77,0
Hypertonie	10,0	41,0
Stoffwechselerkrankungen	9,0	62,0
Sepsis	5,0	72,0
Respiratorische Insuffizienz		
Pneumonie	26,5	55,5
Respiratorische Insuffizienz infolge extrapulmonaler Faktoren	37,5	43,0
Aspiration	4,5	59,0
Lungenkontusion	6,5	40,0
Atelektase	9,0	31,5
Neurotraumatologische Krankheitsbilder		
SHT	19,5	40,5
Hirntumoren	5,5	44,5
Intracerebrale Blutung	8,5	48,5

Abb. 84

Intensivtherapiestation: 295	[%]	[Mortalität [%]
Beatment	75,0	50,0
Nicht beatmet	25,0	4,0
Entlassung		
Allgemeinstation	43,0	
Tod	39,5	
Wachstation	8,0	
Anderes Krankenhaus	7,5	
Andere Intensivtherapiestation	1,5	
Nach Hause	0,5	
Todesursachen		
Kardial	35,5	
Zerebral	27,0	
Pulmonal	20,0	

Abb. 85

 Ergebnisse und Anwendungsbeispiele

Aufenthaltsdauer (Tage im Durchschnitt) auf der Intensivtherapiestation in Beziehung zu Krankheitskomplexen	
Beatmet	9,5
Nicht beatmet	5,5
Kreislaufinsuffizienz	8,5
Respiratorische Insuffizienz	9,5
Reanimation	7,5
Trauma/Op.	8,5
Nicht Trauma/Med.	8,5

Abb. 86. Aufenthaltsdauer und Mortalität des Krankengutes der chirurgischen Intensivtherapiestation am Klinikum Mannheim

Klinik	Mortalität [%]
Allgemeinchirurgie	36,5
Neurochirurgie	50,0
Kinderchirurgie	1,5
Unfallchirurgie	7,0
Urologie	2,5
Gynäkologie	–
HNO	–
Orthopädie	1,0
Medizin	1,0
Sonstige	0,5

Abb. 87. Mortalität des Krankengutes der chirurgischen Intensivtherapiestation am Klinikum Mannheim

Tage	[%]
1 – 5	37,5
6 – 10	43,5
11 – 15	43,0
16 – 20	33,0
21 – 25	40,0
26 – 30	40,0
31 – 45	–

Abb. 88. Mortalität in Beziehung zur Behandlungsdauer des Krankengutes der chirurgischen Intensivstation am Klinikum Mannheim

	PATIENTEN	BEH.TAGE	MW.BEH.TAGE	VAR.BEH.T.	MW.BEL.	VAR BEL
GESAMT	331	2918	8.815	8.669	7.972	1.895
JANUAR	22	230	10.454	13.845	4.903	2.855
FEBRUAR	27	203	7.518	7.681	7.941	3.154
MAERZ	32	252	7.874	11.281	7.459	2.396
APRIL	30	208	6.933	5.948	7.240	3.105
MAI	36	246	6.833	8.210	7.201	3.169
JUNI	36	287	7.972	9.054	8.173	2.638
JULI	27	305	11.296	11.399	8.782	2.805
AUGUST	22	216	9.818	10.388	8.040	2.486
SEPTEMBE	33	268	8.121	6.535	8.272	2.735
OKTOBER	22	287	13.045	15.969	8.911	2.603
NOVEMBER	21	260	12.380	13.164	7.976	2.803
DEZEMBER	23	156	6.782	6.100	8.062	2.082

Abb. 89. Belegung und Liegezeit 1980 auf der Intensivtherapiestation Mannheim

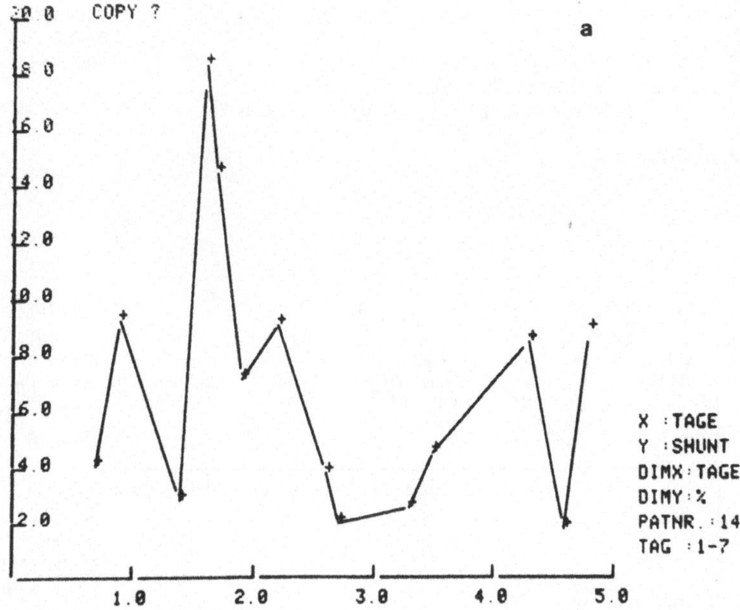

Abb. 90. a Graphische Darstellung des intrapulmonalen Shuntanteils gegen die Zeit. **b** Graphische Darstellung des PCWP gegen die Zeit (siehe Seite 110)

Mit Beginn der assistierten Beatmung kam es im ersten Fall bei der Patientin zu einer Abnahme des Rechts-links-Shunts (Abb. 90a, b). Vor der Beatmung betrug der Shuntanteil 22%, 90 min nach Beatmungsbeginn 8%. Eine drastische Verminderung der Linksherzleistung — PCWP um 14.30 Uhr bei 26 mmHg — wurde durch Katecholamingabe (Dobutamin) und die Therapie mit Vasodilatanzien (Nitrolingual) gebessert: Senkung des PCWP auf 10 mmHg (20.00 Uhr).

An den Parametern des großen Kreislaufs sieht man die Eingabelücke zwischen dem 5. und 9. postoperativen Tag (Abb. 91).

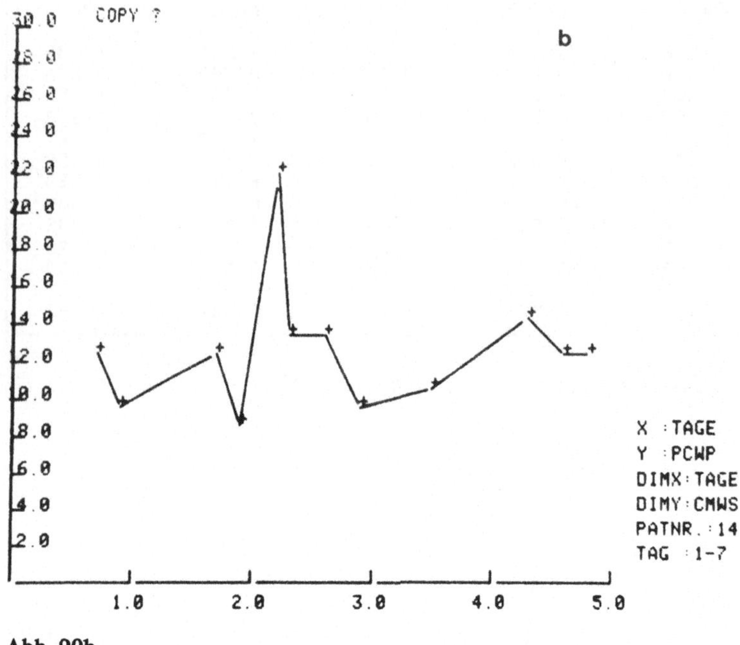

Abb. 90b

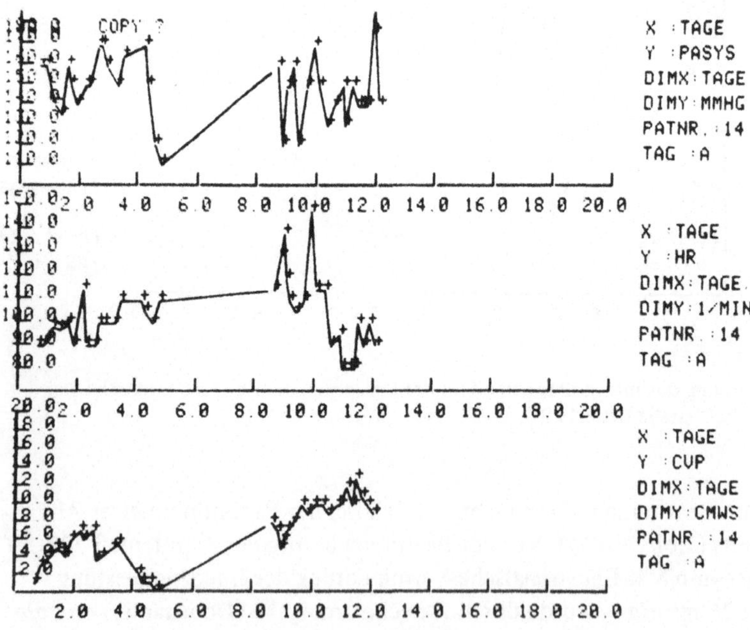

Abb. 91. Gleichzeitige graphische Darstellung dreier Größen des großen Kreislaufs

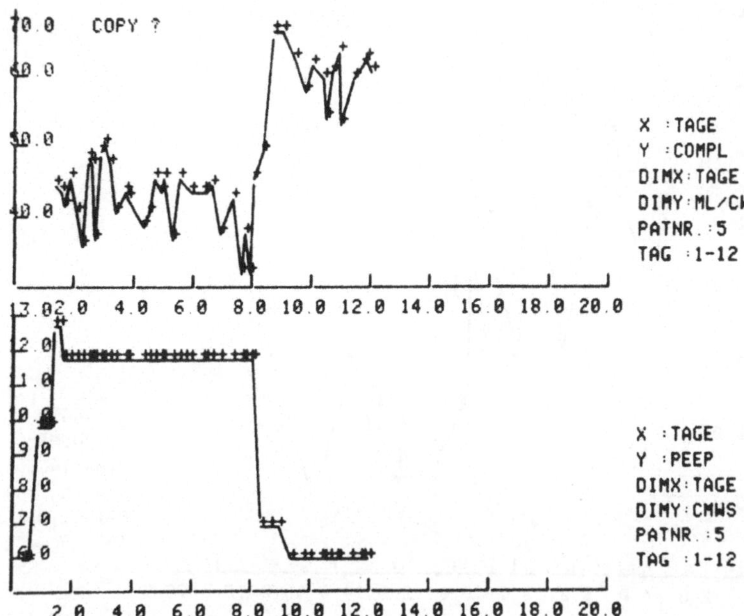

Abb. 92. Verbesserung der Compliance nach Rücknahme des PEEP am 8. postoperativen Tag

Im zweiten Fall steht die Veränderung der Atemmechanik bei einem Patienten mit akutem Lungenversagen nach einem Kreislaufschock im Vordergrund. Die Veränderungen der Atemmechanik sind durch eine Einschränkung der Elastizität des respiratorischen Systems gekennzeichnet. Bei dem Patienten trat anfänglich eine Verbesserung der Lungenfunktion unter Beatmung mit PEEP ein. Im weiteren Verlauf kam es aber dann zu einer Abnahme der Compliance und zu einer Zunahme der Totraumventilation. Erst nach Rücknahme des PEEP konnte eine neuerliche Verbesserung der Compliance erzielt werden (Abb. 92).

3. Ein 29jähriger war von einem Eisenbahnwagen erfaßt worden. Nach der Erstversorgung im Schockraum wurde er wegen zunehmender respiratorischer Insuffizienz auf die Intensivtherapiestation aufgenommen. Der Patient hatte sich bei dem Unfall mehrere Brüche des Beckenrings zugezogen, des weiteren eine Blasenruptur, Rippenserienfrakturen rechts und links, verbunden mit einer Lungenkontusion rechts und ausgedehnten Weichteilhämatomen. Drei Tage nach dem Unfall entwickelte sich eine schwere Störung des Gasaustausches als Ausdruck einer Schocklunge. Ansteigende Retentionswerte im Rahmen einer pneumoniebedingten Sepsis zwangen zur Hämodialyse.
Eine progrediente Kreislaufinstabilität, die letztlich auch mit hohen Dosen von Katecholaminen nicht mehr zu beherrschen war, führte nach 3 1/2 Wochen zum Tode des Patienten.

Abbildung 93 zeigt das Verhalten des Shuntvolumens während der ausgeprägt hyperdynamen Kreislaufsituation, wobei Spitzenwerte von 25% erreicht werden. Die Abbildung macht eine vorübergehende Verbesserung des intrapulmonalen Shuntvolumens als Ausdruck einer verbesserten pulmonalen Situation deutlich. Zur Darstellung der Verhältnisse des kleinen Kreislaufs dient die Abb. 94.

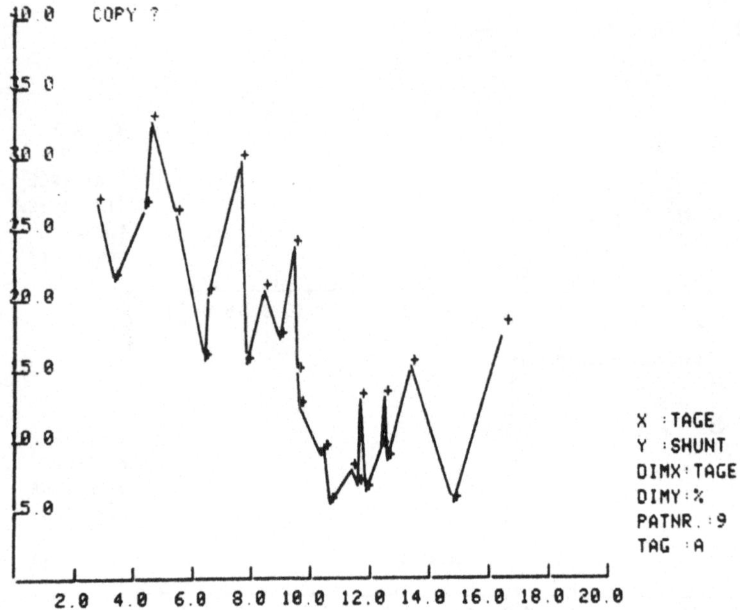

Abb. 93. Verhalten des intrapulmonalen Shuntvolumens während des stationären Aufenthaltes

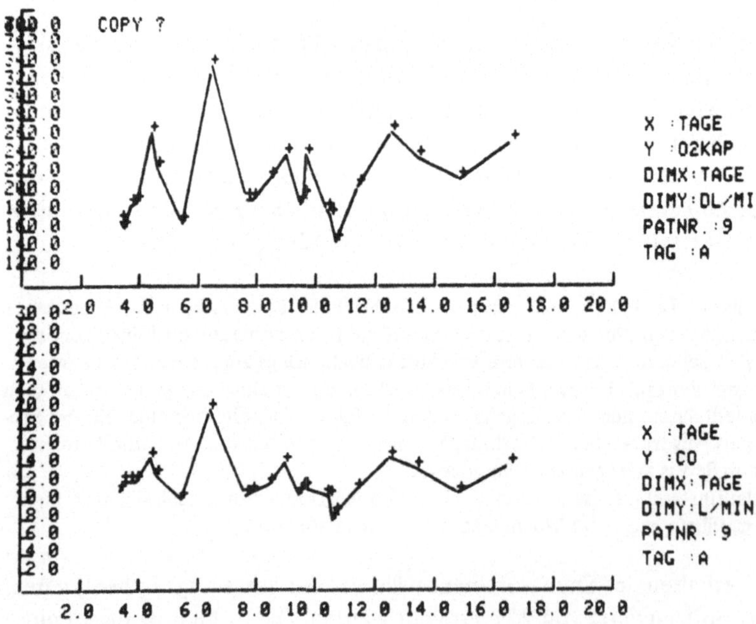

Abb. 94. Gleichzeitige Darstellung von Sauerstofftransportkapazität und Herzzeitvolumen

Die Möglichkeit, mit dem Programmsystem bestimmte Patienten zu Gruppen zusammenzufassen und die interessierenden Mittelwerte aufzuzeichnen, ist insbesondere von wissenschaftlichem Interesse. So kann der Verlauf überwachter Größen bei definierten Krankheitsbildern auf Gemeinsamkeiten hin analysiert werden, um eventuelle optimale Beatmungsmuster aufzufinden.

Als Beispiel für den Einsatz des Programmsystems bei wissenschaftlichen Fragestellungen und zur Klärung von Zusammenhangsfragen mag eine von uns am Institut durchgeführte Untersuchung über „die Wirkung einer verlängerten Inspirationszeit und eines positiv-endexspiratorischen Drucks (PEEP) auf die Compliance und den Gasaustausch bei mechanischer Ventilation" dienen [198].

In der vorliegenden Untersuchung sollte gegenübergestellt werden, inwieweit durch den PEEP-Einsatz oder die Wahl einer verlängerten Inspirationszeit mit einer Verbesserung der alveolären Ventilation zu rechnen ist, ohne nachteilige Auswirkungen auf das kardiovaskuläre System. Darüber hinaus sollte untersucht werden, welcher Stellenwert den einzelnen Parametern zur Beurteilung der Beatmungssituation in der täglichen Routine zukommt.

Es wurden hierzu 15 Patienten mit akuter respiratorischer Insuffizienz unterschiedlicher Ätiologie in einer Phase respiratorischer und kardiovaskulärer Stabilität untersucht; 2 davon verstarben.

Alle Patienten waren nasotracheal intubiert und wurden mit dem Servoventilator 900B beatmet. Der Servoventilator 900B bietet die Möglichkeit, die Inspirationszeit stufenweise zu erhöhen. Das Zugvolumen betrug 10–15 ml/kg, es wurden nacheinander in 30minütigem Abstand 9 unterschiedliche Respiratoreinstellungen vorgenommen. Die gesamte Inspirationszeit (Insufflationszeit und endinspiratorische Pause) variierte zwischen 35% und 70%. Die Höhe des PEEP variierte in Schritten von 4 cm H_2O zwischen 0 und 20 cm H_2O. Bei der Variation der Inspirationszeit wurde der endexspiratorische Druck konstant auf Null gehalten, bei der Wahl eines höheren PEEP betrug die gesamte Inspirationszeit konstant 35%. Die Inspiratorische Sauerstofffraktion betrug – bis auf zwei Ausnahmen – 40%.

Atemwegsdruck und totale Lungenthoraxcompliance wurden mit dem zum Servoventilator 900B gehörigen Lungenwertrechner am Inspirationsende für jeden Atemzyklus errechnet. Es wurde über jeweils 5 Einzelmessungen gemittelt [199]. Die Compliance lag zu Beginn der Untersuchung im Mittel bei 38 ml/cm H_2O.

Der arterielle Druck wurde mittels eines Strange-gauge-Transducers und eines Katheters in der Radial- oder Femoralarterie gemessen. Das Herzzeitvolumen wurde mit der Thermodilutionsmethode bestimmt (COC 9510a, Edwards Laboratories). Die Injektion des Indikators erfolgte möglichst am Ende einer Exspiration über einen Swan-Ganz-Katheter, über den auch die pulmonalarteriellen Drücke und der pulmonalkapilläre Wedgedruck mittels eines Strangegauge-Transducers gemessen wurden [35, 272]. Am Ende einer jeden Untersuchungsperiode wurden bei Exspiration aus dem arteriellen Katheter und dem Pulmonaliskatheter Blutproben zur Bestimmung der Blutgase entnommen. Die Messung der Blutgase und des Säure-BasenHaushalts wurde mit dem ABL-Radiometer Copenhagen vorgenommen. Der Hämoglobingehalt wurde mit dem Hämoglobinometer (Coulter-Electronics Ltd.) bestimmt.

Bei der Auswertung der Untersuchungsergebnisse interessierte die Veränderung der gemessenen und errechneten Werte gegen die Variation der Inspirationszeit und des PEEP. Hierzu wurden die einzelnen Parameter über die Patienten bei gleichem Untersuchungszeitpunkt gemittelt. Die Berechnung abgeleiteter Größen, wie der arteriovenösen Sauerstoffgehaltsdifferenz ($D_{a\bar{v}}O_2$) oder der intrapulmonalen Shuntfraktion ($\dot{Q}_S/\dot{Q}_T$) und der Sauerstofftransport-

$\bar{x}/S\bar{x}$		0	4	8	12	16	20
TK_{O_2}	(ml/min)	94,65 ± 6,41 98,5	107,67 ± 16,42 102,30	102,80 ± 10,25 101,50	99,60 ± 9,47 87,70	97,77 ± 12,58 106,20	74,65 ± 14,15 75,35
CO	(l/min)	8,70 ± 0,73 8,50	8,91 ± 1,08 8,30	8,43 ± 0,76 8,80	8,11 ± 0,69 8,00	8,20 ± 0,90 8,70	6,13 ± 0,91 6,30
pO_2	(mmHg)	129,66 ± 22,64 98,90	141,42 ± 22,12 120,95	168,69 ± 27,01 142,75	179,79 ± 29,04 158,15	192,14 ± 33,24 183,30	203,67 ± 42,71 172,40
Compl.	(ml/cm H_2O)	57,07 ± 6,36 48,00	58,46 ± 6,22 51,00	63,31 ± 6,39 61,50	59,46 ± 6,36 59,30	55,70 ± 6,21 52,35	46,06 ± 8,50 48,00
$\dot{Q}_S/\dot{Q}_T$	(%)	14,31 ± 2,74 10,85	12,24 ± 2,43 9,30	10,49 ± 1,66 8,90	9,48 ± 1,53 7,60	8,65 ± 1,80 8,35	9,80 ± 3,42 8,80
p_vO_2	(mmHg)	39,30 ± 1,80 40,60	42,28 ± 1,86 40,80	44,40 ± 3,13 41,80	42,85 ± 2,57 43,00	42,18 ± 2,76 40,60	37,68 ± 3,03 36,85
$D_{a\bar{v}}O_2$	(Vol.-%)	3,13 ± 0,29 3,00	2,50 ± 5,75 3,20	3,14 ± 0,25 3,20	3,48 ± 0,40 3,30	3,37 ± 0,33 3,30	3,88 ± 0,64 4,30
P_a	(mmHg)	134,20 ± 6,44 130,00	130,07 ± 6,16 127,50	125,29 ± 10,35 130,00	125,00 ± 5,91 130,00	123,85 ± 3,45 120,00	126,67 ± 7,92 117,50
$P_{pulm\,syst}$	(mmHg)	29,71 ± 3,75 28,00	29,00 ± 4,01 24,00	30,15 ± 3,48 24,00	31,15 ± 3,67 26,00	33,33 ± 3,47 28,50	36,33 ± 4,77 32,50
$P_{pulm\,diast}$	(mmHg)	11,77 ± 1,70 10,00	13,00 ± 1,63 13,00	14,85 ± 1,53 14,00	15,38 ± 1,65 15,00	16,58 ± 1,72 17,00	18,83 ± 2,39 20,00
ZVD	(cm H_2O)	13,93 ± 1,56 16,50	13,00 ± 1,24 13,00	14,54 ± 1,21 13,00	16,31 ± 1,16 16,00	19,17 ± 1,25 18,50	20,83 ± 2,23 23,00
PCWP	(mmHg)	11,79 ± 1,27 12,50	12,38 ± 1,34 14,00	13,15 ± 1,41 14,00	14,00 ± 1,45 15,00	15,82 ± 1,82 16,00	18,20 ± 4,77 22,00

a

$\bar{x}/S\bar{x}$		35	43	53	60	70
TK_{O_2}	(ml/min)	94,65 ± 6,41 98,50	111,89 ± 9,08 116,70	117,73 ± 10,56 118,50	96,50 ± 4,99 96,20	91,43 ± 15,16 96,40
CO	(l/min)	8,70 ± 0,73 8,50	9,77 ± 0,56 9,60	9,79 ± 0,67 10,50	9,25 ± 0,42 8,90	8,81 ± 0,62 8,60
pO_2	(mmHg)	129,66 ± 22,64 98,90	130,83 ± 20,55 106,20	139,69 ± 21,72 112,50	157,60 ± 29,50 132,40	148,06 ± 20,79 128,30
Compl.	(ml/cm H_2O)	57,07 ± 6,36 48,00	59,79 ± 6,17 50,00	59,24 ± 6,31 53,00	56,27 ± 5,67 49,00	61,71 ± 5,93 54,00
$\dot{Q}_S/\dot{Q}_T$	(%)	14,31 ± 2,74 10,85	13,41 ± 1,84 10,35	13,34 ± 1,95 12,90	10,92 ± 2,15 9,30	10,97 ± 2,63 8,80
p_vO_2	(mmHg)	39,30 ± 1,80 40,60	42,76 ± 3,37 40,65	42,02 ± 1,73 40,15	47,44 ± 3,78 43,30	43,12 ± 2,26 41,10
$D_{a\bar{v}}O_2$	(Vol.-%)	3,13 ± 0,23 3,00	3,11 ± 0,22 3,00	3,14 ± 0,23 2,90	2,76 ± 0,21 2,80	2,44 ± 0,67 3,20
P_a	(mmHg)	134,20 ± 6,44 130,00	132,00 ± 7,27 130,00	138,27 ± 7,08 135,00	139,09 ± 7,32 130,00	132,67 ± 5,23 125,00
$P_{pulm\,syst}$	(mmHg)	29,5 ± 3,41 28,00	28,04 ± 3,82 26,00	29,3 ± 4,15 27,00	36,3 ± 4,31 34,00	32,1 ± 3,52 29,5
$P_{pulm\,diast}$	(mmHg)	11,77 ± 1,70 10,00	12,00 ± 1,29 12,50	13,43 ± 1,28 13,50	14,60 ± 1,49 15,00	15,07 ± 1,51 15,00
ZVD	(cm H_2O)	13,93 ± 1,56 16,50	13,31 ± 1,30 12,00	15,07 ± 1,25 15,50	14,18 ± 1,20 15,00	15,43 ± 1,19 15,50
PCWP	(mmHg)	11,79 ± 1,27 12,50	12,23 ± 1,41 14,00	12,46 ± 1,33 14,00	13,60 ± 2,14 14,50	13,79 ± 1,82 13,00

b

Abb. 95. a Synopsis der wichtigsten Ergebnisse bei 15 Patienten mit akuter respiratorischer Insuffizienz während PEEP-Atmung. **b** Synopsis der wichtigsten Ergebnisse bei 15 Patienten mit akuter respiratorischer Insuffizienz während Verlängerung der Inspirationszeit

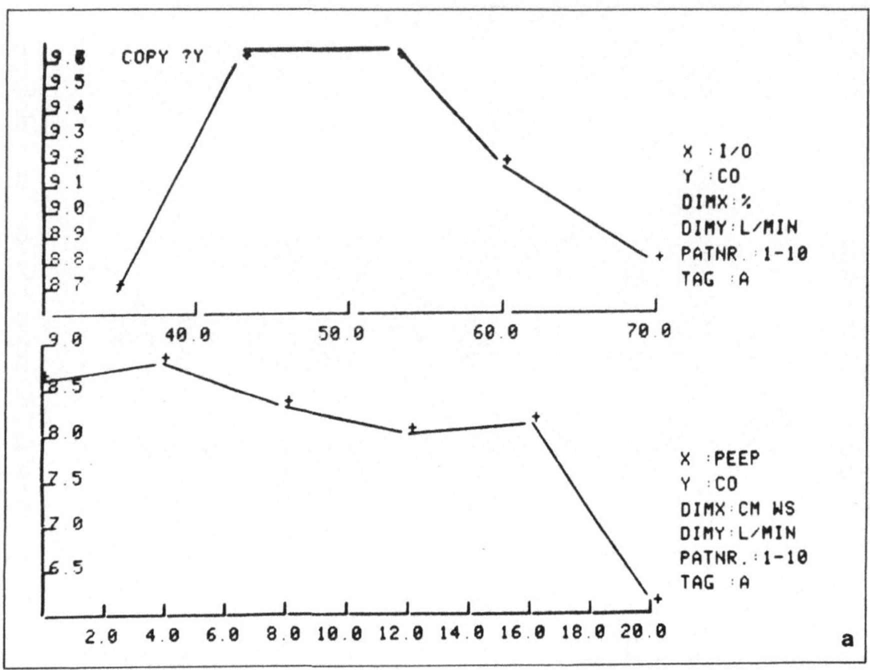


```
DATUM:02.09.79                        UHRZEIT 23 30 33

BETTNR. :01-10           BILD:01          SEITE:01

X:PEEP      DIMX :CM WS   Y:CO      DIMY :L/MIN

   X            Y          X       Y        X       Y
   0.0          8.7
   4.0          8.9
   8.0          8.4
  12.0          8.1
  16.0          8.2
  20.0          6.1
                           COPY ?Y
                                                          b
```

```
DATUM:02.09.79                        UHRZEIT 23 30 45

BETTNR. :01-10           BILD:02          SEITE:01

X:I/O       DIMX :%       Y:CO      DIMY :L/MIN

   X            Y          X       Y        X       Y
  35.0          8.7
  43.0          9.7
  53.0          9.7
  60.0          9.2
  70.0          8.8
                           COPY ?Y
                                                          c
```

Abb. 96. a Herzzeitvolumenverdrängung gegen Inspirationszeit bei PEEP. **b** Numerische Darstellung der Werte von Abb. 96 a *(unten)*. **c** Numerische Darstellung der Werte von Abb. 96 a *(oben)*

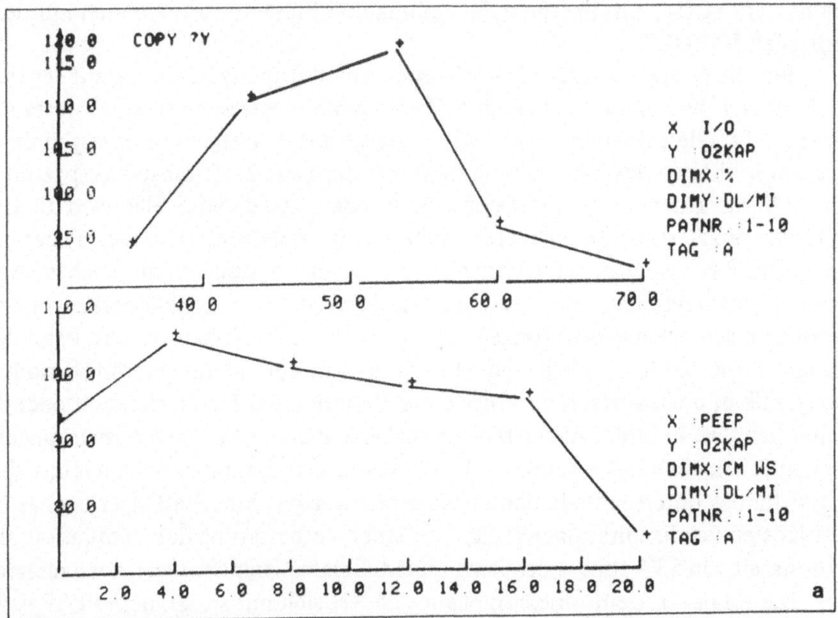


```
DATUM 02.09.79                                        UHRZEIT 23 42 24

BETTNR. :01-10            BILD:01          SEITE:01

X:PEEP      DIMX :CM WS   Y:O2KAP   DIMY :DL/MI

     X          Y          X        Y        X        Y
    0.0       94.6
    4.0      107.6
    8.0      102.8
   12.0       99.6
   16.0       97.7
   20.0       74.6
                                    COPY ?Y                    b
```

```
DATUM:02.09.79                                        UHRZEIT 23 42 37

BETTNR. :01-10            BILD:02          SEITE:01

X:I/O       DIMX :%       Y:O2KAP   DIMY :DL/MI

     X          Y          X        Y        X        Y
   35.0       94.6
   43.0      111.8
   53.0      117.7
   60.0       96.5
   70.0       91.4
                                    COPY ?Y                    c
```

Abb. 97. a Veränderung der Sauerstofftransportkapazität bei Variation der Inspirationszeit und des PEEP. **b** Numerische Darstellung der Werte von Abb. 97 a *(unten)*. **c** Numerische Darstellung der Werte von Abb. 97 a *(oben)*

kapazität (TCO_2), Gruppierung, Mitteilung und Präsentation erfolgten mit dem Programmkomplex JOROOT.

Für alle Größen wurden die statistische Analyse und Berechnung mit dem verteilungsfreien
U-Test nach Wilcoxon durchgeführt. Die gesamten Untersuchungsergebnisse sind numerisch
in einer Tabelle aufgeführt (Abb. 95). Auszüge aus den Ergebnissen zeigen die Abb. 96 und 97,
die das Verhalten des Herzzeitvolumens und der Sauerstofftransportkapazität bei variierendem
PEEP bzw. variierenden Inspirationszeiten zeigen. An dieser Stelle seien die Untersuchungsergebnisse skizziert. Es ist außerordentlich schwierig, definitive Aussagen über den Stellenwert
eines PEEP in bezug zu einer Verlängerung der Inspirationszeit zu machen. Auch wenn eine
bessere Oxygenierung, gemessen am arteriellen Sauerstoffpartialdruck, eine Reduktion der
inspiratorischen Sauerstoffkonzentration auf tolerable Höhen erlaubt, kann der arterielle
Sauerstoffpartialdruck allein nicht alle komplexen Veränderungen von Hämodynamik, Lungenmechanik und Gasaustausch infolge einer Variation der Inspirationszeit oder des PEEP beschreiben. Die in ihrem Ausmaß nicht vorhersehbaren negativen Auswirkungen auf die Hämodynamik erlauben keine verbindlichen Voraussagen. Dennoch scheinen uns aber folgende Aussagen für das untersuchte Patientengut gerechtfertigt: Eine Verlängerung der Inspirationszeit
auf Kosten der Exspirationszeit führt zu einer Verbesserung der Ventilation bis zu einer Inspirationszeit von 53% ohne gleichzeitige spektakuläre Veränderungen des Sauerstoffpartialdrucks.

Die totale Lungenthoraxcompliance ändert sich mit steigendem PEEP bzw. bei verlängerter Inspirationszeit. Sie eignet sich gut zur Beurteilung des Grades der pulmonalen Belüftung.
Die Messung der Lungenthoraxcompliance sollte bei der mechanischen Ventilation routinemäßig erfolgen.

Monitoring

Anästhesie (Echtzeitanästhesieprotokoll)

Routineeinsatz
Dieses System ist seit Frühjahr 1982 routinemäßig im Einsatz, und es war daher möglich, Erfahrungen im täglichen Einsatz in verschiedenen Operationssälen zu erlangen.

Bislang wurden etwa 150 Narkosen mit Hilfe des computererstellten Narkoseprotokolls
aufgezeichnet und dokumentiert. Es bewies seine Anwendbarkeit in der täglichen Routine.
Im folgenden werden exemplarisch 4 Fallbeispiele dargestellt, wobei prä- und postoperative
Formulare nur beim 1. Fallbeispiel aufgeführt werden, da eine Wiederholung bei jedem Fall
keine neue Information erbringt.

Der 44jährige Patient A. soll wegen eines Papillenkarzinoms einer Whipple-Operation unterzogen werden.
Die präoperative Untersuchung ergibt außer einer bestehenden Hepatopathie im Sinne einer Fettleber keinen pathologischen Organbefund. Die aktuellen Leberwerte – insbesondere Hb, Hkt, Elektrolyte – liegen
im Normbereich.

Am Operationstag erfolgt die Prämedikation mit Atropin, Dolantin und Psyquil in klinisch üblicher
Dosierung, der Patient wird sediert in den Operationstrakt gebracht und eine Inhalationsintubationsnarkose
durchgeführt. Die Beatmung erfolgt mit einem N_2O/O_2-Trägergas im Verhältnis 60:40%.

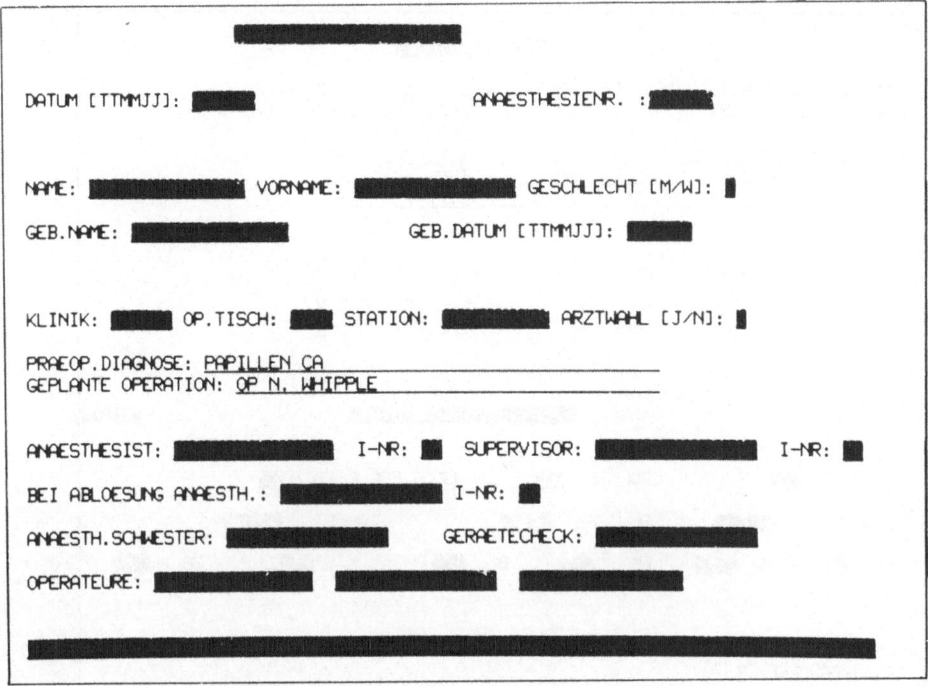

Abb. 98. Organisatorische und Patientendaten

– Die genannten Daten werden mit Hilfe entsprechender Masken und Formulare in klarer und übersichtlicher Weise dargestellt (Abb. 98 und 99), so daß eine schnelle und umfassende Information über den Patienten vorliegt.

– Die graphische Darstellung der on line erfaßten Parameter ermöglicht eine objektive, unverfälschte Dokumentation der Meßwerte, so daß z. B. Medikamentenwirkungen, das Kreislaufverhalten während kritischer Anästhesiephasen wie Ein- und Ausleitung in ihrem zeitlichen Verlauf exakt dargestellt und retrospektiv analysiert werden können.

Abbildung 100 zeigt beispielhaft eine erhebliche hypertone Kreislaufreaktion kurz nach Narkosebeginn und nachfolgenden Blutdruckabfall mit fortbestehender Tachykardie nach Anflutung des Inhalationsanästhetikums. Die Graphik läßt sehr deutlich die Abnahme der Herzfrequenz nach Viskenapplikation – 9.41 h entspricht auf der Zeitachse – 60 min – erkennen. Die Auswirkung dieser Therapie wird in ihrem zeitlichen Zusammenhang zweifelsfrei dargestellt. Sämtliche Medikamente werden in der Medikamentenliste ausgegeben (Abb. 101), als Beispiel von Narkosebeginn bis 11.38 h.

Eine Übersicht über die Ausleitungsphase wird mit Abb. 102 gegeben. Deutlich ist der Zusammenhang zwischen Halothanabflutung und Blutdruckanstieg, ein sprunghafter Herzfrequenzanstieg nach Atropingabe ist erkennbar und objektiv nachvollziehbar. Am rechten Bildrand der Graphiken sind die augenblicklich gemessenen Parametergrößen in übersichtlichen Großziffern abgebildet.

Die Kreislaufgraphik bleibt auf dem Bildschirm immer präsent, die obere Graphik kann geändert werden.

Abb. 99. Kasuistische Patientendaten

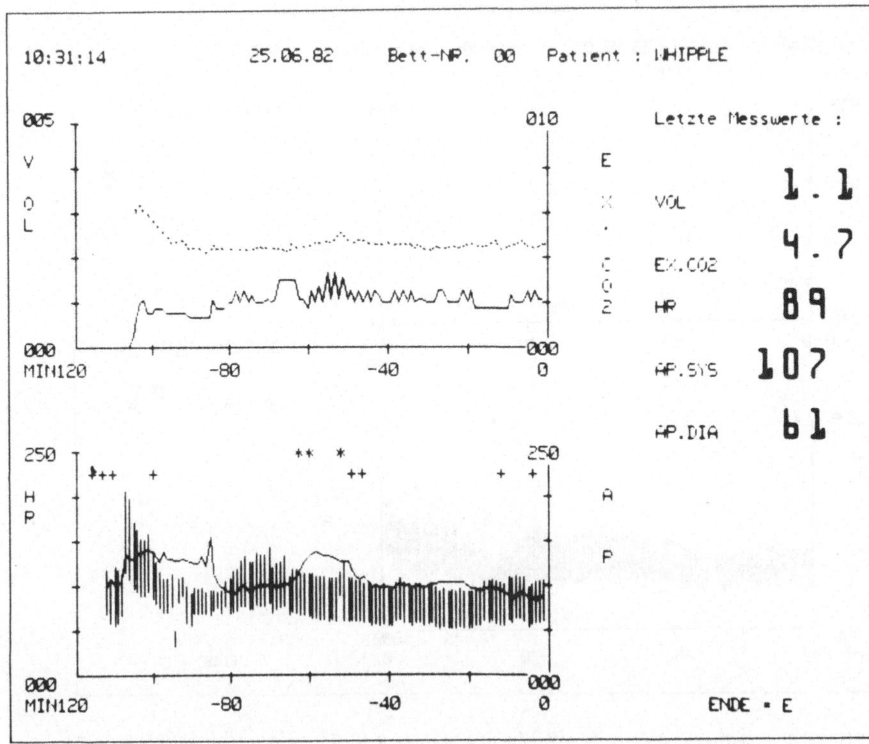

Abb. 100. Kreislaufverhalten *(untere Graphik)* während der ersten 120 min. Deutlich nachvollziehbar die Viskenwirkung (auf der Zeitachse bei −60 min) auf die Herzfrequenz. Anflutung des Halothan (——) und endexspiratorische CO$_2$-Konzentration (· · · ·) *(obere Graphik)*

NR.	ZEIT	TYP	PRÄPARAT		DOSIS[ML./MG]
01	0835	M	TRAPANAL		250
02	0835	M	ALLO		2
03	0837	M	SUCC		100
04	0840	M	ALLO		8
05	0850	M	FENTANYL		0.2
06	0850	K		RINGER	500
07	0850	C		HAES	500
08	0940	K		RINGER	500
09	0945	M	ALLO		2.0
10	0928	K		RINGER	500
11	0931	M	FENTANYL		0.15
12	0932	C		HAES	500
13	0941	M	VISKEN		0.1
14	1004	U		URIN	100
15	1019	M	GRAMAXIN		2.0
16	1029	B		E2227634	200
17	1029	M	ALLO		2
18	1034	C		HA 5%	400
19	1115	M	ALLO		2
20	1115	K		RINGER	500
21	1124	B		E2227502	250
22	1128	K		RINGER	500
23	1138	K		HCO3 −	120

Abb. 101. Medikamentenliste, Infusionen, Transfusionen und Ausfuhr

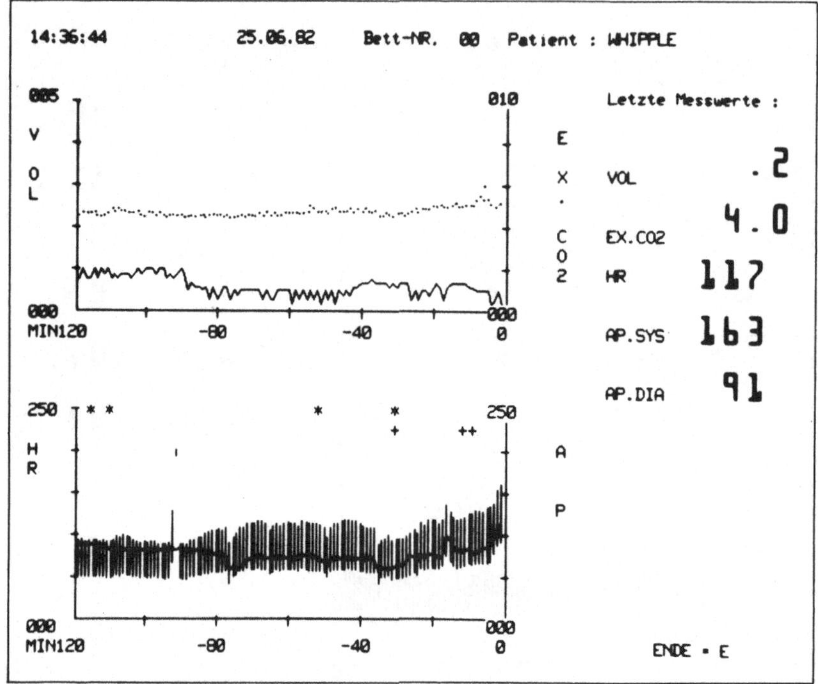

Abb. 102. Anästhesieausleitung mit Blutdruckanstieg *(untere Graphik)*. Halothankonzentration (——) und endexspiratorische CO_2-Konzentration (····) *(obere Graphik)*

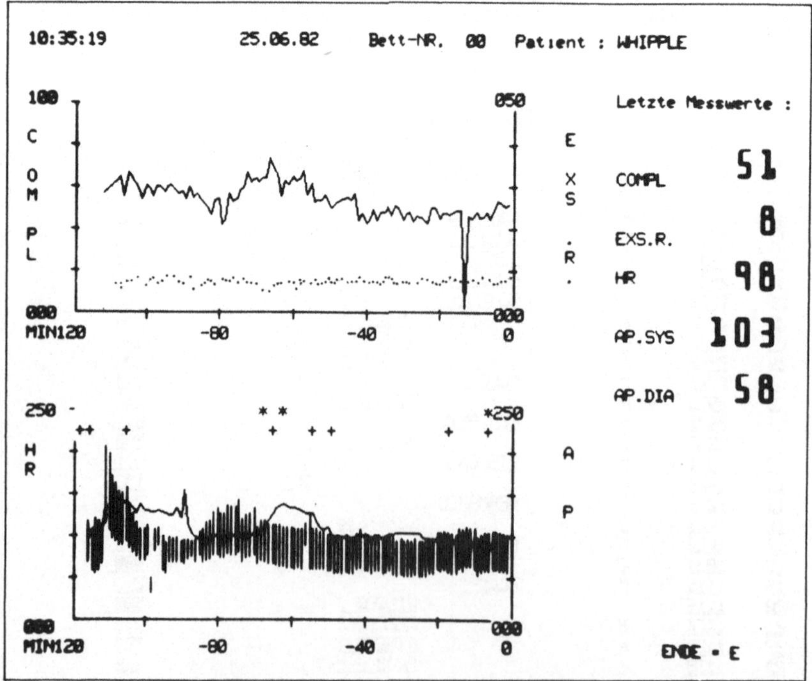

Abb. 103. Neben der Kreislaufgraphik, Darstellung von Compliance (——) und exspiratorischer Resistance (····) während der ersten 120 Anästhesieminuten

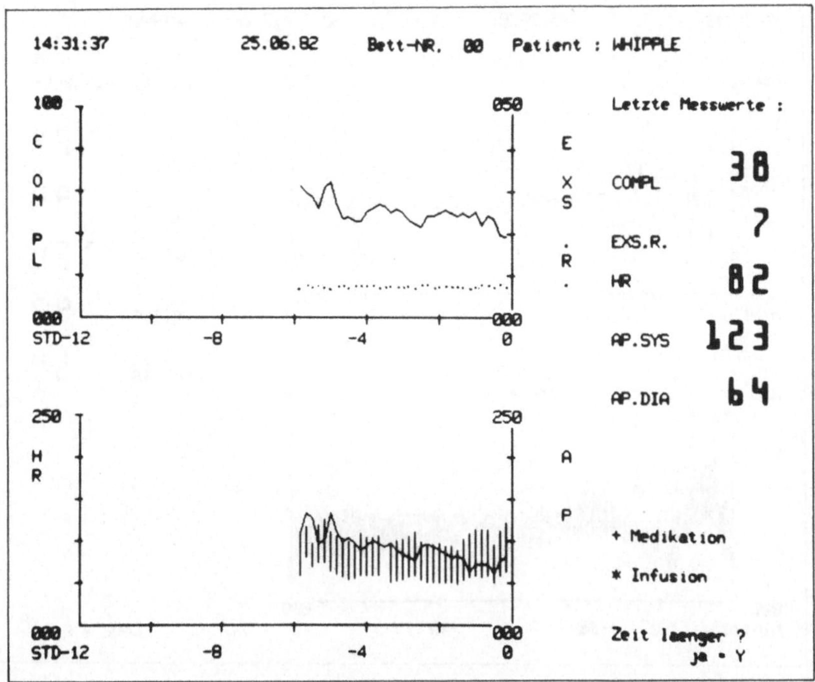

Abb. 104. Parameter der Abb. 103 während des gesamten Anästhesieverlaufs

Meßwerte der Lungenmechanik – Compliance und exspiratorische Resistance – sind in ihrem Verlauf dargestellt (Abb. 103). Diese Parameter werden in der klinischen Routine während Anästhesien selten erfaßt. Die Graphik läßt z. T. erhebliche Schwankungen erkennen, über den gesamten Anästhesieverlauf zeigt sich jedoch eine kontinuierliche Abnahme (Abb. 104). Durch diese differente Darstellung lassen sich kurzfristige Änderungen, bedingt durch chirurgische Manipulationen, von einem langsamen Trend unterscheiden.

Zugvolumina und Totraum sind in Abb. 105 dargestellt.

Der gesamte Anästhesieverlauf ist aus Abb. 106–109 ersichtlich. Die Zeitskala beträgt 0–12 h, so daß eine Verdünnung der Daten durch Mittelwertbildung erfolgt (s. Systembeschreibung).

Abschließend erfolgt die Ausgabe der postoperativen Formulare mit Angaben über das durchgeführte Anästhesieverfahren, Op.-Gebiet, Lagerung, die Op.- und Anästhesiezeiten (Abb. 110), der eingetragenen Komplikationen, der Vigilanz und des Verlegungsortes. Darüber hinaus können Klartexteingaben als postoperativer Kommentar für die nachbehandelnden Stationen ausgegeben werden (Abb. 111). Der ungestörte Informationsfluß wird somit gewährleistet.

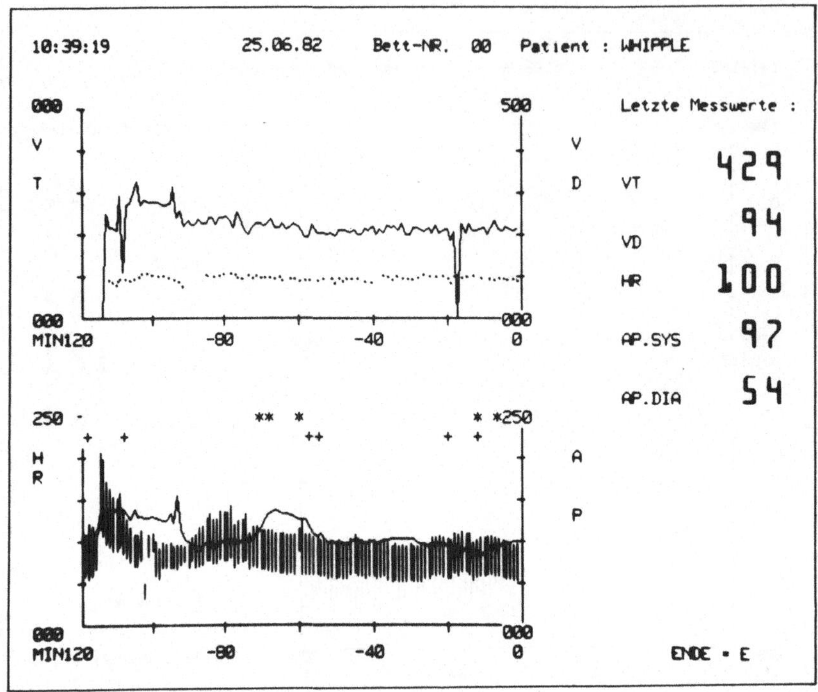

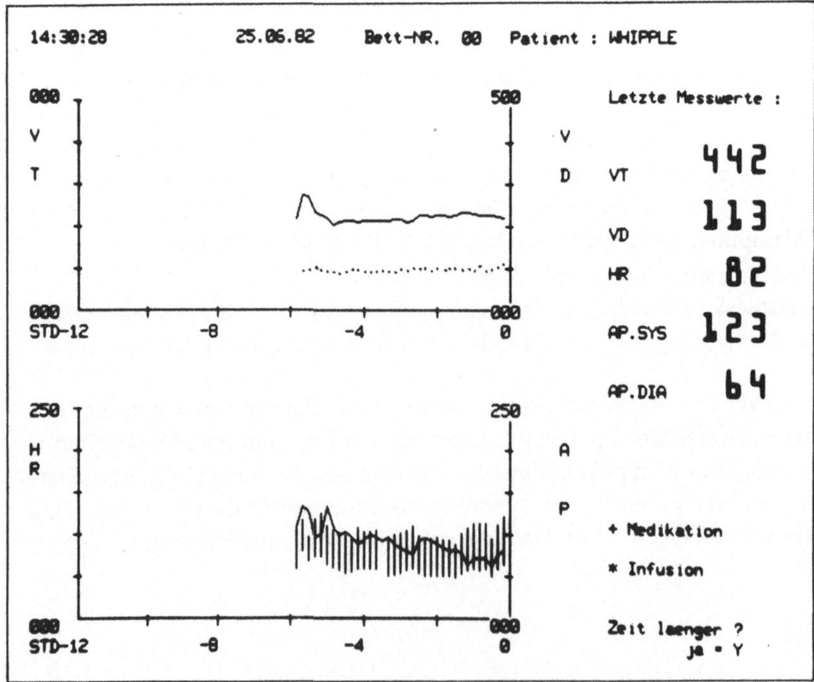

Abb. 106. Kreislaufgraphik, Zugvolumen (——) und Totraumventilation (····), dargestellt über den gesamten Anästhesieverlauf

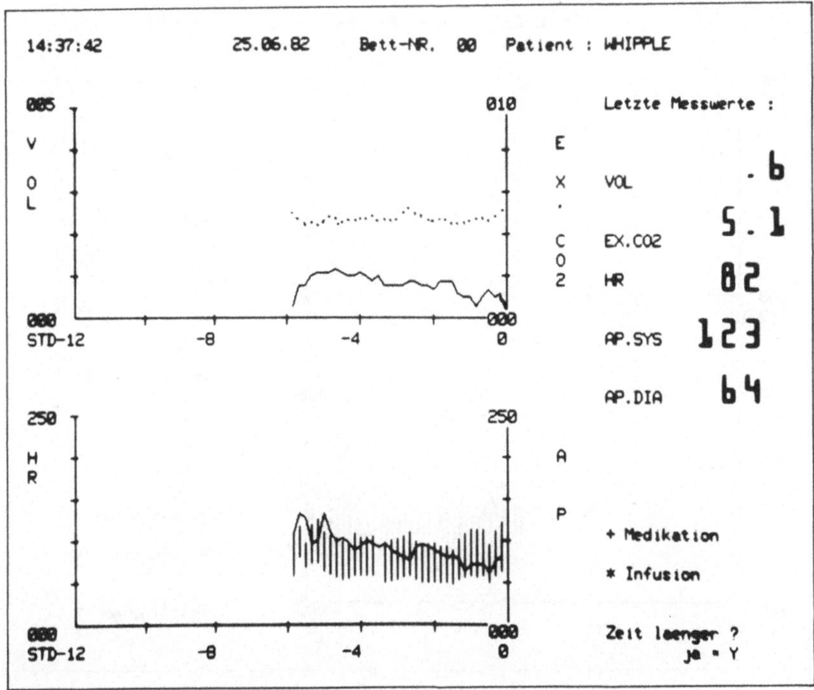

Abb. 107. Halothankonzentrationen (——), endexspiratorische CO_2-Konzentrationen ($\cdots$) *(obere Graphik)*, zusammen mit der Basisdarstellung Kreislauf während der gesamten Anästhesie

Das Formular „Bilanz" ermöglicht den Überblick über Ein- und Ausfuhr (Abb. 112); die Berechnung erfolgt entsprechend der vorgenommenen Eingaben automatisch und stellt eine große Arbeitserleichterung dar.

Das im folgenden dargestellte Beispiel zeigt die Anwendung des Systems für eine akut notwendige, jedoch relativ kurze Anästhesie.

Der 19jährige Patient B. erlitt im Rahmen eines Verkehrsunfalls eine Schädelbasisfraktur. Die weitere Diagnostik ergab keine zusätzlichen Verletzungen. Da eine zunehmende Bewußtseinseintrübung einsetzte, wurde eine Computertomographie durchgeführt, die ein generalisiertes, ausgeprägtes Hirnödem zeigte. Der Patient wurde daraufhin auf die Intensivtherapiestation aufgenommen und für eine operative epidurale Drucksondenimplantation vorbereitet.

Die Anästhesieführung des inzwischen komatösen und intubierten Patienten erwies sich zunächst als wenig problematisch. Der Patient wurde mit dem Narkose-Servo 900 mit 100 Vol.-% Sauerstoff beatmet; auf die Supplementierung mit Volatilia oder N_2O wurde verzichtet. Während des Anästhesieverlaufs wurde bei dem hyperventilierten Patienten ein geringes Hautemphysem festgestellt. Die Atemzugvolumina wurden daraufhin halbiert, die Atemfrequenz entsprechend erhöht, um die Beatmungsdrücke möglichst niedrig zu halten.

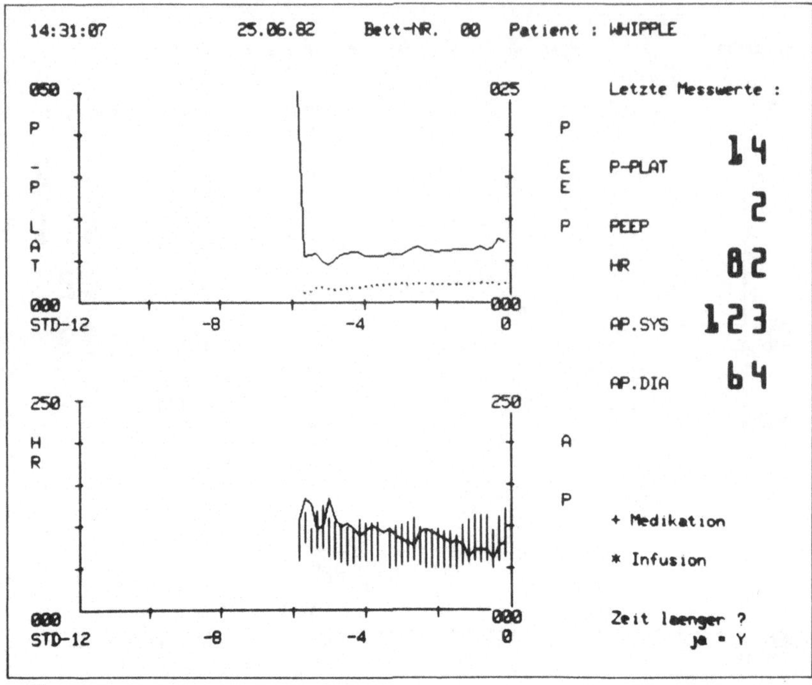

Abb. 108. Zusätzlich zur Kreislaufgraphik die Dokumentation der Beatmungsdrücke: Plateaudruck (———) mit sehr hohen Werten und endexspiratorischer Druck (····)

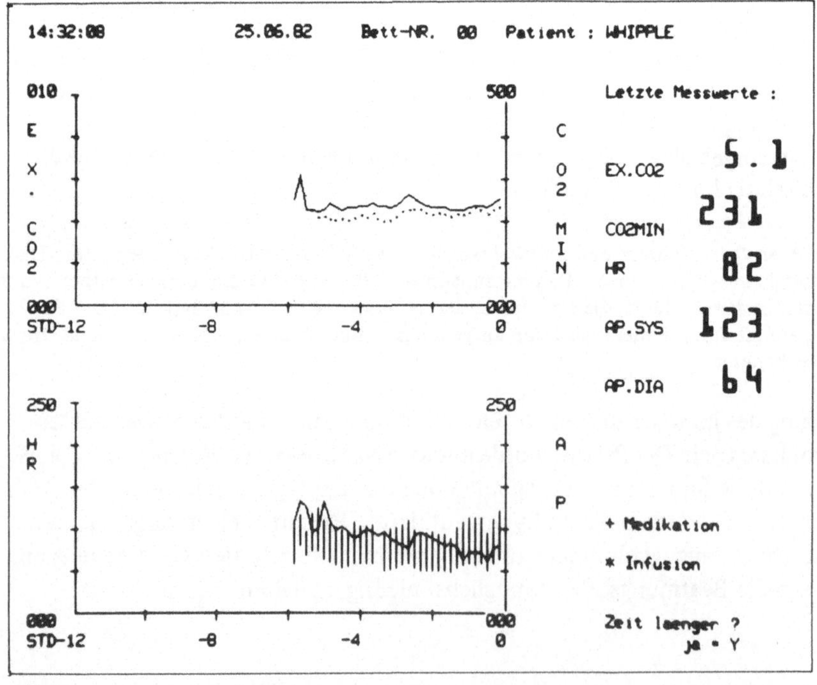

Abb. 109. Endexspiratorische CO_2-Konzentration (———) und CO_2-Minutenproduktion (····) sowie Kreislaufgraphik

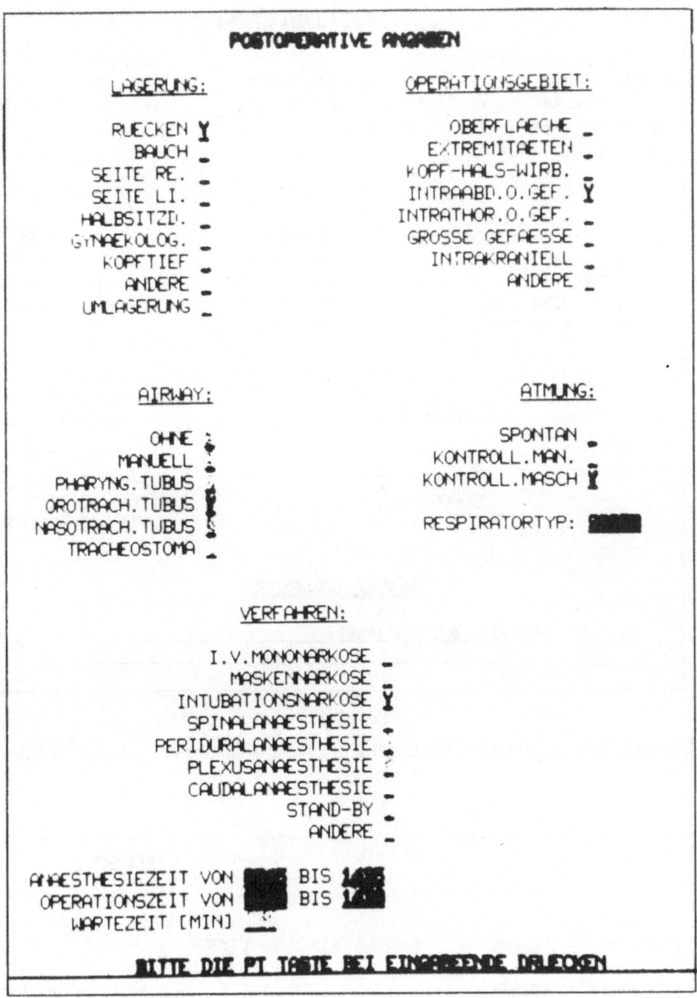

Abb. 110. Postoperatives Formular mit organisatorischen Angaben

Die Abbildungen 113 und 114 zeigen ein uniformes Kreislaufverhalten, die Vermeidung von N_2O, Halothan während der Anästhesie und die Beatmung mit 100% O_2.

Die Reduzierung des Atemzugvolumens mit konsekutiver Abnahme des Beatmungsdrucks (Abb. 115) bei fortbestehender Hyperventilation (Abb. 116) ist optisch eindrucksvoll dargestellt. Zweifelsfrei ist erkennbar, daß die Änderung des Zugvolumens eine Abnahme des Beatmungsdrucks verursacht, gleichzeitig jedoch ein Anstieg der endexspiratorischen CO_2-Konzentration infolge einer möglichen erhöhten Totraumventilation vermieden wurde.

```
                        KOMPLIKATIONEN:

VENENFEHLPUNKTION  _           HAEMATOM  _        SCHWERE HYPOTENS.  _
ERSCHW.INTUBATION  _        NERVENSCHADEN  _         HYPERTONE REAK.  _
  ZAHNSCHAEDIGUNG  _          FEHLPUNKTION  _      BRADY-TACHYKARDIE  _
GERAETETECHN.FEHLER _  UNZUR.ANAESTHESIE  _          EXTRASYSTOLIE  _
VERSEHENTL.ART.PKT. _                                    ASYSTOLIE  _


  ALLERG.REAKTION  _          LARYNGOSP.  _              ERBRECHEN  _
ANAPHYLAKT.REAKT.  _          BRONCHOSP.  _              SINGULTUS  _
  TRANSFUSIONSR.   _          ASPIRATION  _           PSYCH.ALTER.  _
   TOXISCHE REAK.  _           ATELEKTASE  _       LAGERUNGSSCHADEN  _
 MALIGNE HYPERTH.  _         PNEUMOTHORAX  _          THERM.SCHADEN  _
                                                    SCHWERE BLUTUNG  _


        POSTOPERATIV:                         VERLEGT IN:

          KOOPERATIV  _                      ALLG.STATION  _
           SOMNOLENT  X                      WACHSTATION  _
            SOPOROES  _                   INTENSIVSTATION  _
                                             AUFWACHRAUM  X


              MONITOR.MESSWERTE

   HB, HKT, ASTRUP, BZ, RO THORAX
```

Abb. 111. Formular zur Darstellung der Komplikationen und der Freitextzeilen

```
                             BILANZ


KRIST. : 3220      KOLLOIDE : 1800          BLUT : 0950

  URIN : 0850                       BLUTVERLUST : 0650
```

Abb. 112. Ausgabe der Gesamtbilanz

   Das nächste Beispiel eines computergestützt erstellten Anästhesieprotokolls beschreibt die $7^{1}/_{2}$ stündige Anästhesie einer Patientin, die für eine Hemihepatektomie wegen einer Lebermetastase bei Zustand nach Rektumresektion (Karzinom) vorgesehen ist.

Der präoperative Zustand der 48jährigen, adipösen Patientin ist gut; sie ist kardiopulmonal kompensiert und körperlich leistungsfähig, die objektiven Befunde (EKG, Röntgenübersicht der Lunge, aktuelle Laborparameter) sind unauffällig.
Für die Durchführung des Zweihöhleneingriffs wird mit Halothan und N_2O/O_2 als Trägergas beatmet.

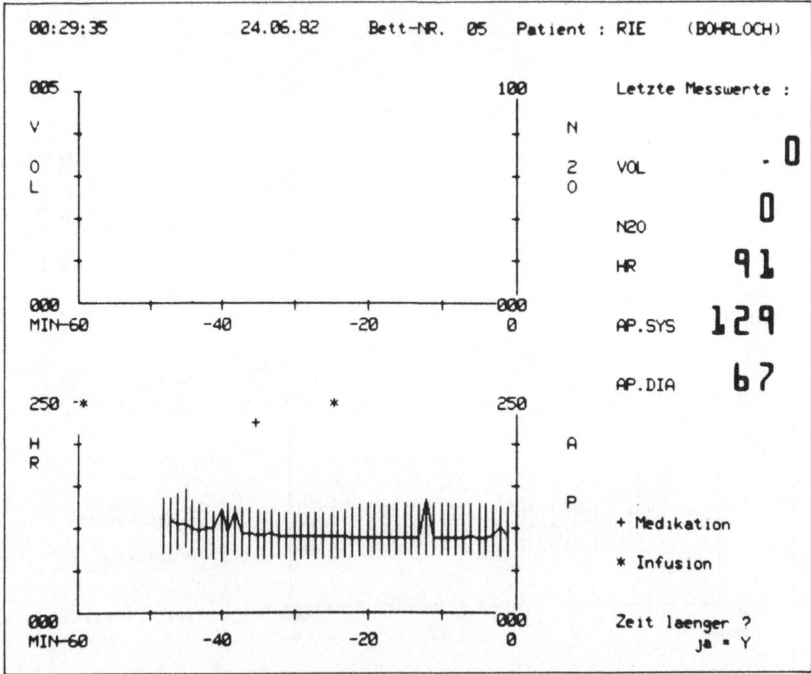

Abb. 113. Kreislaufverhalten *(untere Graphik)* und Darstellung des F_IO_2 (——) *(obere Graphik)*

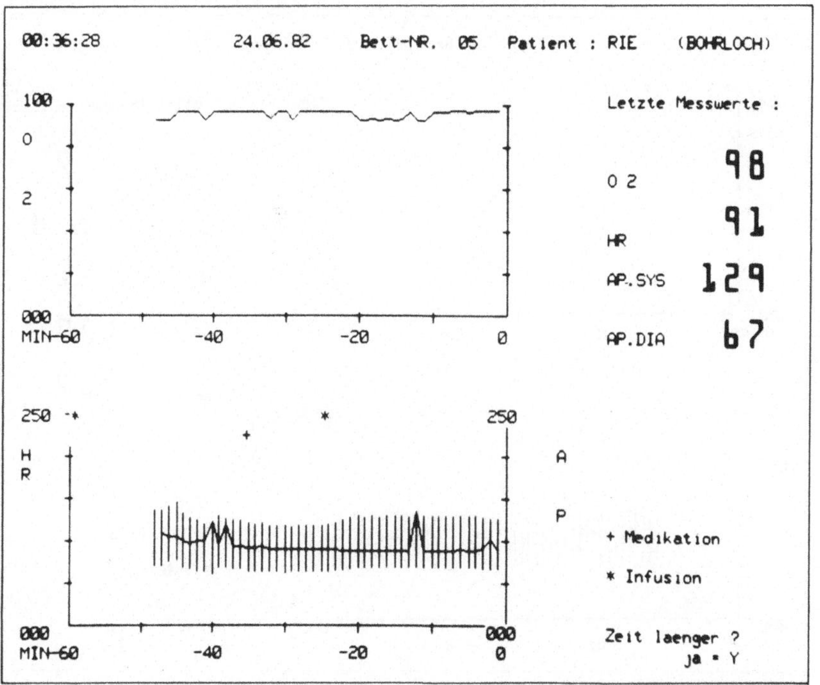

Abb. 114. Halothan und N_2O wurden nicht appliziert *(obere Graphik)*: Vol.: 0, N_2O: 0 (Großziffern am rechten Bildrand)

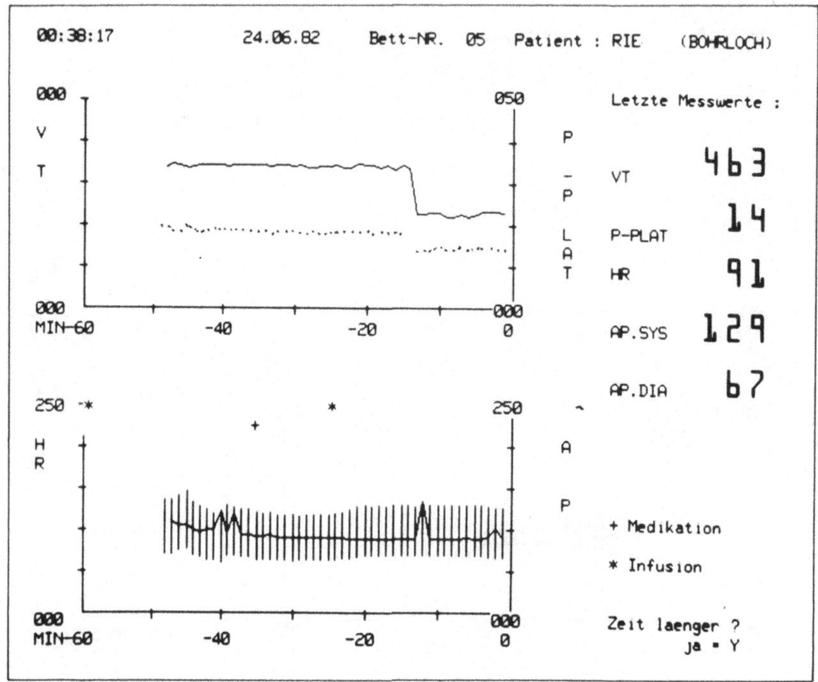

Abb. 115. Verhalten von Plateaudruck (· · · ·) in Abhängigkeit zum Zugvolumen (——)

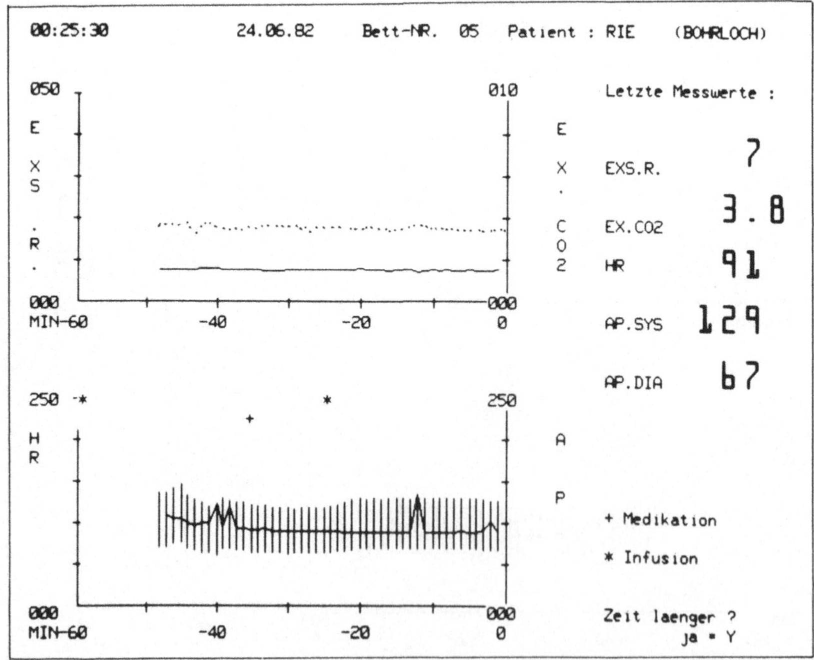

Abb. 116. Darstellung der endexspiratorischen CO_2-Konzentration (· · · ·) und der exspiratorischen Resistance (——)

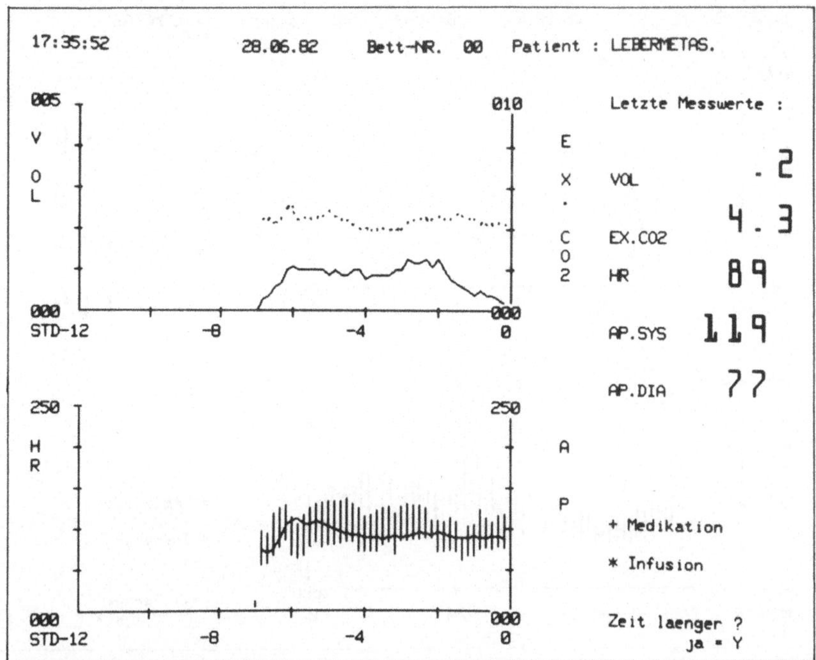

Abb. 117. Überblick über systolischen und diastolischen Blutdruck, der Herzfrequenz *(untere Graphik)*, der endexspiratorischen O_2-Konzentration ($\cdots$) und der Halothankonzentration (——)

Abbildung 117 gibt einen Überblick über das Kreislaufverhalten der Patientin. Die Einleitungsphase (Abb. 118) zeigt eine hypotone Phase, die nach 1500 ml Infusion (3 Infusionsmarker von −40 bis −20 min) behoben wird. Während der gesamten Operation müssen — um Kreislaufstabilität zu erhalten — entsprechend der Bilanzierung Flüssigkeit, Volumen und Blut zugeführt werden (Abb. 119); beispielhaft ist dies für den Zeitraum 14.25−16.25 h in Abb. 120 dargestellt.

In der Ausleitungsphase (Abb. 121) folgt der Abflutung des Volatiliums ein paralleler Herzfrequenzanstieg. Der Gesamtverlauf der applizierten Halothankonzentration ist aus (Abb. 117) (obere Graphik) zu ersehen. Im Durchschnitt beträgt die Konzentration 1 Vol.-%. Zeitlich gespreizt sind die Konzentrationsverläufe während Ein- und Ausleitungsphase dokumentiert (Abb. 121−123), zusammen mit N_2O bzw. O_2. Die endexspiratorische CO_2-Konzentration als Parameter eines ausreichenden Ventilationsvolumens ist in Abb. 117 (obere Graphik, Punkteverlauf) zu sehen. Sehr deutlich wird durch Abb. 120 (obere Graphik, Punkte) der Zusammenhang zwischen $p_E CO_2$-Anstieg um 16.05 Uhr und einer ab 16.03 Uhr erfolgten $NaHCO_3$-Infusion.

Atemzugvolumen und Totraumventilation zeigt Abb. 124. Auffallend ist die Zugvolumenreduzierung um 50%, die ohne erhöhte Totraumventilation durchgeführt wurde und somit keine Erhöhung der endexspiratorischen CO_2-Konzentration (Abb. 125) zur Folge hat; auch das Verhalten der Compliance wird durch die Zugvolumenreduzierung nicht nachteilig beeinflußt (Abb. 126).

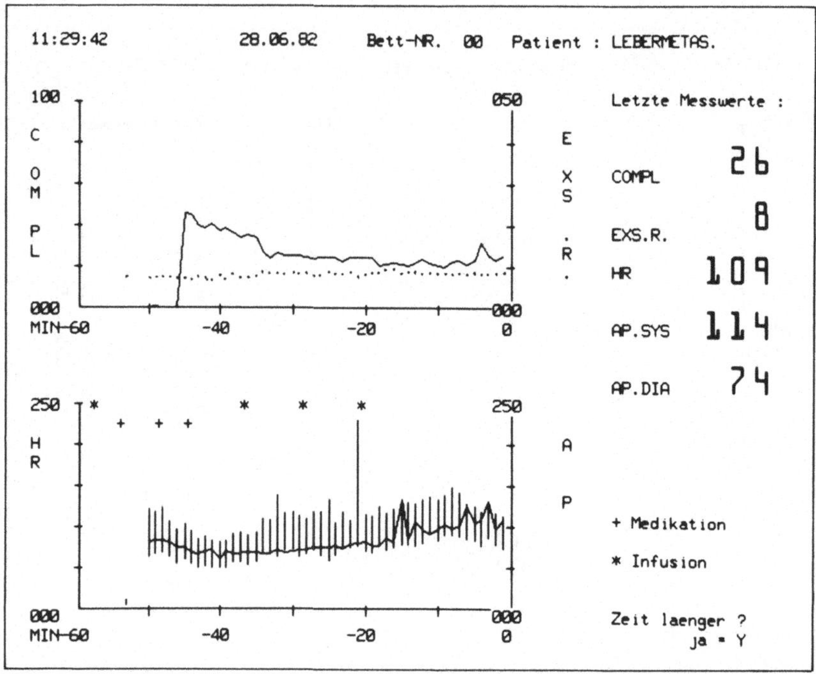

Abb. 118. Hypotone Reaktion nach Narkoseinduktion mit Gabe von Infusionen (* * * *). Darstellung der Compliance (——) und der exspiratorischen Resistance (····)

MEDIKAMENTENLISTE

NR.	ZEIT	TYP	PRAEPARAT	DOSIS[ML,MG]
01	1031	K	RINGER	500
02	1035	M	FENTANYL	0.20
03	1045	M	ALLO	2
04	1045	M	VALIUM	10
05	1045	M	HYPNO	12
06	1045	M	SUCCI	80
07	1047	M	ALLO	6
08	1052	K	RINGER	500
09	1101	C	HAES	500
10	1108	K	RINGER	500
11	1130	C	HAES	500
12	1132	M	FENTANYL	0.15
13	1150	B	E2196267	250
14	1207	K	RINGER	500
15	1217	K	BIKARBO.	200
16	1229	B	E2196267	250
17	1245	M	ALLO	2
18	1254	B	E2196319	200
19	1302	K	RINGER	500
20	1303	U	URIN	670
21	1304	B	BL.I.S	300
22	1332	C	HA 5 %	400
23	1332	B	E2196246	250
24	1341	B	E2196326	250
25	1355	K	BAS	500

a

Abb. 119a

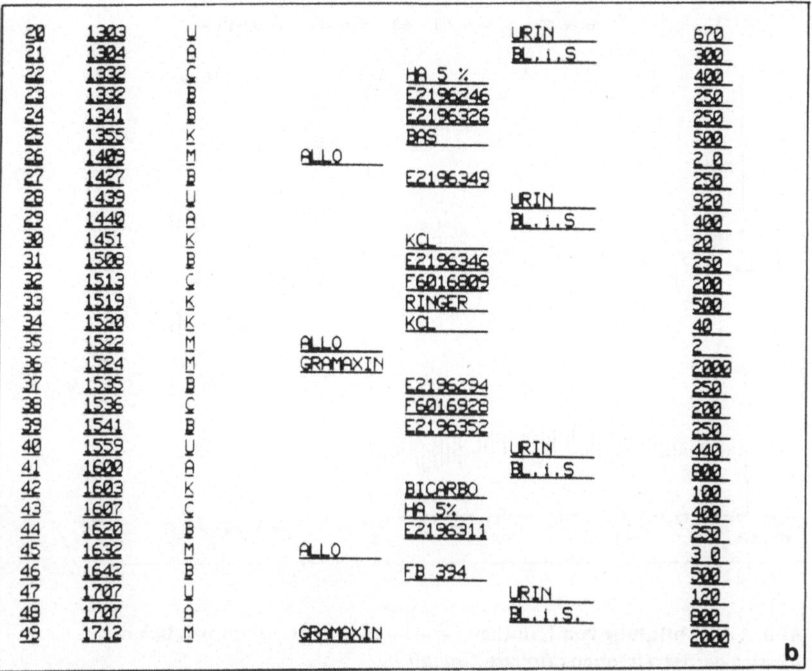

Abb. 119a, b. Medikamentenliste, die die ständige Gabe von Flüssigkeiten entsprechend der Ausfuhr dokumentiert.

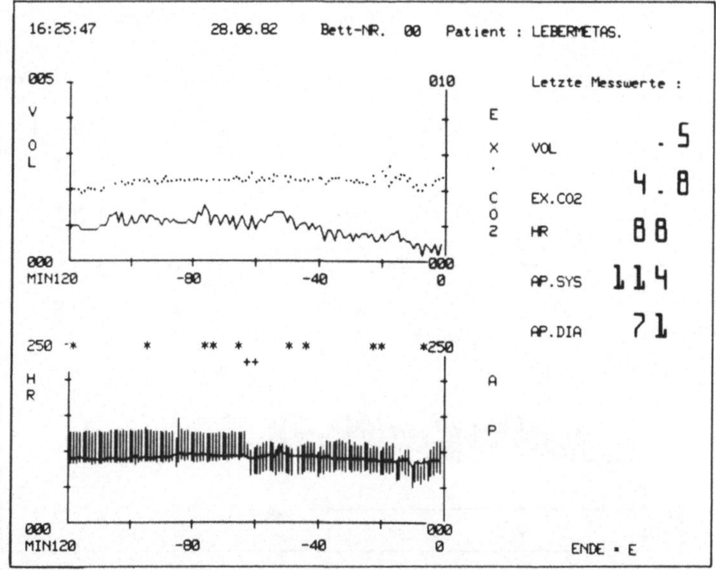

Abb. 120. Massive Gabe von Infusionen (∗ ∗ ∗ ∗), dargestellt für 2 h (16,25 h minus 120 min). Die *obere Graphik* zeigt die endexspiratorische CO_2-Konzentration und einen $NaHCO_3$-verursachten $p_E CO_2$ um 16,25 h minus 20 min (· · · ·). Die Halothankonzentration ist als durchgezogene Linie dargestellt

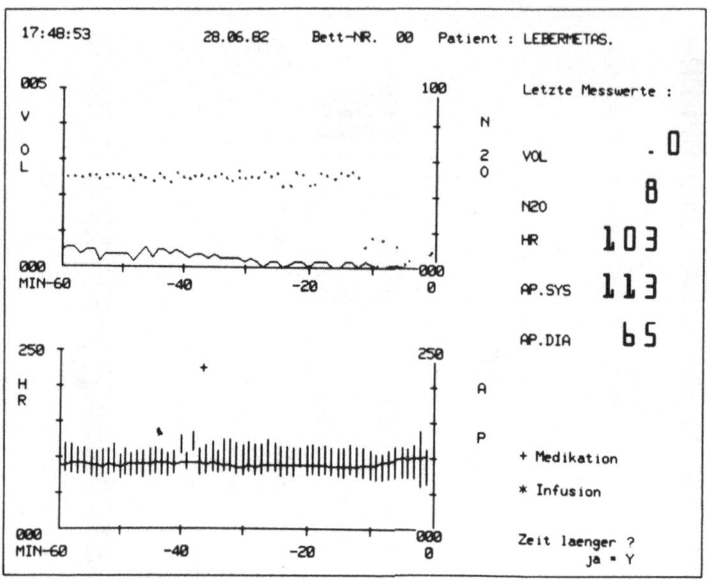

Abb. 121. Abflutung von Halothan (——) und N$_2$O (····) mit parallelem Anstieg der Herzfrequenz *(untere Graphik)*

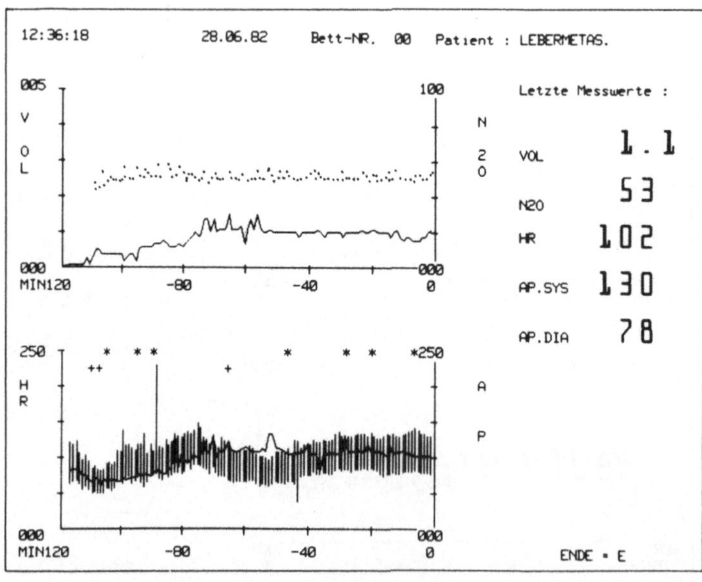

Abb. 122. Anflutung der Volatilia und Kreislaufverhalten während der ersten 120 Anästhesieminuten

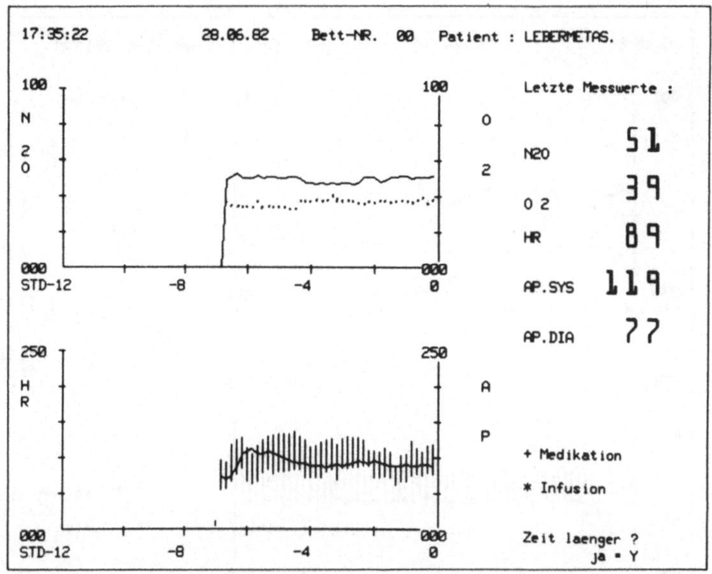

Abb. 123. Gesamtkonzentrationsverläufe von N$_2$O (——) und O$_2$ (····) zusammen mit der Kreislaufgraphik

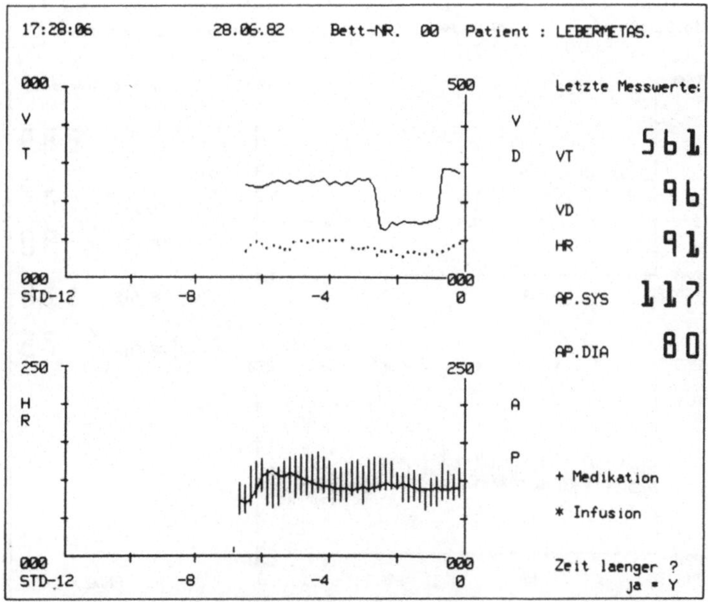

Abb. 124. Darstellung von Atemzugvolumen (——) und Totraumventilation (····), zusammen mit der Kreislaufgraphik. Deutlich erkennbar die vorübergehende Reduktion des Atemzugvolumens

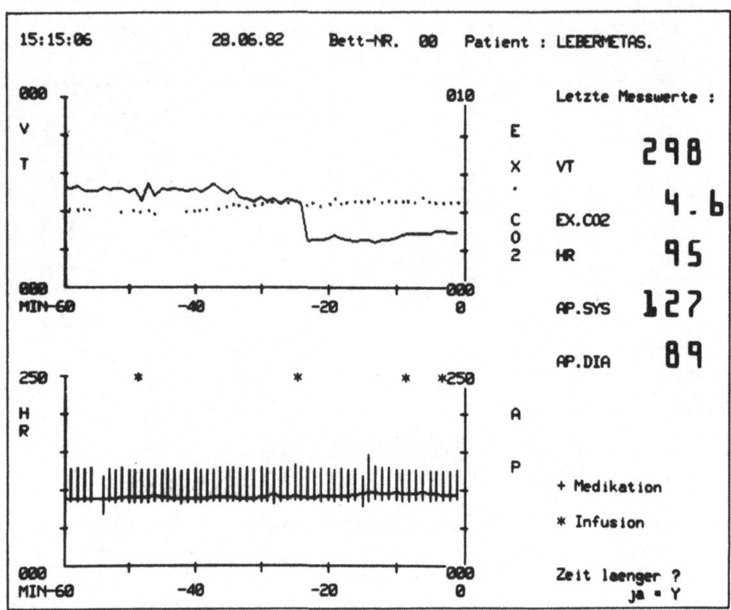

Abb. 125. Gespreizte Darstellung der Reduktion des Tidalvolumens (——) ohne konsekutive Veränderung des p_ECO_2 (·····). Die Kreislaufgraphik zeigt keine Veränderungen

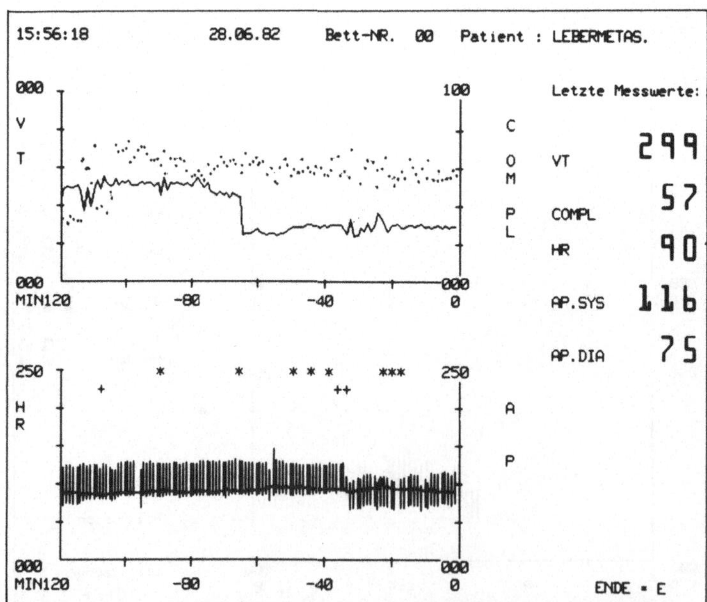

Abb. 126. Keine nachweisbare Änderung der Compliance (·····) durch die Reduktion des Tidalvolumens (——). Kreislaufgraphik

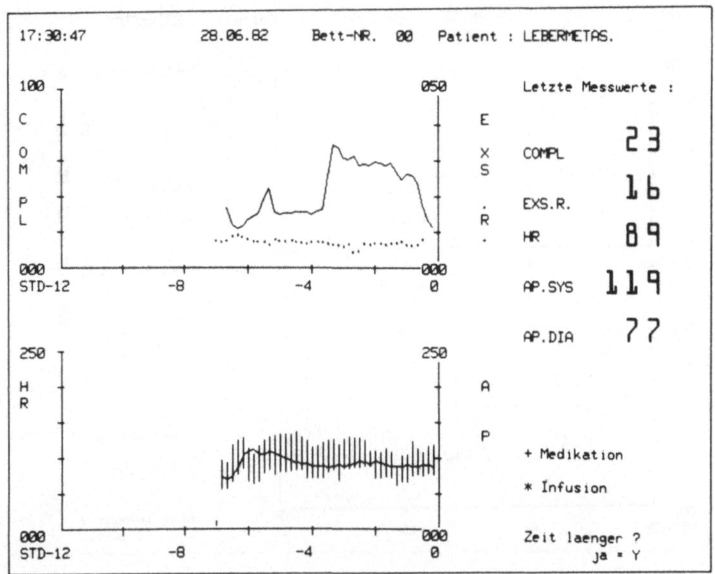

Abb. 127. Gesamtverlauf von Compliance (——) und exspiratorischer Resistance (· · · ·)

Sehr variabel ist der Complianceverlauf (Abb. 127). Werden einzelne Operationsphasen analysiert, ist ein Complianceabfall während der ersten 20 min der Anästhesie zu erkennen (Abb. 128). Während dieser Zeit erfolgt die operationsgerechte Lagerung der Patienten in abgeknickter Halbseitenlagerung. Nach Eröffnung von Abdomen und Thorax steigt die Compliance sprunghaft an (Abb. 129), um bei beginnendem Verschluß der beiden Körperhöhlen langsam abzufallen (Abb. 130).

Die Aufzeichnung des Beatmungsdrucks (Plateaudruck) läßt ein zur Compliance spiegelbildliches Verhalten erkennen (Abb. 131); auffallend sind die hohen Drücke während der einleitenden Maskenbeatmung infolge einer ausgeprägten Thoraxrigidität nach Fentanylgabe.

Neben diesen graphischen Präsentationen wird entsprechend den Flüssigkeitseingaben und Ausfuhren die Bilanz errechnet, sowohl zu jeder Zeit intraoperativ als auch am Ende der Anästhesie (Abb. 132). Sämtliche applizierten Medikamente und Infusionen werden mit Zeitangabe entsprechend den graphischen Markern als Liste ausgegeben (Abb. 119a, b).

Wird aus besonderen Gründen die digitale Ausgabe der Meßwerte gewünscht, kann dies für die Minutenwerte (Abb. 133), über 10 min gemittelte Werte (Abb. 134) oder über 20 min gemittelte Werte (Abb. 135) für alle Parameter erfolgen.

Das nachfolgende Beispiel zeigt das invasive Kreislaufmonitoring, das bei einem 68jährigen Patienten für die Operation eines Aortenaneurysmas durchgeführt wurde. Die präoperative Befunderhebung (Abb. 136) zeigt Nebenerkrankungen des kardiozirkulatorischen und respiratorischen Systems, weiter eine Nierenerkrankung und eine allergische Disposition, so daß die Einstufung in Risikogruppe V erfolgt. Die Anästhesie wird mit Inhalationsanästhetika kombiniert mit einer Peridualanästhesie durchgeführt.

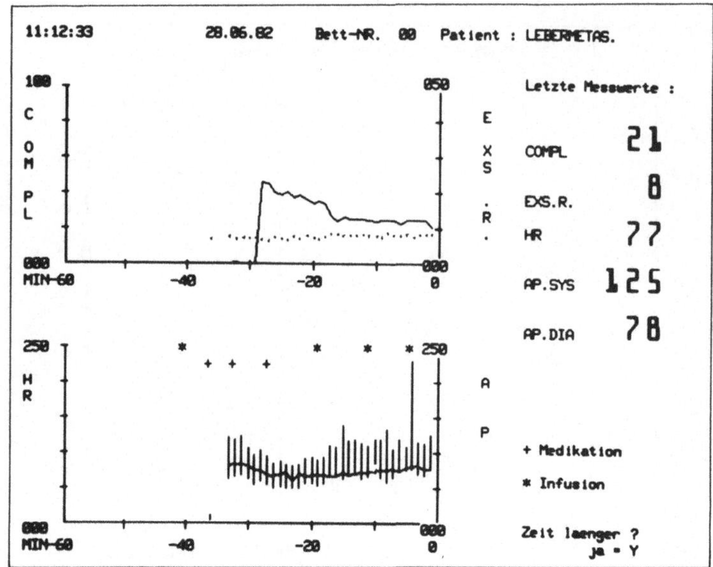

Abb. 128. Compliance (——) und Resistance (· · · ·) während der ersten 20 min

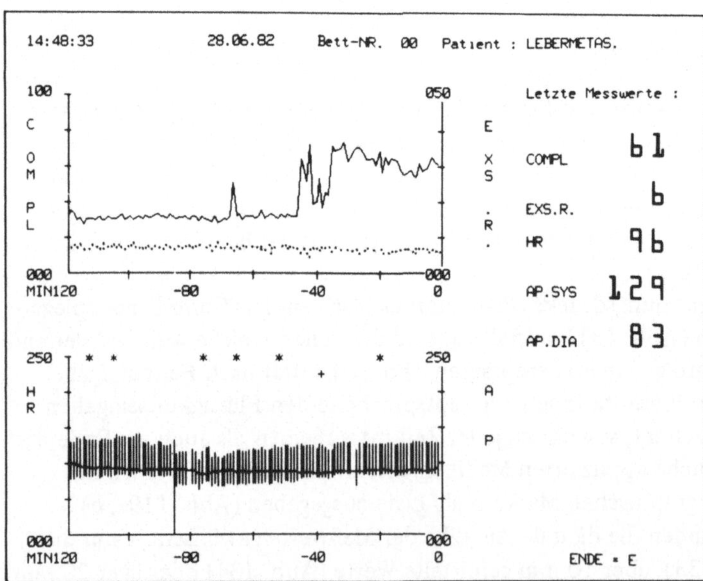

Abb. 129. Sprunghafter Anstieg der Compliance (——) nach erfolgter Eröffnung
beider Körperhöhlen, unveränderte exspiratorische Resistance (· · · ·)

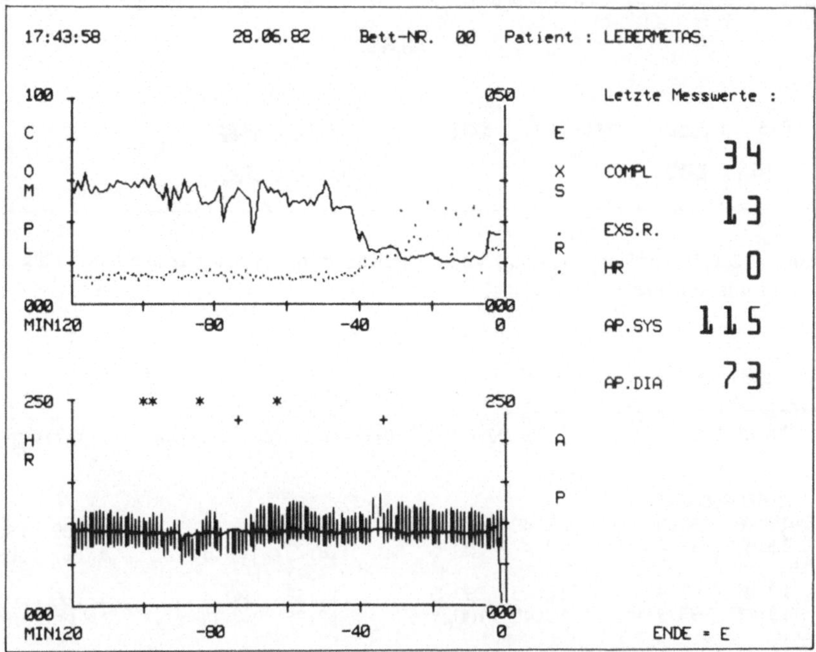

Abb. 130. Während des Wundverschlusses kontinuierlicher Complianceabfall (———) und Anstieg der Resistance (· · · ·)

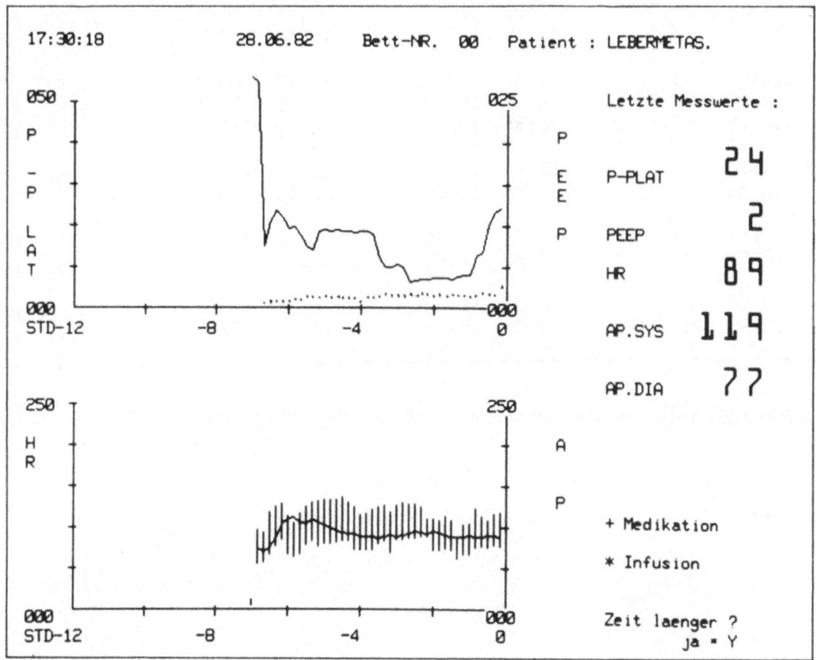

Abb. 131. Darstellung der Beatmungsdrücke: Plateau- (———) und endexspiratorischer Druck (· · · ·)

```
                              BILANZ


 KRIST. : ████    KOLLOIDE : ████        BLUT : ████

    URIN : ████                 BLUTVERLUST : ████
```

Abb. 132. Gesamtflüssigkeits- und Volumenbilanz, d. h. der objektiv meßbaren Flüssigkeitszufuhr und -ausfuhr

```
  13:09:00              28.06.82     Bett-NR.  00    Patient : LEBERMETAS.


 HERZFREQUENZ
  13:08   93.0        12:48  100.1        12:28  106.3        12:08  131.4
  13:07   92.7        12:47  100.5        12:27  107.6        12:07  106.3

  13:06   93.4        12:46   99.8        12:26  108.4        12:06  105.7
  13:05   93.9        12:45  100.1        12:25  108.3        12:05  105.8

  13:04   93.8        12:44  100.5        12:24  107.5        12:04  107.4
  13:03   94.2        12:43  101.5        12:23  106.4        12:03  106.8
  13:02   94.4        12:42  101.2        12:22  117.8        12:02  105.6

  13:01   95.3        12:41  100.6        12:21  105.0        12:01  106.0
  13:00   96.1        12:40  101.2        12:20  105.5        12:00   80.9

  12:59   95.2        12:39  100.7        12:19  108.7        11:59  106.3
  12:58   95.5        12:38  100.5        12:18  109.1        11:58  106.1

  12:57   95.9        12:37  100.4        12:17  108.4        11:57  106.0
  12:56   95.5        12:36  102.0        12:16  107.9        11:56  121.2
  12:55   95.8        12:35  102.8        12:15  119.3        11:55  108.4

  12:54   96.1        12:34  102.6        12:14  108.8        11:54  108.8
  12:53   96.3        12:33  102.5        12:13  110.1        11:53  107.1

  12:52   96.7        12:32  102.8        12:12  110.5        11:52  107.4
  12:51   97.9        12:31  103.2        12:11  109.0        11:51  106.2

  12:50   99.0        12:30  104.0        12:10  110.2        11:50  107.2
  12:49  100.7        12:29  104.9        12:09  108.5        11:49  110.0
                         Weiter=Y
```

Abb. 133. Auflistung der Minutenwerte für den Parameter Herzfrequenz

```
16:59:17                28.06.82    Bett-NR.   00   Patient : LEBERMETAS.

          AP.SYS  AP.DIA  MAP    HR      VT      P-PLAT  COMPL   EXS.R.

16:40   124.8    76.4    97.3    90.6    578.6   13.0    52.4    6.6
16:30   106.1    68.2    84.0    91.5    320.8    8.2    53.2    7.0
16:20   104.7    67.1    83.3    88.6    302.8    8.3    49.7    7.3
16:10    90.6    63.0    74.6    89.0    299.7    7.9    54.7    7.0
16:00   108.4    72.3    87.8    89.0    293.4    7.4    59.0    7.1
15:50   115.5    74.8    91.9    91.0    299.7    7.6    57.8    6.8
15:40   108.4    73.4    87.2    94.7    298.1    7.5    58.8    7.0
15:30   111.9    72.4    90.1    96.1    305.2    7.5    59.7    6.9
15:20   112.3    90.5   101.1    93.3    286.6    7.4    58.0    7.0
15:10   126.9    88.9   104.5    95.7    298.3    7.4    58.4    7.0
15:00   129.3    87.5   105.3    96.7    259.3    6.8    57.5    5.1
14:50   130.1    87.7   105.5    91.9    265.0    6.5    63.3    4.8
14:40   130.4    86.6   104.9    91.0    479.0   10.4    60.9    6.5
14:30   128.8    85.6   103.7    90.0    520.9   10.9    61.9    6.5
14:20   120.0    70.0    90.0    91.1    519.3   10.1    67.9    6.6
14:10   127.2    85.2   102.0    89.8    526.6   10.1    69.4    6.7
14:00   125.1    81.1    98.6    87.7    497.3   12.5    51.8    6.9
13:50   123.1    73.8    92.6    89.0    504.5   18.3    33.2    7.3
13:40   118.0    72.6    90.2    89.1    493.6   18.8    32.2    7.5
13:30   116.6    72.4    90.0    88.6    512.2   19.1    30.6    7.5
13:20   125.8    71.9    90.5    92.1    489.4   18.7    32.0    7.4
13:10   131.5    84.5   103.2    92.1    526.6   19.0    31.8    7.4
13:00   138.5    83.6   106.5    94.2    510.3   18.9    32.0    7.7
12:50   135.4    82.5   104.4    96.3    506.0   19.2    31.1    7.5




                         Weiter=Y
```

Abb. 134. 10-min-Werte für mehrere Parameter in digitaler Auflistung

Die intraoperative Trenddarstellung durch das computergestützt erstellte Narkoseprotokoll zeigt anschaulich die Auswirkungen des anflutenden Halothans auf System- (Abb. 137) und Pulmonalkreislauf (Abb. 138): es erfolgt eine kontinuierliche Druckminderung, der trotz steigender Halothankonzentration ein Druckanstieg in beiden Kreisläufen folgt. Nach Nitroglyzerinapplikation um 14.15 Uhr (Abb. 138 und 139; Medikamentenmaske und -liste) fällt der Pulmonalarteriendruck drastisch ab, wesentlich deutlicher als der Systemdruck. Der Zusammenhang wird durch die kontinuierliche Aufzeichnung klar dargestellt.

Durch den präoperativ gelegten periduralen Katheter werden um 17.15 Uhr 20 ml 0,5% Bupivacain injiziert; ein starker Blutdruckabfall (Abb. 140) ist daraufhin festzustellen.

Hämodynamische Berechnungen, die nach Off-line-Eingabe der notwendigen Parameter automatisch ausgeführt werden, zeigt Abb. 141. Die aufgelisteten Parameter werden vor, während und nach Abklemmung der Aorta erhoben.

Die gesamte Anästhesiedokumentation ist aus den Abb. 142–147 ersichtlich.

Während der Anästhesie beobachtete Komplikationen werden im Komplikationenformular dokumentiert (Abb. 148).

```
17:41:33              28.06.82    Bett-NR.  00   Patient : LEBERMETAS.

         EX.CO2  CO2MIN  PEEP    VD      P-PEAK   0 2    N20     VOL

17:30    4.2   202.3    2.5    90.5    31.7    42.7   51.8      .1
17:10    4.4   166.2    1.7    96.7    31.2    37.3   51.6      .3
16:50    4.3   157.0    1.9    78.0    21.3    37.6   51.5      .4
16:30    4.6   146.0    1.6    70.0    14.6    37.5   51.8      .4
16:10    4.7   151.9    1.7    68.6    12.9    37.9   51.6      .6
15:50    4.6   154.2    1.6    69.3    13.9    38.4   48.9      .8
15:30    4.7   152.9    1.6    62.4    13.4    36.9   51.3     1.3
15:10    4.6   145.5    1.7    71.1    14.0    36.5   51.0     1.3
14:50    4.5   152.0    1.7    71.5    12.8    37.8   47.0     1.2
14:30    4.1   162.8    1.7    82.9    17.9    38.6   47.6     1.0
14:10    4.0   154.4    1.7    79.5    16.5    41.2   48.1      .9
13:50    4.0   165.1    1.4    99.6    24.8    38.2   47.5      .9
13:30    4.1   164.8     .9   101.7    26.5    38.3   48.0      .8
13:10    4.3   174.4    1.4   102.2    25.8    37.5   50.4     1.0
12:50    4.6   183.4    1.4    99.6    26.2    33.9   51.3      .9
12:30   .4.9   198.3    1.4    95.8    26.3    34.4   50.7      .9
12:10    4.6   180.7    1.5    80.5    21.4    34.5   50.9     1.0
11:50    4.6   171.7    1.2    78.8    25.2    37.3   51.9     1.0
11:30    4.9   182.6    1.0    83.1    27.1    34.2   50.0     1.1
11:10    4.5   163.6     .8    92.3    32.5    34.9   53.0      .7
10:50    4.5   175.3     .7    71.6    23.6    36.7   49.6      .4
10:30    U       .6    48.7     U      54.7    93.7    .5       .0
10:10    U       U       U      U       U       U      U       U
09:50    U       U       U      U       U       U      U       U


                          Weiter=Y
```

Abb. 135. 20-min-Werte für variable Parameter in digitaler Auflistung

```
RISIKOGRUPPE: 5


                        VORERKRANKUNGEN


   SCHOCK  _        ZNS-ERKR.  _        GERINNG.STRG.  _
   FIEBER  _        LEBERERKR. _        MISSBILDUNGEN  _
  ALLERGIE X        POLYTRAUMA _          STOFFW.KR.   _
  DIABETES  _      NIERENERKR. X        ENDOKRIN.KR.   _
 ATEMWEGE  X       INFEKTIONEN _        PER.GEF.ERKR.  X
 KREISLAUF X       GRAVIDITAET _         PSYCH.ERKR.   _
 HERZERKR. X       LUNGENERKR. X         DAUERMEDIK.   X


                        DRINGLICHKEIT


OP.-PROGR  _            BED.DRINGL. X  N.DRINGL.  _
OP. AUSSER PROGR.  _   SOFORT _  DRINGL. X  N.DRINGL.  _

DIENSTZEIT:       NORM. X    BEREIT.WOCH.TAG: _    BEREIT. SA/SO/FEI _

           BITTE DIE PT-TASTE BEI EINGABEENDE DRUECKEN!
```

Abb. 136. Formular zur Erhebung präoperativer Befunde, wie Vorerkrankungen und Risikogruppe

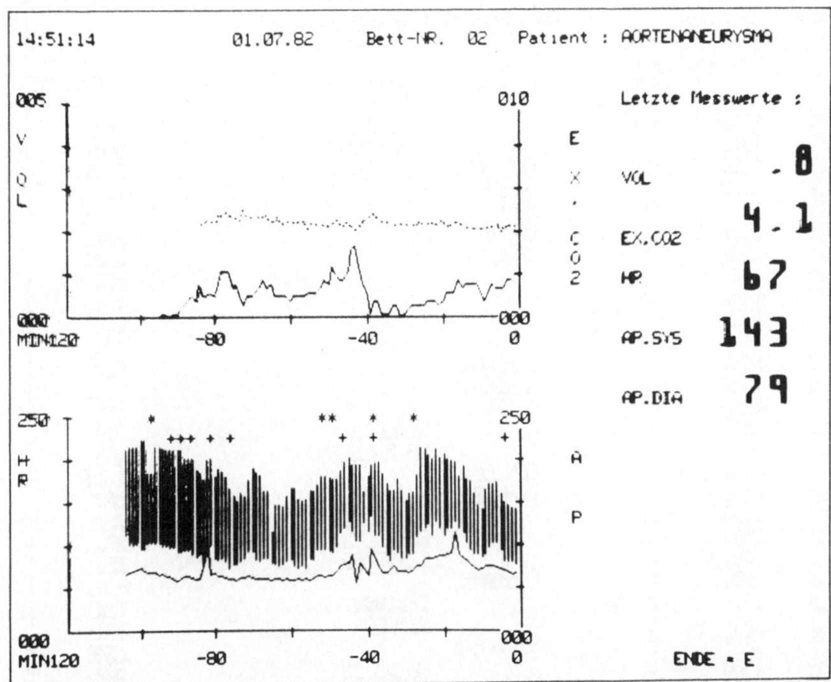

Abb. 137. Darstellung der Halothananflutung (——), der endexspiratorischen CO_2-Konzentration ($\cdots$) und der Graphik des großen Kreislaufs mit Herzfrequenz

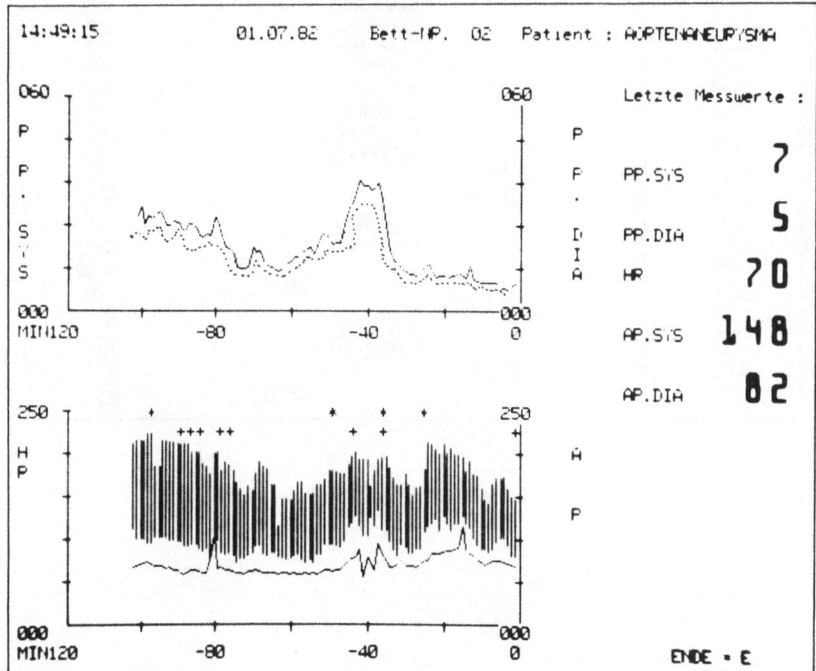

Abb. 138. Systolischer (——) und diastolischer ($\cdots$) Pulmonalarteriendruck und Systemkreislauf während der ersten 90 min

MEDIKAMENTENLISTE

NR.	ZEIT	TYP	PRAEPARAT	DOSIS[ML,MG]
01	1313	K	RINGER	500
02	1313	C	GELIFUND	500
03	1320	M	FENTANYL	0.15
04	1322	M	BARBIT.	75
05	1325	M	PANC.	6
06	1329	M	BARBIT.	100
07	1334	M	PANC.	2.0
08	1340	U	URIN	600
09	1400	U	URIN	140
10	1400	K	RINGER	500
11	1401	C	HA 5%	400
12	1405	M	FENTANYL	0.35
13	1412	M	XYLOCAIN	5
14	1412	M	NITRO	250
15	1412	K	RINGER	250
16	1423	C	HA 5%	400
17	1433	M	FENTANYL	0.25
18	1448	M	DOBUTR.	250
19	1448	K	RINGER	250
20	1505	K	BAS	500
21	1506	B	E2195766	250
22	1506	M	FENTANYL	0.5
23	1516	B	E2218991	250
24	1517	K	RINGER	250
25	1517	M	XYLOCAIN	1000
26	1520	C	HA 5%	400
27	1532	C	HA 5%	400
28	1541	B	E2195646	250
29	1546	U	URIN	70
30	1601	C	HA 5%	400
31	1605	A	BL.i.S.	500
32	1609	B	E1049844	250
33	1617	C	FPCHB42	100
34	1620	B	E1049844	250
35	1633	C	FPCHN9	100
36	1633	K	RINGER	500
37	1644	B	E2210914	250
38	1712	B	E2210885	250
39	1725	C	HUMANAL5	400
40	1715	M	BUPICAVI	20
41	1734	M	FENTANYL	0.3
42	1737	B	E2202647	250
43	1737	B	E2202636	250
44	1740	A	BL.i.S.	1250
45	1740	U	URIN	110
46	1750	M	PROTAMIN	10
47	1812	B	E2203011	250
48	1823	C	FPB32/68	200
49	1827	M	FENTANYL	0.2
50	1839	U	URIN	80

Abb. 139. Ausgabe der gesamten Medikamentenliste

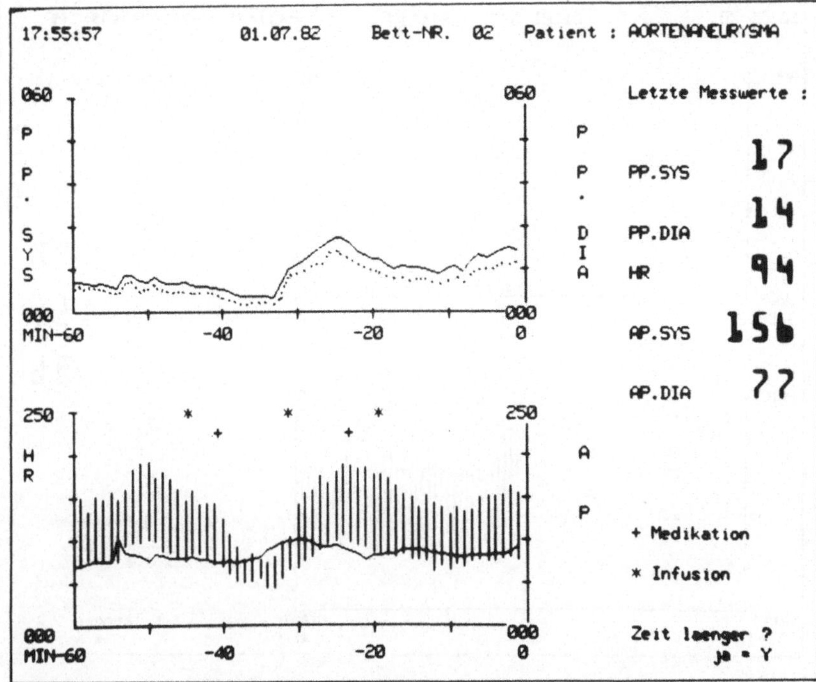

Abb. 140. Darstellung des kleinen und großen Kreislaufs mit drastischem Blutdruckabfall nach Bupivacaininjektion durch den PDA-Katheter (Zeitachse −40 min)

Abb. 141. Berechnungen durch den Mikroprozessor nach Off-
line-Eingabe entsprechender Basiswerte: vor, während und
nach Abklemmen der Aorta

TOTRAUMVERHAELTNIS	38.0
ALVEOLO-ART.O2-DIFF.	75.9
ART. VEN O2 DIFF.	2.9
O2 TRANSPORTKAP.	1204.0
SHUNTVOL.	6.2
PERI.GEFAESSWIDERST.	1507.2
PUL.GEFAESSWIDERST.	124.2
TOTRAUMVERHAELTNIS	36.0
ALVEOLO-ART.O2-DIFF.	92.0
ART. VEN O2 DIFF.	2.9
O2 TRANSPORTKAP.	1147.5
SHUNTVOL.	7.2
PERI.GEFAESSWIDERST.	1161.6
PUL.GEFAESSWIDERST.	502.8
TOTRAUMVERHAELTNIS	33.0
ALVEOLO-ART.O2-DIFF.	55.3
ART. VEN O2 DIFF.	2.9
O2 TRANSPORTKAP.	1162.5
SHUNTVOL.	4.6
PERI.GEFAESSWIDERST.	1392.0
PUL.GEFAESSWIDERST.	83.4

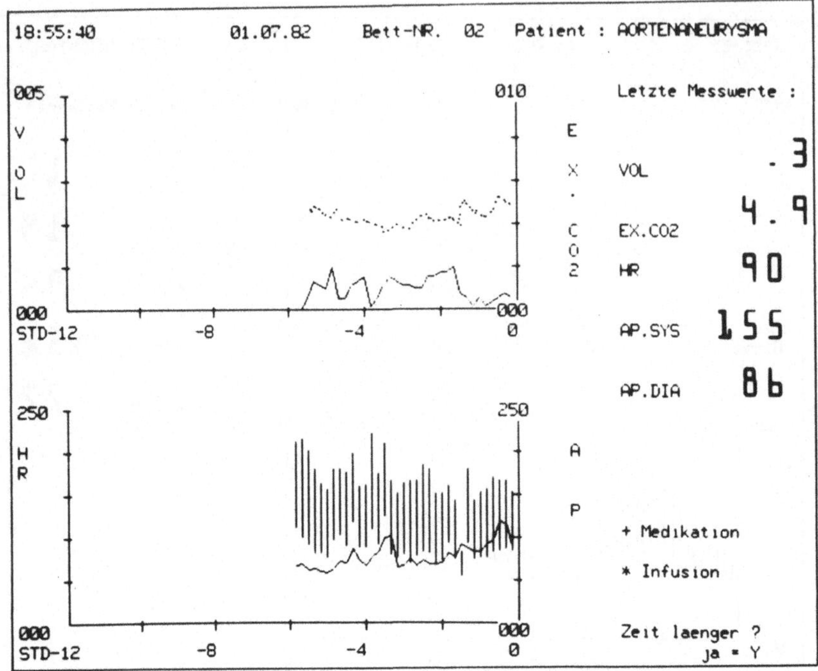

Abb. 142. Darstellung der Halothan- und endexspiratorischen CO_2-Konzentrationen
(····) über die Gesamtanästhesiezeit, zusammen mit dem Systemkreislauf

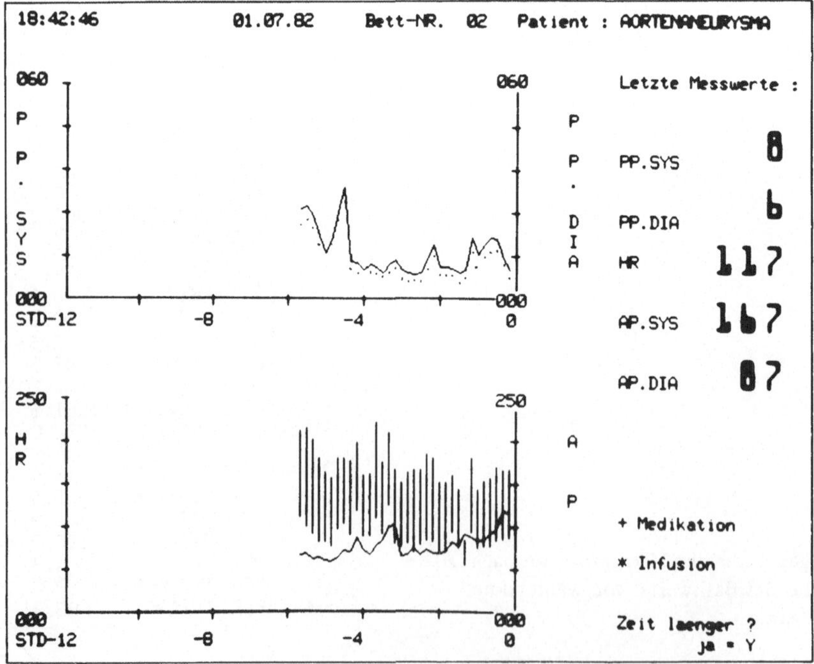

Abb. 143. Pulmonalarterien- und Systemdrücke während der 6stündigen Anästhesie

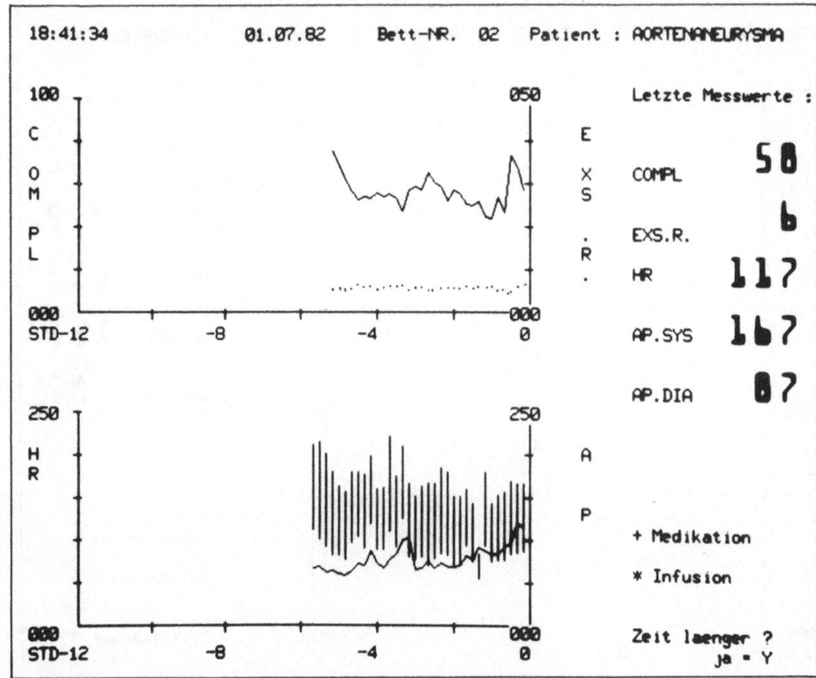

Abb. 144. Kreislaufkurve während der gesamten Anästhesie

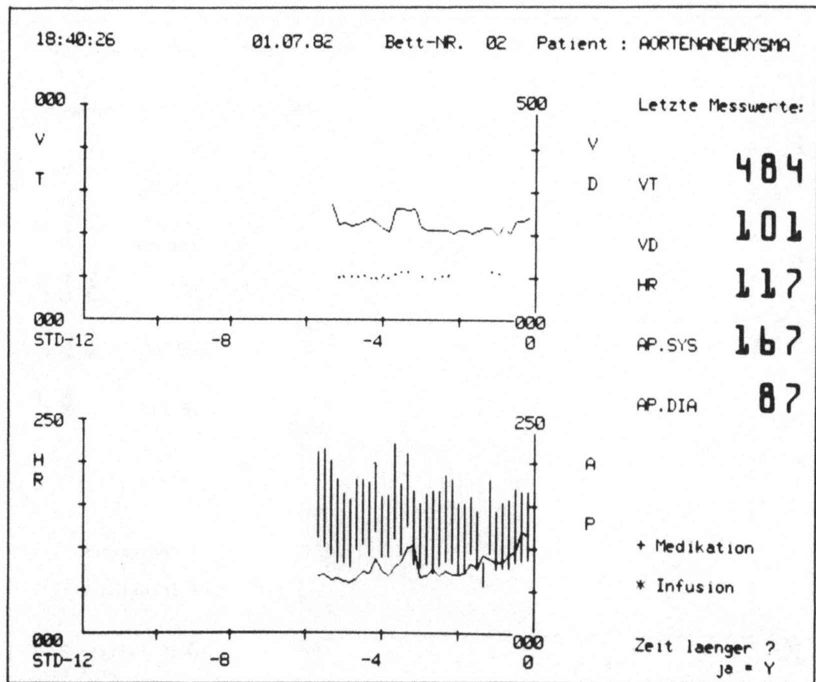

Abb. 145. Tidalvolumen (——), Totraumventilation (· · · ·) und Systemkreislauf, dargestellt über 6 h

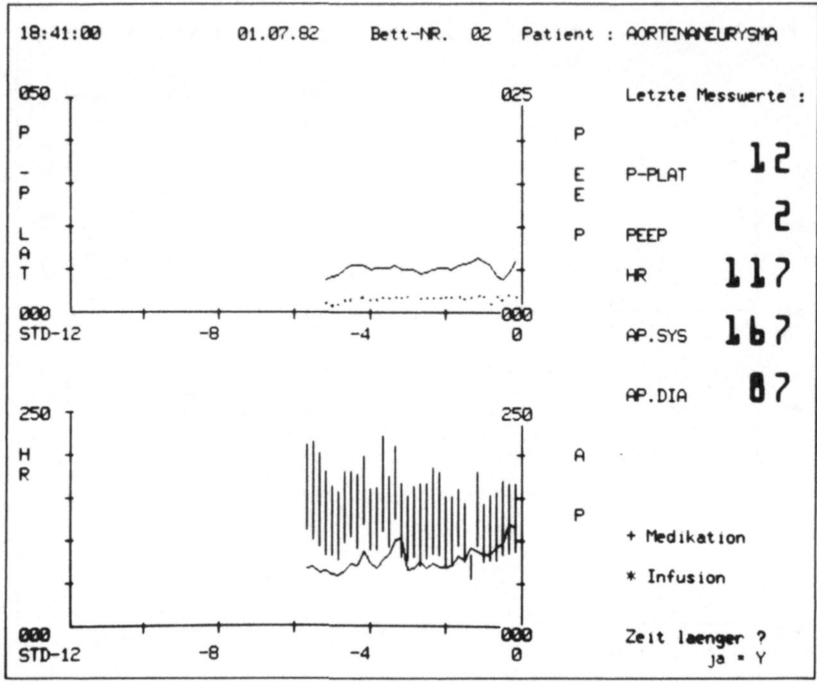

Abb. 146. Beatmungsdrücke: Plateaudruck (——), endexspiratorischer Druck (· · · ·) und Systemkreislauf

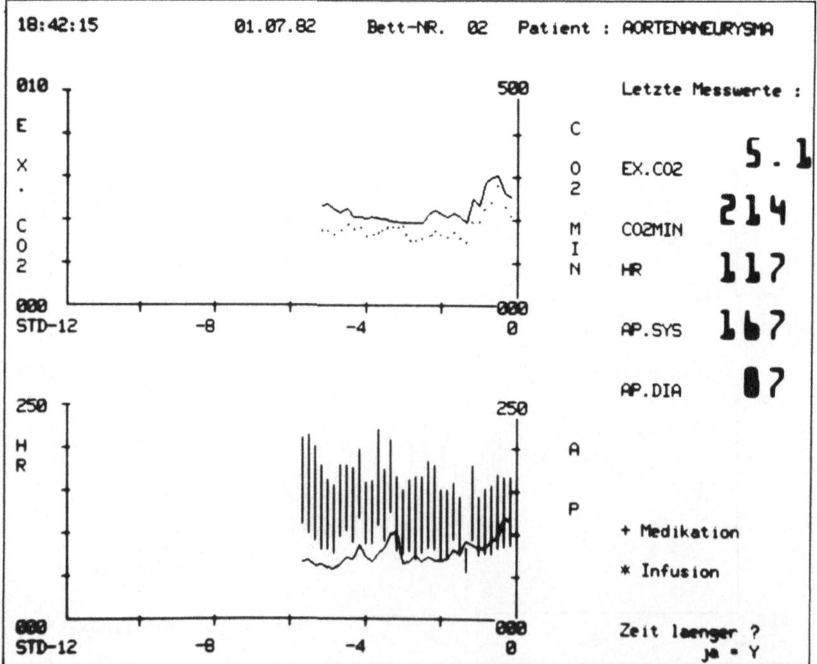

Abb. 147. Endexspiratorische CO_2-Konzentration (——), CO_2-Minutenproduktion (· · · ·) und Systemkreislauf

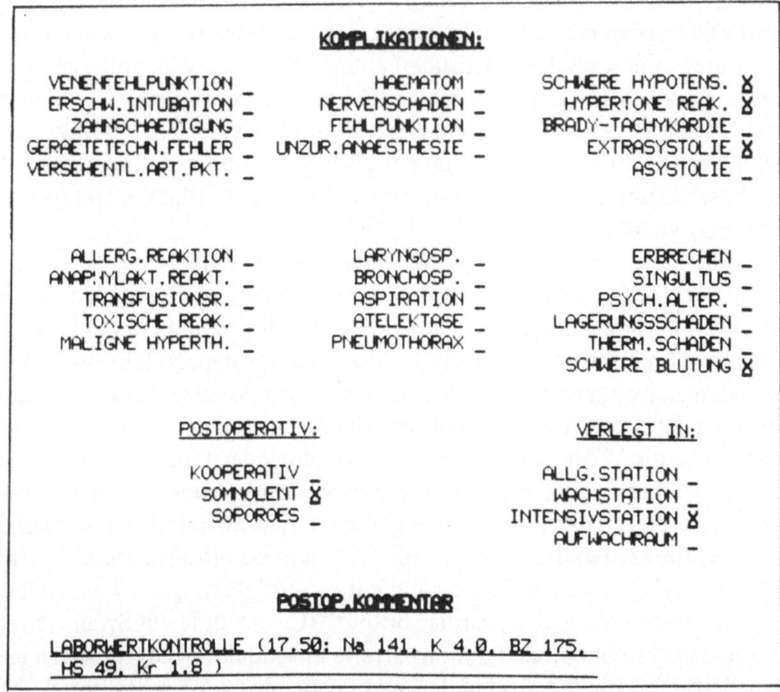

Abb. 148. Dokumentation der Komplikationen und der Freitexteingabe

Anwendung des Systems zur Durchführung einer wissenschaftlichen Untersuchung

Die vorgestellten Anwendungsbeispiele aus der täglichen Routine zeigten die Praktikabilität des Systems. Im folgenden wird die Anwendbarkeit des mikroprozessorgestützten Anästhesieprotokolls zur Dokumentation der Meßwerterfassung während der Durchführung einer Studie aufgezeigt.

Ziel der Untersuchung ist es, die Veränderungen des Ventilations-Perfusions-Verhältnisses, der Lungenmechanik und der Hämodynamik bei einseitiger Applikation eines PEEP oder einer verlängerten Inspirationszeit zu erkennen. Von besonderem Interesse erschien uns dabei, inwieweit durch unilaterale Applikation von PEEP oder durch Applikation eines inversen Inspirations-Exspirations-Verhältnisses relevante Auswirkungen auf den großen und kleinen Kreislauf sowie die Perfusionsverhältnisse beider Lungen zu berücksichtigen sind.

Anwendungsmöglichkeiten dieser aufwendigen Technik im anästhesiologischen Bereich sind bei unilateralen Lungenerkrankungen oder bei langdauernden Operationen in Seitenlage gegeben.

Methode

Es wurde die differente Lungenventilation über einen Carlens-Tubus mit verlängerter Inspirationszeit oder mittels verschiedener Höhen des endexspiratorischen Drucks untersucht. Zur Untersuchung kamen 13 Patienten beiderlei Geschlechts mit einem mittleren Alter von 42

Jahren, die sich einer Operation im Schädelinneren (Hirntumor, intrakranielle Raumforderungen) unterziehen mußten. Präoperativ wurden Lungen-, Atemwegs- und Kreislauferkrankungen durch eine sorgfältige Befunderhebung und Diagnostik ausgeschlossen. Nach Einleitung der Narkose mit Thiopental (5 mg/kg KG) und Relaxierung mit Succinylcholin (1,5 mg/kg KG) wurden alle Patienten mit einem doppellumigen Carlens-Tubus linksbronchial intubiert. Der Tubus wurde durch Auskultation auf Dichtigkeit und ordnungsgemäße Lage geprüft, die Narkoseführung erfolgte als modofizierte Neuroleptanalgesie. Die Beatmung erfolgte mit einem pO_2 von 0,5.

Alle Patienten wurden mit zwei synchronisierten Servoventilatoren (900B) beatmet. Atemwegsdrücke, totale Lungenthoraxcompliance und Resistance wurden mit dem zum Servoventilator gehörigen Lungenwertrechner für jeden Atemzyklus errechnet. CO_2-Konzentration während der Exspiration, Kohlensäureminutenproduktion, effektives und ineffektives Atemzugvolumen wurden ebenfalls für jeden Atemzyklus mittels eines CO_2-Sensors durch einen an den Ventilator angeschlossenen CO_2-Analyzer errechnet. Für jeden Lungenflügel standen somit 12 Meßparameter zur Beurteilung der Lungenmechanik bzw. der Lungenventilation und -perfusion zur Verfügung. Der arterielle Druck wurde über einen Transducer und einen Katheter in der Radialarterie gemessen. Die Mitteldrücke wurden elektronisch errechnet. Das Herzzeitvolumen wurde mit der Thermodilutionsmethode bestimmt (COC 9510A, Edwards Lab.), die Injektion des Indikators erfolgte möglichst am Ende einer Exspiration.

Zur Bestimmung des „cardiac output" (C.o.) wurde ein Swan-Ganz-Katheter über die V. jugularis interna in die Pulmonalarterie in adäquate Wedgeposition eingeschwemmt. Über den gleichen Katheter wurden der pulmonalkapilläre Verschlußdruck (PCWP), die Pulmonalarteriendrücke sowie der zentralvenöse Druck (CVP) bestimmt. Das arithmetische Mittel wurde von 3 Einzelmessungen in jedem Fall errechnet. Für alle Größen wurden die Mittelwerte und die Standardabweichungen und die Mediane errechnet. Am Ende jeder Untersuchungsperiode wurden bei Exspiration aus dem arteriellen Katheter und aus dem Pulmonalkatheter Blutproben zur Bestimmung der Blutgase entnommen. Die Messung der Blutgase und des Säure-Blasen-Haushaltes wurde mit dem ABL-Radiometer, Kopenhagen, vorgenommen. Der Hämoglobingehalt wurde mit dem Hämoglobinometer Coulter Electronics Ltd. bestimmt.

Die Versuchsdurchführung erfolgte derart, daß die linke Lunge aufgrund der physiologischen Größenunterschiede mit einem um 10% geringeren Zugvolumen ventiliert wurde als die rechte. Nach Erreichen eines Steady state wurde dann der PEEP in der rechten Lunge in Schritten von je 6 cm H_2O zwischen 0 und 12 cm variiert. Die Inspirationszeit variierte von 34–70%. Die linke Lunge wurde mit einer Inspirationszeit von 35% und einem endexspiratorischem Druck von 0 belüftet. Während der PEEP-Veränderung wurde die Inspirationszeit konstant auf 34% gehalten und bei der Variation der Inspirationszeit blieb der PEEP konstant bei 0.

Ergebnisse

Die Abbildungen 149–151 zeigen die Veränderungen der Lungenmechanik und der CO_2-Minutenproduktion bei einer untersuchten Patientin.

Deutlich ist die stufenweise Erhöhung des endinspiratorischen Beatmungsdruckes als Folge der PEEP-Erhöhung in der rechten Lunge zu erkennen; parallel dazu ein geringes Ansteigen der Compliance rechts, eine etwas verminderte CO_2-Minutenproduktion rechts, bei gleichbleibendem Zugvolumen und gering zurückgehender exspiratorischer Resistance.

Eine Synopsis der Untersuchung zeigt Abb. 152a, b.

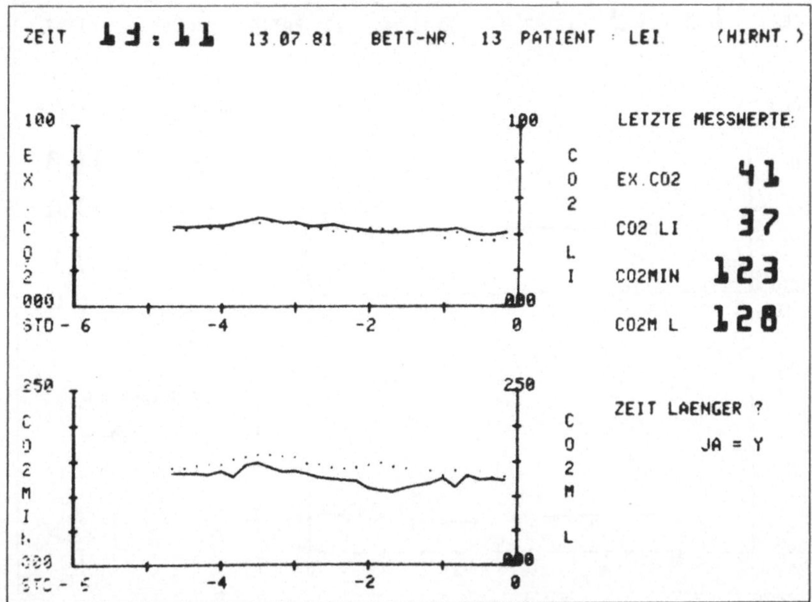

Abb. 149. Darstellung der endexspiratorischen CO_2-Konzentrationen der rechten (——) und der linken ($\cdots$) Lunge *(obere Graphik)* und der CO_2-Minutenproduktion, seitengetrennt für rechts (——) und links ($\cdots$) *(untere Graphik)*

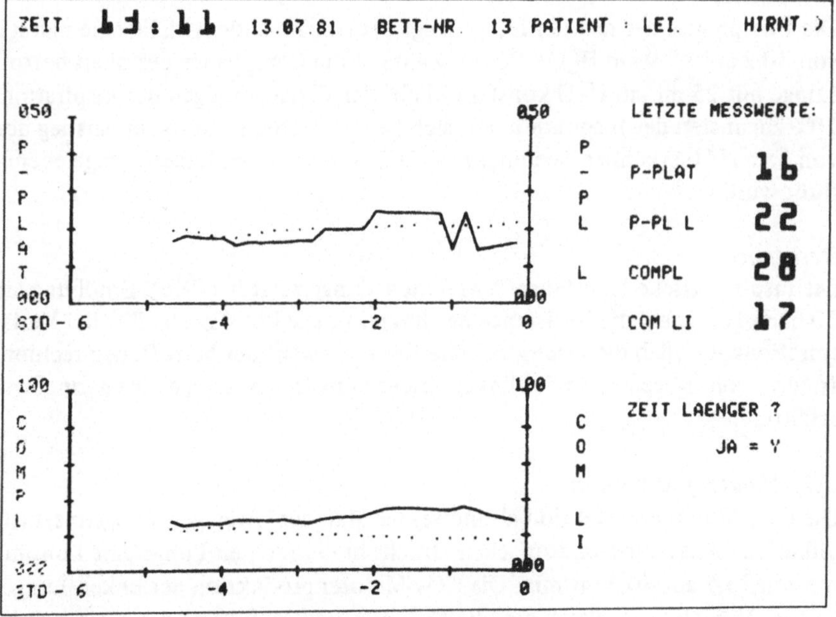

Abb. 150. Seitengetrennte Darstellung der Beatmungsdrücke *(rechts* ——*, links* $\cdots$*)* für die rechte und linke Lunge

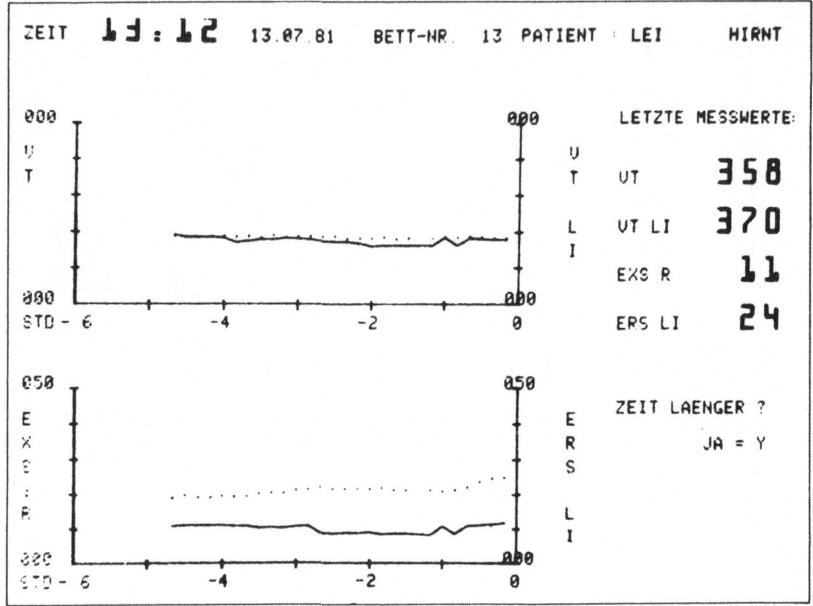

Abb. 151. Seitengetrennte Darstellung der effektiven Zugvolumina (*rechts* ——,
links · · · ·) *(obere Graphik)* sowie der exspiratorischen Resistance (*rechts* ——,
links · · · ·) *(untere Graphik)*

Compliance

Die Compliance der rechten Lunge zeigt bei zunehmendem PEEP eine mäßige Verbesserung
von 30,2 auf 33,9 cm H_2O/100 ml, während die Compliance der nicht betroffenen linken
Lunge mit 25 ml/cm H_2O konstant blieb. Bei Verlängerungen der Inspirationszeit auf bis zu
70% zugunsten der Inspiration läßt sich bei der rechten Lunge ein Anstieg der Compliance
von 25 auf 30 erkennen, wohingegen die Compliance der linken Lunge ebenfalls nicht beeinflußt wurde.

Resistance

Die inspiratorische Resistance der rechten Lunge zeigt bei PEEP-Erhöhung einen Abfall von
20 nach 10, wobei die Resistance der linken Lunge konstant bleibt. Bei Verlängerung der Inspirationszeit blieb die inspiratorische Resistance auf der betroffenen rechten Lunge unverändert, wohingegen sie in der linken, nicht betroffenen Lunge eine geringfügige Zunahme
erfährt.

CO_2-Minutenproduktion

Die CO_2-Minutenproduktion als indirektes Maß der jeweiligen Lungenperfusion zeigt bei Applikation eines endexspiratorischen Drucks in der rechten Lunge eine kontinuierliche Abnahme von 93,5 auf 80,3 ml/min. Die CO_2-Minutenproduktion der linken Lunge zeigt ein eben-
solches Verhalten, obgleich hier die CO_2-Minutenproduktion um etwa 10% höher liegt als
rechts. Bei Verlängerung der Inspirationszeit ist zunächst ein Anstieg der CO_2-Minutenpro-
duktion zu beobachten, dem dann bei Erhöhung der Inspirationszeit auf 70% des Atemzyk-

a		I/E (Inspirationszeit/Exspirationszeit) in %		
		35	53	70
$p_{A\,syst}$	(mmHg)	128,4 ± 20,9	126,5 ± 15,7	122,2 ± 12,5
HF	(1/min)	69,4 ± 9,9	74,4 ± 17,4	78,8 ± 18
ZVD	(cm H_2O)	6	8	7
p_{pulm}	(mmHg)	18,5 ± 1,5	20,3 ± 2,6	19,1 ± 3,2
PCWP	(mmHg)	7 ± 1	7 ± 1	8,5 ± 0,5
C.O.	(1/min)	4,7 ± 1,1	6,7 ± 3,2	4,55± 1,45
$\dot{Q}_S/\dot{Q}_T$	(%)	16,1 ± 6,5	14,6 ± 6,7	11,8 ± 5,5
TK_{O_2}	(dl/min)	69,1 ± 17,3	99,8 ± 42,7	71,5 ± 8,8
$D_{a\bar{v}O_2}$	(mmHg)	2,8 ± 0,8	3,4 ± 1,2	4,2 ± 1,7
D_{AaO_2}	(mmHg)	173,6 ± 66	167,9 ± 51,8	184,2 ± 95
LVSW	(g · m/m² KOF)	37 ± 11,3	50,2 ± 19,2	33 ± 9,45
SI	(ml/m² KOF)	29,2 ± 5	43 ± 13,4	30,5 ± 3
R_{pulm}	(dyn · s/cm⁵)	104 ± 16,8	91 ± 60,5	96,9 ± 60,2
C.I.	(l/m² KOF)	2,2 ± 0,5	3,2 ± 1,45	2,2 ± 0,6
p_aO_2	(mmHg)	205 ±120	151 ± 49,7	205 ± 14,3
p_aCO_2	(mmHg)	31,6 ± 1,5	31 ± 2,9	31,9 ± 2,3
Compl.	(ml/cm H_2O)	re. 25,9 ± 7,9 li. 25,3 ± 10,1	30,3 ± 9,6 24,4 ± 10	30 ± 7,0 25,7 ± 8,5
R_{ex}	(cm H_2O · s/l)	re. 22,6 ± 5,7 li. 18,6 ± 3,2	22,5 ± 7,9 22,4 ± 7,7	19,6 ± 2,7 22,4 ± 9,4
R_{in}	(cm H_2O · s/l)	re. 14,5 li. 15,3	14,2 16,7	14,4 15,8
V_T	(ml)	re. 352 ± 77 li. 375 ± 80	373 ± 43 376 ± 44	365 ± 44,9 330 ± 54,6
p_ECO_2	(Vol-%)	re. 3,4 ± 0,5 li. 3,4 ± 0,35	3,4 ± 0,4 3,2 ± 0,36	3,4 ± 0,26 3,5 ± 0,25
CO_2-Prod.	((ml/min)	re. 99 ± 32 li. 132 ± 35,4	114 ± 18 120 ± 43,1	106 ± 17,2 100 ± 15,2
V_D/V_T	(%)	re. 23 ± 8,3 li. 24 ± 5,4	19,9 ± 6,3 25,7 ± 6,3	32,3 ± 9,6 21,5 ± 4,5

Abb. 152a, b. Synoptische Zusammenfassung der Untersuchungsergebnisse in tabellarischer Form

b			Endexspiratorischer Druck in cm H_2O		
			0	6	12
$P_{A\,syst}$	(mmHg)		119 ± 12,3	125 ± 20,5	131 ± 16,2
HF	(1/min)		82 ± 19	82 ± 18,8	76 ± 12,9
ZVD	(cm H_2O)		10	13	12
P_{pulm}	(mmHg)		29,5 ± 18,4	22,3 ± 4,2	22,8 ± 5,2
PCWP	(mmHg)		11,2 ± 3	10,5 ± 2,2	10,2 ± 4
C.O.	(1/min)		5,1 ± 1,1	4,7 ± 1,3	4 ± 0,5
$\dot{Q}_S/\dot{Q}_T$	(%)		17 ± 7,1	19,3 ± 11,5	14,1 ± 12,8
TK_{O_2}	(dl/min)		81,6 ± 23,1	76,8 ± 21,1	62,8 ± 4,1
$D_{a\bar{v}O_2}$	(mmHg)		2,6 ± 0,56	3,1 ± 1,2	3,4 ± 0,46
D_{AaO_2}	(mmHg)		182 ± 63,7	222,2 ±164,2	213,3 ±174,7
LVSW	(g · m/m^2 KOF)		33 ± 6	44,9 ± 11,8	36,3 ± 8,5
SI	(ml/m^2 KOF)		33,9 ± 5,1	34,7 ± 9,6	29,9 ± 6,7
R_{pulm}	(dyn · s/cm^5)		89,9 ± 73,5	96,6 ± 27,5	121,4 ± 77,3
C.I.	(l/m^2 KOF)		2,6 ± 0,5	2,4 ± 0,65	2 ± 0,18
p_aO_2	(mmHg)		136 ± 64,7	212 ±136,2	225 ±150,8
p_aCO_2	(mmHg)		32,6 ± 5,1	33,6 ± 8,6	30,2 ± 4,7
Compl.	(ml/cm H_2O)	re.	30,2 ± 13,6	32,5 ± 10,7	33,9 ± 13
		li.	22 ± 6,1	21,7 ± 10,9	28,3 ± 14,7
R_{ex}	(cm H_2O · s/l)	re.	13,6 ± 9,3	14,2 ± 5,8	11,5 ± 4,7
		li.	15,3 ± 11,1	20,5 ± 22,2	14 ± 12,3
R_{in}	(cm H_2O · s/l)	re.	20,2	12,2	10,5
		li.	17,1	14,7	21,5
V_T	(ml)	re.	369 ± 69	373 ± 71,4	355 ± 68,3
		li.	333 ± 65,5	316 ±100,6	321 ± 69
p_ECO_2	(Vol.-%)	re.	3,8 ± 0,66	3,4 ± 0,87	3,3 ± 0,76
		li.	3,7 ± 0,7	3,1 ± 0,7	3,4 ± 0,5
CO_2-Prod.	(ml/min)	re.	106,4 ± 18,5	98,4 ± 23,9	25,9 ± 23,7
		li.	93,5 ± 36,4	84,2 ± 36,8	80,3 ± 34,8
V_D/V_T	(%)	re.	17,5 ± 10,5	26,5 ± 12,4	20,7 ± 15,5
		li.	27,7 ± 17,1	31,7 ± 15,2	19,9 ± 11,2

Abb. 152b

lus ein Abfall folgt. Die linke Lunge zeigt über den Untersuchungszeitraum einen kontinuierlichen Abfall der CO_2-Minutenproduktion von 132 auf 100 ml/min.

Endexspiratorische CO_2-Konzentration
Die Konzentration des endexspiratorischen CO_2 der rechten Lunge zeigt bei schrittweiser PEEP-Erhöhung keine nennenswerten Veränderungen, wohingegen die endexspiratorische CO_2-Konzentration der linken Lunge einen kontinuierlichen Abfall erkennen läßt. Die schrittweise Erhöhung der Inspirationszeit der rechten Lunge verursacht keine Veränderungen der endexspiratorischen CO_2-Konzentration rechts, ebensowenig der endexspiratorischen CO_2-Konzentration links.

Blutgase
Die zu den entsprechenden Meßzeitpunkten ermittelten Blutgase zeigen bei der PEEP-Applikation eine Zunahme des arteriellen Sauerstoffpartialdrucks (paO_2), während bei der Verlängerung der Inspirationszeit der arterielle Sauerstoffpartialdruck praktisch unverändert bleibt. Die arterielle Kohlensäurespannung ($paCO_2$) liegt für beide Patientengruppen bei 31 bzw. 33 mmHg.

Hämodynamik
Auswirkungen der differenten Lungenbeatmung in der beschriebenen Art und Weise auf die Druckverhältnisse des großen und kleinen Kreislaufs waren nicht zu erkennen. Lediglich bei PEEP-Applikation konnte ein Abfall des C.o. von 5 l auf 4 l/min nachgewiesen werden. Ein gleichsinniges Verhalten zeigt der Cardiac index (C.I.) mit einer Abnahme von 2,6 auf 2,0. Die Sauerstofftransportkapazität wurde dabei von 80 ml auf 72,8 ml reduziert. Der pulmonalvaskuläre Widerstand erhöhte sich bei der PEEP-Applikation von 89,9 auf 124,4 dyn $\cdot$ s $\cdot$ cm^{-5}, wohingegen er bei einer Verlängerung der Inspirationszeit von 104 auf 96 dyn $\cdot$ s $\cdot$ cm^{-5} abfällt. Das intrapulmonale Shuntvolumen nahm in beiden Kollektiven geringfügig über den Untersuchungszeitraum ab.

Die Ergebnisse legen nahe, daß eine gezielte einseitige PEEP-Applikation oder eine verlängerte Inspirationszeit zu keinen relevanten nachteiligen Auswirkungen auf die gegenseitige Lunge führt. Rückwirkungen auf die Hämodynamik nach unilateraler Applikation führten bei unserem Patientengut zu einer Verminderung des Herzzeitvolumens mit konsekutiver Verminderung der Sauerstofftransportkapazität.

Die klinische Anwendbarkeit der differenten Lungenventilation wird sicherlich zum einen durch den enormen apparativen und personellen Aufwand und durch die Verfügbarkeit der Geräte beeinflußt, zum anderen aber auch durch die Probleme, die eine Langzeitintubation mit einem doppelläufigen Tubus mit sich bringen. Die differente Lungenventilation kann als eine zwar aufwendige, aber doch wirkungsvolle Technik angesehen und bei schwerwiegenden Ventilations-Perfusions-Veränderungen oder bei der Gefahr einer Überblähung des Lungenabschnitts bei unilateralen pathologischen Veränderungen angewendet werden. Es wird aber auch bei dieser Beatmungsform ein individuelles Beatmungsmuster entsprechend den optimalen objektiven Parametern für jeden Patienten gefunden werden müssen.

Intensivmedizin

Die On-line-Registrierung kontinuierlich meßbarer Vitalparameter entlastet das auf einer
Intensivtherapiestation tätige Personal von monotonen Registriervorgängen und verbessert
durch ein häufigeres Abgreifen der Meßwerte die Aussage über den Zustand des Patienten,
was mit konventionellen Aufzeichnungen nicht möglich ist. Die Überlegenheit der graphischen
Präsentation ist seit der Einführung der Fieberkurve bekannt. Die menschliche Aufnahme-
fähigkeit für Zahlenkolonnen dagegen ist erfahrungsgemäß gering [126].

Bei der ausgewählten Patientin handelt es sich um die Diagnosen

– zentrale Beckenringfraktur,
– akutes Atemnotsyndrom des Erwachsenen.

Die Patientin war wegen eines wiederholten Suizidversuchs in ein auswärtiges Krankenhaus eingeliefert
worden. Aus Angst vor einer Magenspülung versuchte sie aus dem Fenster des Krankenhauses zu entkom-
men. Bei dem Sturz aus dem zweiten Obergeschoß zog sie sich die beschriebene Beckenringfraktur zu.
   Drei Tage später wurde die Patientin mit akutem Abdomen auf die chirurgische Wachstation unserer
Klinik aufgenommen. Die durchgeführte Laparatoskopie ergab ein subseröses Hämatom im Bereich der
Mesenterialwurzel, ein retroperitoneales Hämatom sowie reichlich eiweißhaltiges Sekret im Abdomen. Im
Verlauf desselben Tages entwickelte die Patientin eine akute respiratorische Insuffizienz, klinisch doku-
mentiert durch eine Dyspnoe und Zyanose. Auskultatorisch fanden sich grobblasige Rasselgeräusche über
allen Lungenabschnitten. Nach sofortiger Intubation wurde die Patientin zur Respiratortherapie auf die
Intensivtherapiestation verlegt. Mittels eines Pulmonaliskatheters konnte eine ausgeprägte pulmonale
Widerstandserhöhung diagnostiziert werden. Unter Vasodilatanzien und massiver Entwässerung konnte der
pulmonale Widerstand gesenkt und der Gasaustausch verbessert werden, so daß die Patientin nach 2 Tagen
bereits vom Respirator entwöhnt werden und am darauffolgenden Tag extubiert werden konnte.

Als Beatmungsgerät wird der Servoventilator 900B (Siemens Elema) verwendet. Er besitzt
eine elektronische Einheit, die eine kontinuierliche Erfassung des eingestellten Flowmusters
durch einen Funktionsgenerator erlaubt. Dieses Muster wird als analoges elektrisches Signal
wiedergegeben. Die Signale können zum Aufzeichnen oder zur weiteren Verarbeitung (Signalanalyse) verwendet werden. Mit Zusatzgeräten, wie dem CO_2-Analyzer 930 oder dem Lung
Mechanics Calculator 940, werden aus den zur Verfügung stehenden analogen Größen einschließlich der Zeitsignale Werte des Gasaustausches und der Lungenmechanik abgeleitet und
digital angeboten. Alle Größen können analog quasistatisch über spezielle Signalkabel auf den
ADU des Mikroprozessors gebracht werden. Der CO_2-Analyzer 930 basiert auf dem Prinzip
der Infrarotabsorption. Die von CO_2-Analyzer und Lungenwertrechner zur Verfügung gestellten Werte sind in einer Tabelle (Abb. 153a, b) zusammengestellt [111, 257, 258].
   Die hämodynamischen Meßgrößen werden über ein flexibles Monitoringsystem mit aus-
tauschbaren Vitalwerteinschüben erfaßt. Die Signalwerte stehen als digitale und als analoge
Größen zur Verfügung und können über spezielle Signalkabel mit dem ADU erfaßt werden.
Auf eine Analyse der analogen Druck- und Flußsignale wird verzichtet, da die oben beschriebenen Monitore diese Analyse selbständig durchführen. Die durch die Monitore angebotene
Genauigkeit genügt für die Aufzeichnung von Trends.
   Durch die Wiedergabe der erfaßten Vitalparameter als historische Trendverläufe bis zu
4 Parametern gleichzeitig wurde eine übersichtliche und bedienungsfreundliche Darstellung
der gewonnenen und daraus abgeleiteten Parameter auf Sichtschirmen als Basis für medizinische Entscheidungen geschaffen [26]. Diese Trendverläufe erlauben, bis zu einem Zeitraum
von 24 h bestimmte pathophysiologische Schwerpunkte in graphischer Form darzustellen.

---

a) *CO₂-Analyzer 930*

END TIDAL CO$_2$ CONC.
(endexspiratorische CO$_2$-Konzentration)

INEFF. TIDAL VOLUME
(ineffektives Tidalvolumen)

EFF. VENT.
(effektives Minutenvolumen)

CO$_2$ MINUTE PROD.
(CO$_2$-Minutenproduktion)

EFF. TIDAL VOLUME
(effektives Tidalvolumen)

CO$_2$ TIDAL PROD.
(CO$_2$-Tidalproduktion)

b) *Calculator 940*

PEAK PRESSURE
(Spitzendruck)

INSP. RESISTANCE
(inspiratorischer Widerstand)

COMPLIANCE
(Dehnbarkeit)

PAUSE PRESSURE
(Pausendruck)

EXP. RESISTANCE
(exspiratorischer Widerstand)

END EXP. LUNG PRESSURE
(endexspiratorischer Lungendruck)

Abb. 153a, b. CO$_2$-Analyzer 930 (a), Calculator 940 (b), jeweils erfaßte Größen

Entwicklungstendenzen des Krankheitsgeschehens können somit transparenter gestaltet werden (Abb. 154a, b).

Einer der wesentlichsten Vorteile des eingesetzten Patientendatensystems liegt in der ständigen Verfügbarkeit der erfaßten Daten innerhalb kürzester Zeit. Daraus resultiert insbesondere eine Entlastung des Pflegepersonals von teils monotonen, teils sehr aufwendigen Registriervorgängen. Die so gewonnene Zeit kommt unmittelbar der Patientenversorgung zugute. Nach unserer Meinung bedeutet das entwickelte Patientendatensystem eine sehr wertvolle und wichtige Hilfe beim Management des kritisch kranken Patienten mit respiratorischen Problemen.

Ausbildung

Anästhesie und Intensivmedizin

Fallbericht

Bei dem Patienten handelt es sich um einen 68jährigen Mann, der einem mesokavalen Shunt unterzogen wurde. Der postoperative Verlauf war zunächst problemlos, aber 6 h später konnten Anzeichen einer Nachblutung festgestellt werden. Die durchgeführte Revision ergab eine Nahtinsuffizienz im Anastomosenbereich. Die Relaparotomie wurde in Neuroleptanalgesie durchgeführt, wobei insgesamt für die 2stündige Operation 0,9 mg Fentanyl appliziert wurden.

Der unmittelbar postoperative Zustand des Patienten nach Narkoseausleitung — Gabe von Atropin, Pyridostigmin, Levallorphan — zeichnete sich durch stabile und kompensierte kardiozirkulatorische und respiratorische Verhältnisse aus.

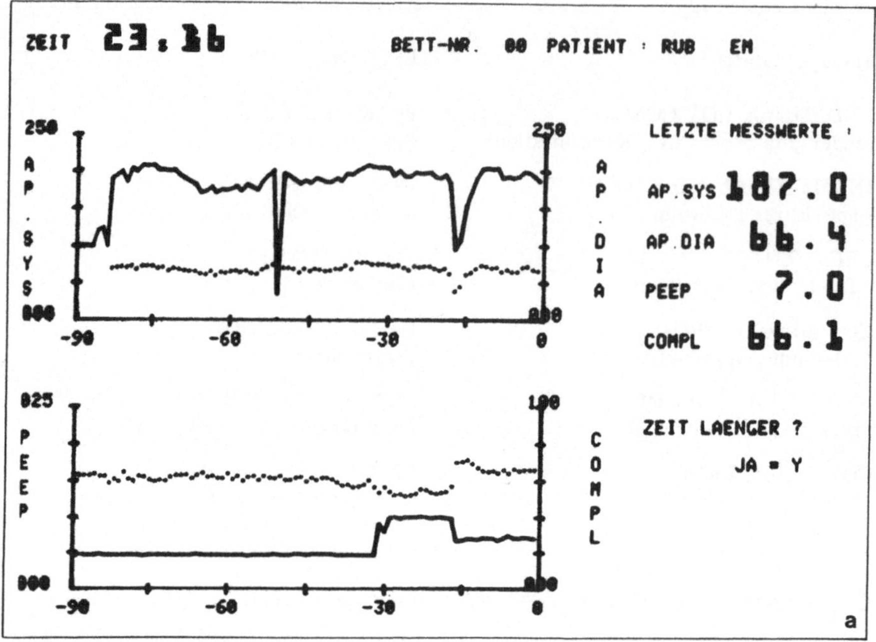

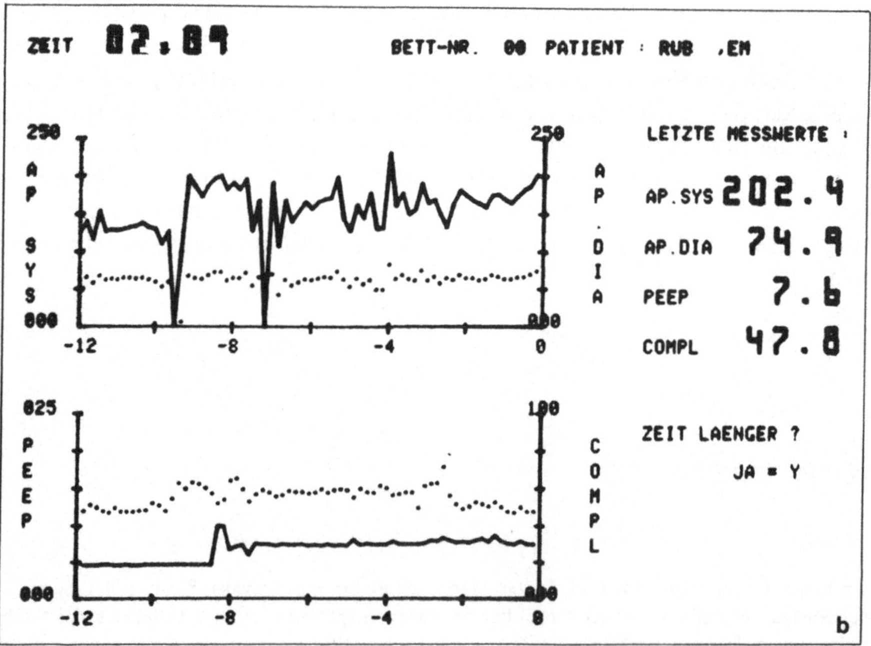

Abb. 154a, b. Überwachung und Übersicht von 4 ausgewählten Vitalparametern

Eine Stunde nach Beendigung der Anästhesie zeigte der Patient eine nachlassende Vigilanz, enge Pupillen und eine stark verlangsamte Atemfrequenz, bei weiterhin unauffälligem Kreislauf.

Die daraufhin durchgeführte Blutgasanalyse ergab folgendes Bild:

p_aCO_2	56 mmHg
p_aO_2	75 mmHg
pH	7,29
BE	−2,5
BIC ($NaHCO_3$)	21,6
SAT	92
Hb	11,4
Hkt	33

Die Eingabe in das Entscheidungstabellensystem führte zu folgender Diagnose (Abb. 155a): „Hyperkarbie mit respiratorischer Azidose: Opiatantagonist? Respiratortherapie".

Da klinische Zeichen einer neuromuskulären Störung ebensowenig vorlagen wie eine pulmonale, wurde ein Opiatantagonist (Narcan) appliziert. 20 min später ergab die Blutgasanalyse:

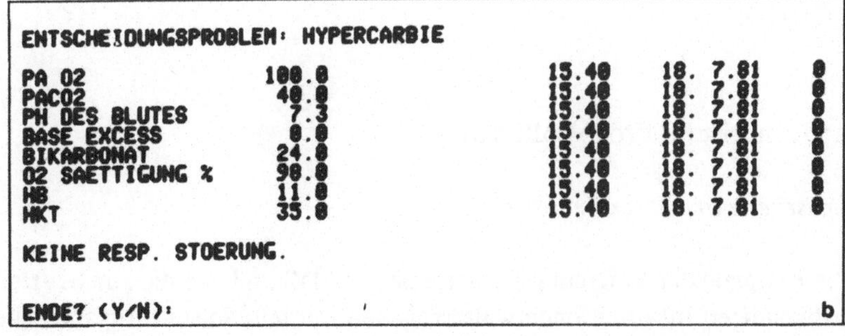

Abb. 155. a Darstellung einer Entscheidung durch den Computer nach Astrupeingabe zum Problem der Hyperkarbie. b Nach Therapie erneute Astrupeingabe mit Beurteilung durch den Computer

p_aCO_2	40 mmHg
p_aO_2	100 mmHg
pH	7,35
BE	−3
BIC ($NaHCO_3$)	21,5
SAT	94,5

Die Entscheidung des DEC-System (Abb. 155b): „Keine respiratorische Störung".

Fallbericht

Es handelt sich um eine 87jährige Patientin, die eine Endoprothese des Hüftgelenks in Neuroleptanalgesie erhalten hatte. Der präoperative Zustand der Patientin war altersentsprechend, d. h. kardiopulmonal kompensiert. Nach Narkoseausleitung bestand zunächst keine Auffälligkeit. 90 min später fiel im Aufwachraum eine zunehmende Schläfrigkeit und Bradykardie auf, die grobe Kraft war ungestört. Nach energischem Anruf atmete die Patientin für kurze Zeit frequenter.

Die daraufhin veranlaßte Blutgasanalyse und die Eingabe in das Entscheidungssystem führte zu folgendem Ergebnis (Abb. 156):

```
BETT 13     ZEIT:  1. 4     DATUM: 25. 7.81

FRA                   , EM                    300994

ENTSCHEIDUNGSPROBLEM: HYPERCARBIE

PA 02              130.0           0.20    25. 7.81    2
PACO2               57.0           0.20    25. 7.81    2
PH DES BLUTES        7.2           0.20    25. 7.81    1
BASE EXCESS         -0.8           0.20    25. 7.81    1
BIKARBONAT          16.4           0.20    25. 7.81    1
O2 SAETTIGUNG %     96.8           0.20    25. 7.81    0
HB                   7.9           0.20    25. 7.81    1
HKT                 28.0           0.20    25. 7.81    1

HYPERCARBIE M. RESP. AZIDOSE U. ANAEMIE: OPIATANTAGONIST? RESPIRATOR
        THERAPIE! SUBSTITUTION VON ERYTHROCYTEN.

ENDE? (Y/N):
```

Abb. 156. Entscheidungsausgabe nach Astrup- und Hb-, Hkt-Eingabe des zweiten Fallbeispiels: Hypercarbie mit respiratorischer Acidose und Anämie. Zusätzlich werden Therapievorschläge – Opiatantagonisierung, Respirator, Eythrocytengabe – ausgegeben

Automatische Protokollierung

Anästhesie und Intensivmedizin

Die Beispiele der Verlegungsberichte zeigen, daß und wie die zur Beurteilung des Patienten notwendigen Informationen weitergegeben werden. So sind Angaben über die Anamnese sowie die durchgeführte Operation vorhanden; hingewiesen wird auf Besonderheiten bzw. Komplikationen während der Anästhesie, z. B. hypertone Kreislaufreaktionen (Abb. 157a–c).
    Dokumentiert ist der direkte postoperative Krankheitsverlauf und Zustand des Patienten mit Beschreibung der vitalen Funktionen und der aktuellen laborchemischen Parameter (Abb. 158a–c).

```
STAEDTISCHE KRANKENANSTALTEN MANNHEIM
Fakultaet fuer Klinische Medizin der Universitaet Heidelberg
Institut fuer Anaesthesiologie und Reanimation
Direktor: Prof. Dr. H. Lutz


      Verlegungsbericht

                        Mannheim, den 15. 2.82

  Sehr geehrter Herr Kollege!

Wir berichten Ihnen ueber   FR        NE         10.03.14
                            KA             56
                            6700 LUDWIGSHAFEN


Anamnese:

  Der Patient erlitt 1968 einen Apoplex . 1980 trat
  eine Amotio fugax auf. Daraufhin wurde ein Carotis
  interna Verschluss diagnostiziert. Heute Carotis -
  TEA. Intraoperativ hypertone Kreislaufreaktion ;
  geringer Blutverlust
  Postoperativ ist der Patient ansprechbar;motorische
  Unruhe; Hypertonie mit Nitroglycerin behandelt


Allgemeine Befunde:

  Patient ist postoperativ wach ; periphere Vaso -
  Konstriktion und Frierreaktion ; klinisch suffi -
  ziente Spontanatmung und stabiler Kreislauf bei
  Verlegung auf die Wachstation
                                                      a

Problemliste (Problemnummer/ Problemzustand/ Problembenennung):
```

Abb. 157a–c. Darstellung eines computergestützt erstellten Verlegungsberichts – 1. Beispiel. **a** Anamnese und allgemeine Befunde. **b** Aktuelle Parameter zum Zeitpunkt der Verlegung. **c** Ausgabe der Kreislaufkurve (*S* systolischer Blutdruck, *T* Temperatur) mit Freitextraum für einen Therapievorschlag

Durch die Hinzufügung handschriftlicher Kommentare – z. B. Therapievorschläge – erhält der Bericht ein Maximum an Patientenspezifität. Der nachsorgende Arzt wird auf diese Weise präzise über den Zustand des Patienten in Kenntnis gesetzt und kann weitere notwendige Entscheidungen sicher und ohne Informationsverlust treffen.

Der Umgang mit einer großen Zahl von Daten ist ein großes Problem bei jeder Art der Informationsübermittlung. Die Vorteile des Computers als Kommunikationsmittel liegen darin, daß einmal eingegebene Daten in der gewünschten Form dargestellt werden können. Die sofortige und ohne Aufwand mögliche Erstellung eines vollautomatischen Verlegungsberichts führt zu einer Verbesserung der Kommunikation zwischen Stationsärzten und weiterbehandelndem Arzt. Durch die Korrekturmöglichkeit über den Texteditor bleibt auf jeden Fall der individuelle Briefcharakter erhalten.

Für die Anwendung eines solchen vollautomatischen Berichts sei folgendes Beispiel angeführt:

```
                                                                Seite    2

Die aktuellen Laborwerte sind anschliessend gruppiert dargestellt.

Die Erhebungszeit der Messwerte ist mit Tag/Stunde:Minute angegeben.


Lungenmechanik:

      LUNGENFUNKTIONSPARAMETER
18/12:00   C ml/cmWS        57.0  I 18/12:00   IF cmWS          -   20.0
18/12:00   Aa DO2 mmHG     170.0  I 18/12:00   VD/VT %              10.0


Gasaustausch:

      BLUTGAS-ANALYSE
18/15:40   1 a1, v2, U3,K4    1.0  I 18/15:40   Pa O2 cmWS        100.0
18/15:40   PaCO2 cm H20      40.0  I 18/15:40   PH des Blutes       7.0
18/12:00   BASE EXCESS        0.0  I 18/15:40   BIKARBONAT         24.0
18/15:40   O2 SAETTIGUNG %   90.0  I 18/15:40   Hb                 11.0
18/15:40   HKt               35.0


Haemodynamik:

      KREISLAUF
18/16:00   HERZRHYTM /min    94.0  I 18/16:00   AP syst mmHG      205.0
18/16:00   AP dia. mmHG      80.0  I 18/16:00   CVP cmWS           13.0
18/16:00   TEMPERATUR mC     37.0


Blut:

      GERINNUNGSSTATUS
15/12:00   PTT sec           23.0  I 15/12:00   QUICK %            96.0


Andere:

      LABORDATEN
18/16:00   GLUCOSE mg%      100.0  I 18/16:00   NA+ mval/1        144.0
18/16:00   K+ mval/1          4.0  I 18/16:00   KREATININ mg%      1.0

                                                                        b
Es folgt der Ausdruck der heutigen Fieberkurve.
```

Abb. 157b

Fallbericht

Ein 6jähriges Kind war aus dem fahrenden Zug gefallen, es war an der Unfallstelle sofort bewußtlos und hatte erbrochen. Bei der Aufnahme im Schockraum war das bereits intubierte Kind nicht ansprechbar. Es bestand eine offene Schädelverletzung links. Die Röntgenaufnahme des Schädels zeigte eine Impressionsfraktur links parietodorsal. Die Impressionsfraktur wurde sofort operativ versorgt. Postoperativ erfolgte die Übernahme des Patienten auf die Intensivtherapiestation.

Im weiteren Verlauf erfolgte eine antiödematöse Therapie mit Trapanal, Fortecortin und Hyperventilation. Unter dieser Behandlung kam es zu einer Besserung des neurologischen Befundes. Nach einer Woche konnte das Kind extubiert werden. Es war ansprechbar und kam Aufforderungen nach.

Den vollautomatisch erstellen Verlegungsbericht für den 6jährigen Patienten zeigt Abb. 159a–c.

230
39.4
210
39.0
190
38.6
170
38.2
150
37.8
130
37.4
110
37.0
90
36.6
70
36.2
50
35.8
30
35.4
10
10
STD. 0 1 2 3 4 5 6 7 8 9 10 11 12 13 14 15 16 17 18 19 20 21
S   S
S
S
S   S
S   S
S
S
T
D   PP P P
D   P   P
PDP D   D D
D   D D
D
TTT TT   T
Therapievorschlag:
Mit Kollegialen Gruessen
HARTUNG   OSSWALD   LUTZ   C

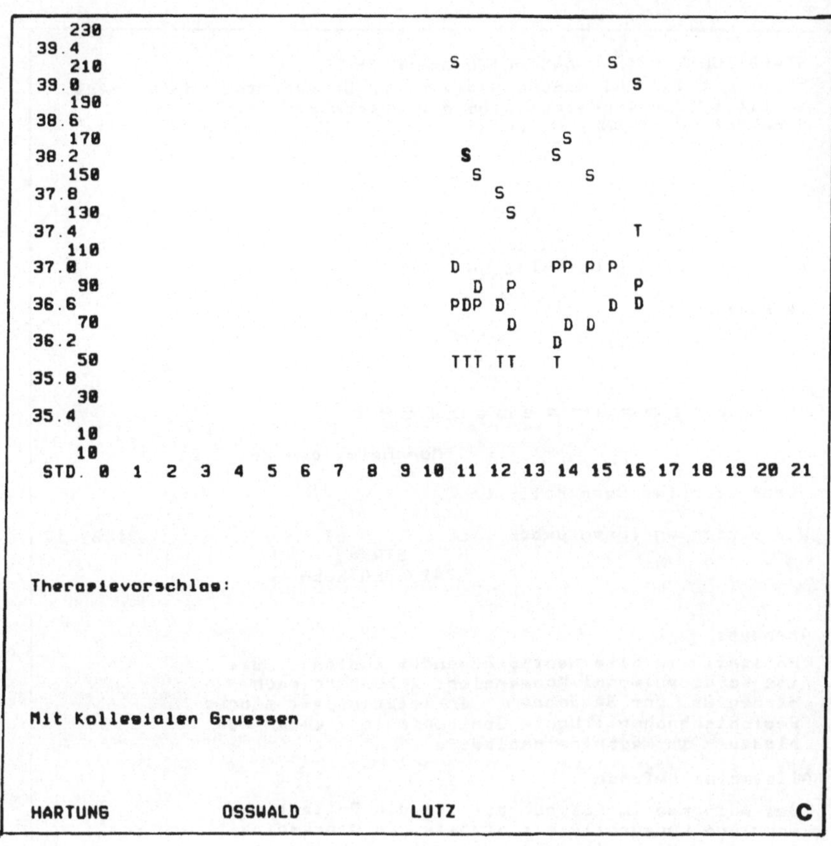

Abb. 157c

```
STAEDTISCHE KRANKENANSTALTEN MANNHEIM
Fakultaet fuer Klinische Medizin der Universitaet Heidelberg
Institut fuer Anaesthesiologie und Reanimation
Direktor: Prof. Dr. H. Lutz




An d. Kollegen d.Wachstation

im Hause




      Verlegungsbericht

                       Mannheim, den 28. 7.81

  Sehr geehrter Herr Kollege!

Wir berichten Ihnen ueber   EL.        . LI.            31.07.17
                            H.      STR.4.
                            6741 BOEDINGEN


Anamnese:
  Patientin in altersentsprechendem Zustand ; sie
  ist Kardiopulmonal Kompensiert ; Zustand nach
  Struma Op. vor 34 Jahren ; in letzter Zeit starke
  Gewichtsabnahme ; heute Gastrektomie - wegen Neo-
  plasma - in Neuroleptanalgesie .

Allgemeine Befunde:
  Bei Aufnahme im Aufwachraum ist die Patientin
  wach und Kooperativ mit stabilen Kardiorespira-
  torischen Verhaeltnissen und gut durchbluteter
  warmer Peripherie . Intraoperativ war ein Blut-
  verlust von 1100 ml zu verzeichnen ; bei Verle-
  gung auf die Wachstation weiter stabile vitale
  Funktionen .
                                                          a
Problemliste (Problemnummer/ Problemzustand/ Problembenennung):
```

Abb. 158a–c. Darstellung eines computergestützt erstellten Verlegungsberichts – 2. Beispiel. **a** Briefkopf, Patientenidentität sowie Anamnese und allgemeine Befunde. **b** Aktuelle Parameter zum Zeitpunkt der Verlegung. **c** Ausdruck der Kreislaufkurve (*S* systolischer Blutdruck, *D* diastolischer Blutdruck, *T* Temperatur, *P* Pulsfrequenz)

```
Die aktuellen Laborwerte sind anschliessend gruppiert dargestellt.

Die Erhebungszeit der Messwerte ist mit Tag/Stunde:Minute angegeben.

Gasaustausch:

      BLUTGAS-ANALYSE
28/19:20  1 a1, v2, U3.K4      4.0  I 28/19:20  Pa O2 cmWS      157.0
28/19:20  PaCO2 cm H20        41.0  I 28/19:20  PH des Blutes     7.0
28/19:20  BASE EXCESS    -     3.0  I 28/19:20  BIKARBONAT       21.0
28/19:20  O2 SAETTIGUNG %     98.0  I 28/19:20  Hb               14.0
28/19:20  HKt                 42.0


Haemodynamik:

      KREISLAUF
28/19:40  HERZRHYTM /min      90.0  I 28/19:40  AP syst mmHG    160.0


Blut:

      GERINNUNGSSTATUS
28/19:40  PTT sec             20.0  I 28/19:40  QUICK %        100.0
28/19:40  PTZ sec             17.0  I 28/19:40  FIBRINOGEN mg%  160.0


Andere:

      LABORDATEN
28/19:40  GLUCOSE mg%        130.0  I 28/19:40  NA+ mval/l     145.0
28/19:40  K+ mval/l            4.0  I 28/19:40  CA++ mval/l      2.0


      LEBER
28/19:40  BILIR.GES mg%        0.2  I 28/19:40  HARNSAEURE mg%   6.0


Es folgt der Ausdruck der heutigen Fieberkurve.                        b
```

Abb. 158b

```
                                                          Seite    3
    230
39.4
    210
39.0
    190
38.6                                                        S
    170
38.2                                                        S S SS
    150
37.8
    130
37.4
    110
37.0                                                        PPP P
     90                                                          P
36.6                                                        DDD DD
     70
36.2
     50
35.8
     30
35.4
     10
     10
 STD. 0  1  2  3  4  5  6  7  8  9 10 11 12 13 14 15 16 17 18 19 20 21



Therapievorschlag:



Mit Kollegialen Gruessen



HARTUNG          OSSWALD          KLOSE                                c
```

Abb. 158c

```
STAEDTISCHE KRANKENANSTALTEN MANNHEIM
Fakultaet fuer Klinische Medizin der Universitaet Heidelberg
Institut fuer Anaesthesiologie und Reanimation
Direktor: Prof. Dr. H. Lutz
Intensivtherapiestation




        V e r l e g u n g s b e r i c h t

                            Mannheim, den 14. 1.81

  Sehr verehrte Frau Kollega! Sehr geehrter Herr Kollege!

 Wir berichten Ihnen ueber   Ze. S.          20.05.74
                             K1;5B
                             6800 MANNHEIM 1


 Anamnese:

  Das Kind war aus dem fahrenden Zug gefallen. Anschliesende
  Bewusstlosigkeit; Erbrechen; Blutung aus dem li Ohr.
  Das Kind Kam um 17.15 Uhr intubiert zur Aufnahme in den
  Schockraum. Es wurde beatmet.
  Auf Schmerzreize zeigte es gezielte Abwehrreaktionen li>>re.
  Die Pupillen waren seitengleich.
  Operation zur Hebung der Impressionsfraktur bei offener Hirnverletzun
  Postop. bestand eine Pupillendifferenz re>li.
  Um 22.00 Uhr Aufnahme auf der Intensivstation: RR 105/80 Hf 108/min.

 Allgemeine Befunde:

  Bewusstloses; nicht ansprechbares Kind; oral intubiert u. beatmet.
  Pupillen re>li; Lichtreflexe re u. li pos.
  CT d Schaedels: unter der Impressionsfraktur Contusionsherd.
                  die Subarachnoidalraeume sind frei.
  Procedere: Im Anschluss an die operative Versorgung antioedematoese
             Therapie mit Fortecortin und Trapanal. Hyperventilation.
             Antibiotische Abdeckung.


 Problemliste (Problemnummer/ Problemzustand/ Problembenennung):
 01    AKTIV  CEREBRUM              02      AKTIV  ATMUNG          a
```

Abb. 159a–c. Vollautomatisch erstellter Verlegungsbericht

```
                                                                    Seite    3

Die aktuellen Laborwerte sind anschliessend gruppiert dargestellt.

Die Erhebungszeit der Messwerte ist mit Tag/Stunde:Minute angegeben.


Lungenmechanik:

        LUNGENFUNKTIONSPARAMETER
14/19:20   C ml/cmWS            40.0  I 14/19:20  Ao D02 mmHG        318.0


        MECHANISCHE VENTILATION
14/16:00  1 I=1,K=2,T=3          3.0  I 14/16:00  FiO2 %              40.0
14/16:00  Ve (l/min)            12.0  I 14/16:00  FREQUENZ /min       12.0
14/16:00  PEAK cmWS             30.0  I 14/16:00  PEEP cmH20           8.0
14/16:00  I/E (%)               34.0


Gasaustausch:

        BLUTGAS-ANALYSE
14/16:00  1 a1, v2, U3,K4        1.0  I 14/16:00  Pa O2 cmWS         117.0
14/16:00  PaCO2 cm H20          38.0  I 14/16:00  PH des Blutes        7.0
14/16:00  BASE EXCESS            2.0  I 14/16:00  BIKARBONAT          22.0


Haemodynamik:

        KREISLAUF
14/17:00  HERZRHYTM /min       119.0  I 14/17:00  AP syst mmHG       160.0
14/17:00  AP dia. mmHG          80.0  I 14/17:00  TEMPERATUR gC       38.0


Blut:

        GERINNUNGSSTATUS
14/14:00  PTT sec               48.0  I 14/14:00  QUICK %             92.0
14/14:00  PTZ sec               15.0  I 14/14:00  FIBRINOGEN mg%     217.0


Andere:

        LABORDATEN
14/07:00  GLUCOSE mg%          133.0  I 14/07:00  NA+ mval/l         144.0
14/07:00  K+ mval/l              4.0  I 14/07:00  CA++ mval/l          1.0
14/07:00  CL- mval/l           107.0  I 14/14:00  KREATININ mg%        0.0
14/07:00  HARNSTOFF mg%         63.0  I 14/07:00  OSMOLARITAET       290.0
14/07:00  GES.EIW. g/l          50.0

        URIN                                                           b
14/19:20  NA mval/24h           48.0  I 14/19:20  K mval/24h          33.0
14/19:20  OSMOLARITAET         660.0
```

Abb. 159b

Seite 5

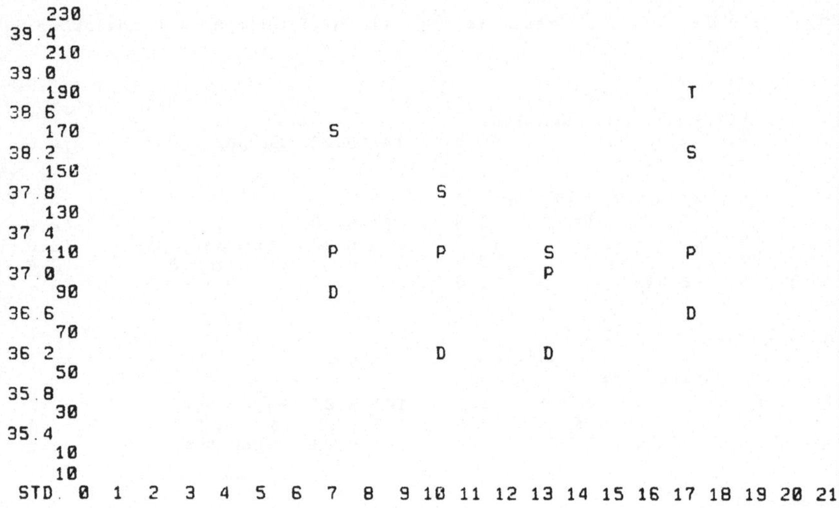

Therapievorschlag:

Mit Kollegialen Gruessen

HARTUNG KLOSE LUTZ **c**

Abb. 159c

Diskussion

Bestehende Systeme

Fortschritte in Elektronik, Meßtechnik und Computertechnologie haben in den letzten Jahren die Möglichkeit der kontinuierlichen Überwachung von Vitalparametern wesentlich verbessert. Dies findet seinen Niederschlag in der Entwicklung zahlreicher hochspezifizierter Überwachungssysteme [138, 241].

Zur Zeit existieren im wesentlichen 6 kommerzielle Systeme, die eine rechnergestützte Überwachung von kritisch Kranken anbieten. Diese werden von den Firmen Siemens, Hewlett Packard, Kontron, Hellige und Philips angeboten. Darüber hinaus gibt es noch eine Reihe von verschiedenen Arbeitsgruppen erstellter Patientendatensysteme.

Einige der interessantesten Entwicklungen, welche die Industrie heute auf dem Markt anbietet, sollen unter Berücksichtigung der eigenen Entwicklung diskutiert werden.

Kommerzielle Systeme

Fünf von sechs Systemen benutzen eine zentrale Prozeßrechneranlage der Fa. Dec vom Typ PDP 11. Unterschiede bestehen in den verwendeten bettseitigen Monitoren der einzelnen Firmen sowie in der zugehörigen Software. Den größten Aufwand treibt dabei sicherlich die Fa. Kontron, die eine On-line-Erfassung von Infusionsdaten, respiratorischen und hämodynamischen Größen sowie von Gasanalysen (z. B. intravasale kontinuierliche Messung des Sauerstoffpartialdrucks) erlaubt. Keines der Systeme realisiert das Konzept bettseitiger Mikrorechner, sondern alle haben eine zentrale Einheit. Dies kann mit der langen Entwicklungszeit für die Software begründet werden, da zu Entwicklungsbeginn eine Realisierung mit bettseitigen Mikroprozessoren noch zu kostspielig war. Als Folge hiervon sind die Möglichkeiten zumeist auf das Monitoring von hämodynamischen Parametern wie Kreislaufdrücke und Herzfrequenz sowie auf die Erkennung und Interpretation von EKG-Anomalien beschränkt. Eine Überwachung von Respiratorgrößen ist im Ansatz nur bei dem von der Fa. Kontron angebotenen System und in den Systemen von Siemens und Hellige realisiert. Kleine Unterschiede bestehen in der Konzeption des Systems von Siemens. Hier werden bettseitig bereits hochintegrierte Monitore verwendet, die eine Vorverarbeitung dynamischer Meßwerte vornehmen und so den zentralen Rechner durch diese sich wenig ändernden „quasistatischen" Meßwerte entlasten.

Eine Textverarbeitung mit dem Ziel einer Berichterstattung fehlt vollständig. Hauptschwerpunkte der kommerziellen Systeme liegen vielmehr in der Entwicklung aufwendiger, bedienungsfreundlicher Bildschirmmonitore sowie der Erkennung und Interpretation von Anomalien im EKG mit entsprechender Alarmierung. Alle gespeicherten Daten werden in sog. Trends ausgegeben. Damit ist die graphische Präsentation der Werte gegenüber einem bestimmten Zeitraum gemeint. Andere Abhängigkeiten können nicht aufgezeigt werden. Gespeichert werden die Daten über einen Zeitraum von ca. 3 Tagen auf einer Magnetplatte, danach kann eine Archivierung auf Band vorgenommen werden. Die Daten können dabei nicht editiert werden, d. h. eventuelle Meßfehler können nicht gekennzeichnet oder geändert werden.

Im vergangenen Jahr brachten verschiedene Firmen eine neue Generation von Überwachungsgeräten auf den Markt, die die enorme Entwicklung der vergangenen Jahre auf dem Sektor der Hardware berücksichtigen. So bieten die Firmen Siemens und Philipps Monitorsysteme an, in denen die aufgenommenen und vorverarbeiteten Daten hämodynamischer Parameter bis zu 24 h gespeichert und ohne zusätzliche Rechnerkapazität in Form von Trends auf dem in den Monitor integrierten Bildschirm dargestellt werden können. Eine Erweiterung dieses Monitorings ist zu erwarten bzw. wurde von der Fa. Siemens bereits begonnen. Die derzeit wohl modernste Technologie bietet die Fa. Hellige mit im Monitor integrierten frei programmierbaren Mikroprozessoren. Allerdings ist die im System befindliche Software nocht nicht völlig ausgereift, kompliziertere berechnete Größen werden ebenfalls nocht nicht jederzeit ermittelt. Die Archivierung der on line erfaßten Daten erfolgt bei einem Meßintervall von 2 min im Rechner für 48 h.

Der überwachbare Zeitraum ist aber ähnlich den anderen Systemen durch die verwendeten Speicherkapazitäten auf maximal 3 Tage begrenzt, wenn nicht Erweiterungen vorgenommen werden.

Von Arbeitsgruppen erstellte Systeme

Einige Arbeitsgruppen haben computergestützte Überwachungssysteme erweitert, mit dem Ziel, Einzelpatienten mit spezifischem Krankheitsbild oder klinikbezogenen Bedürfnissen Rechnung zu tragen. So stellen Conrad u. George ein Off-line-System zur Unterstützung des Managements beatmeter Patienten vor. Das System ist in FORTRAN geschrieben und nach Aussage der Autoren auch für den unerfahrenen Benutzer einfach zu bedienen. Berechnungen respiratorischer Größen erfolgen nach etablierten physiologischen Beziehungen. Die Ausgabe der Daten ist in Form von Listen als sog. Intensivprofil möglich [46].

Die Arbeitsgruppe um Kalinsky berichtet von einem interaktiven Computersystem, das auf Mikroprozessoren die kontinuierliche Erfassung hämodynamischer Parameter eines Patienten verwirklicht. Alle erfaßten Parameter können als Trend über die letzten 24 h präsentiert werden. Verordnungen oder Kommentare können off line zeitbezogen ergänzt werden. Das SOLO-System ist auf einem LSI-11-Mikroprozessor mit 28 kByte installiert [45]. Dieses wurde Grundlage des kommerziellen Systems der Fa. Hewlett Packard.

Janson et al. erarbeiteten spezielle Algorithmen zur Verbesserung des kardiopulmonalen Managements während des Weanings. Die physiologische Basis des Systems stellt die Optimierung des Sauerstoffangebots dar. Eine unsorgfältige Anwendung des Systems mindert nach Meinung der Autoren bedeutend den Wert automatisch gewonnener Information [107].

Das von Giere [76, 77, 78, 80] entwickelte System (DUSP/DUTAP) ist ein flexibles Programmsystem zur Erfassung von Befunden aller Art. Neben dem Datenerfassungs- und Datenspeicherungssystem (DUSP) besteht ein eigener Systemteil zur Datenausgabe (DUTAP). Dieses System ist ausgereift und jahrelang erprobt. In seiner modernsten Version läuft es unter MUMPS auf Philips-Kleinrechnern. In einer älteren Version läuft es auf einem Dietz-Rechner, doch läßt dieses Programm nur einen Single-user-Betrieb zu.

Das System KRAZTUR wurde von einer Arbeitsgruppe der Thoraxklinik in Heidelberg als Forschungsprojekt DVM 311 entwickelt [62]. Es führt ein Tumorregister mit den Zielen der Datenhaltung, Auswertung und der Kommunikation. Es repräsentiert ein sehr flexibles und intelligentes System und läuft auf Kleinrechnern der Fa. Dec.

Das Forschungsprojekt „Klinisches Kommunikationssystem am Krankenhaus Bethanien in Moers" arbeitet mit Dietz-Rechnern und dem von der Fa. Dietz entwickelten Datenbanksystem MAGICS. Ziel dieses Systems ist die computergestützte Kommunikation. Im Mittelpunkt steht die Krankenvisite, wozu die Daten so angeordnet sein müssen, daß für die Visite in ihnen „geblättert" werden kann [262]. Dieses System arbeitet mit besonders ausgerüsteten Bildschirmen und benötigt mit dem Datenbanksystem MAGICS allein bereits 8 kByte Hauptspeicherplatz als Zwischenspeicher für Primär- und Sekundärdaten.

Das Göttinger Informationssystem für Intensivpflege (GISI) unterstützt z. Z. den Routinebetrieb der klinikeigenen Intensivstationen mit 8 Betten [59, 242, 250]. Im Rahmen seines funktionell dezentralen Netzwerks auf 2 Ebenen aus 4 Mikro- und einem Minirechner erfolgen Dateneingabe und Datenausgabe „vor Ort". Die Aufgaben einer Real-time-Patientenüberwachung werden bettseitig von Mikrorechnern übernommen. Diese sind an einen gemeinsamen Hintergrundrechner gekoppelt. Integration und Verwaltung sind neben einer kontinuierlichen Alarmüberwachung, der Auswertung und parameterspezifischen Analyse von Rohdaten Schwerpunkte des Systems. Die Grundsätze der verwendeten Analyseprogramme sind identisch mit den am Thoraxcenter, Rotterdam, verwendeten Algorithmen. Alle abgeleiteten Vitalparameter werden numerisch angezeigt, zusätzlich ist die Ausgabe einer graphischen Darstellung von 2 frei wählbaren Trends, basierend auf retrospektiven Datenbeständen, möglich [239].

Ein 8stündlicher Report ist in Form einer Zusammenfassung aller abgespeicherten Informationen pro Patient und Schicht vorgesehen.

Das System arbeitet mit PDP-11-Rechnern unter dem Datenbanksystem MUMPS.

Im Thoraxzentrum Rotterdam steht dem Pflegepersonal der Intensivstation ein sehr aufwendiges Computersystem zur Verfügung, das die On-line-Erfassung von Vitalparametern mit anschließender graphischer Darstellungsmöglichkeit erlaubt. Ausgaben dieser Kurven können in einem Intervall von 25 min oder 24 h angefordert werden. In der Zentrale werden die Alarme auf definierten Prioritätsebenen aufgezeichnet. Für die Auswertung des Elektrokardiogramms steht ein EKG-Musterprogramm zur Verfügung, das auf dem R-R-Intervall basiert. Das System wird als leicht bedienbar empfunden und erleichtert dem Pflegepersonal durch Zeitersparnis die Pflege [296].

Das System arbeitet mit PDP-9-Rechnern und einem PDP-15-Rechner als EKG-Präprozessor. Parallel dazu wurde ein System entwickelt, das die sofortige Analyse und Kontrolle pulmonaler und kardiovaskulärer Funktionen während der Anästhesie und der unmittelbar postoperativen Phase erlaubt. Die zentrale Einheit wird von dem Servoventilator 900B mit der von Siemens Elema entwickelten Calculation-Unit zusammen mit einem nach den individuellen Bedürfnissen des Thoraxzentrums erweiterten Überwachungssystem der Fa. Hewlett Packard dargestellt [217, 218].

1967 wurde ein Real-time-Rechner mit 5 graphischen Terminals und bettseitigen Eingabetastaturen in den Thoraxkliniken des Karolinska-Krankenhauses in Stockholm installiert [181]. Das beschriebene Datensystem vereinfacht die Auswertung der Patientendaten und bringt durch die Übernahme sonst aufwendiger Berechnungen eine Zeitersparnis.

Das System arbeitet mit einem Censor 908 und Graphoskop-Sichtendgeräten.

EDV-unterstützte Verfahren zum automatischen Schreiben von Arztbriefen bei gleichzeitiger Befunddokumentation werden teilweise schon seit mehr als 10 Jahren in der Klinikroutine eingesetzt.

Der einfachste Schritt zur automatischen Dokumentation von Befunden ist sicher die Einführung von Schreibautomaten.

Die sog. programmierte Textverarbeitung (PTV) bietet sich an, um häufig wiederkehrende Tatbestände zu dokumentieren. Der PTV-Brief besteht analog dem konventionellen Brief aus verschiedenen Bausteinen — zum einen aus dem Grundgerüst eines jeden Arztbriefs (Anrede, Therapievorschläge, Grußformel), zum andern aus den spezifischen Aussagen der betreffenden Krankheit. Die PTV wurde von Jester u. Imhof [109] entwickelt und an der Medizinischen Hochschule Hannover in der Klinik für Abdominal- und Transplantationschirurgie angewandt. Auch das „Radiological Diagnosis Report Writing System" (RADIAR), das von Laeser zusammen mit der Fa. De Oude Delft entwickelt wurde, basiert auf dem Prinzip des Schreibautomaten [146]. Bei RADIAR tritt an die Stelle des Texthandbuchs ein Projektionsschirm, welcher die Selektionsmöglichkeiten durch einen Mikrofilm wiedergibt.

Die nächste Stufe zeigt Modelle zur Kodierung und Speicherung diktierter Befundberichte. Als Beispiel sei hier das System RADIOMAT (Rationalisierung der Arbeit in der Diagnostik durch individuell organisiert mögliche Textverarbeitung) erwähnt [83]. Auf der Grundlage des Systems DUTAP [78] haben Gockel et al. [83] ein System entwickelt, das speziell auf die Anwendung in der Praxis eines Radiologen zugeschnitten ist. Die Basis bildet ein leicht erlernbares Kodierungssystem, das durch sog. Modifikatoren auch für spezielle Fälle genügend differenziert werden kann. Dabei wird das konventionelle Verfahren des Diktats auf Magnetband mit nachfolgender Übertragung auf die Schreibmaschine beibehalten. Die gewöhnliche Schreibmaschine wird lediglich durch einen off line betriebenen Fernschreiber ersetzt. Dadurch wird eine komplikationslose Einfügung von beliebig langen Klartextstücken in die Reihe der Codezahlen möglich.

Bei den Informationssystemen werden alle Patientendaten im Rechner erfaßt und gespeichert. Die Datenerfassung ist unterschiedlich realisiert:

— Markierungsbelege, z. B. FISS (Freitextsynthesesysteme [104],
— Erhebungsbögen, z. B. DUSP [76, 80],
— Abfragesysteme, z. B. HABERT (halbautomatische Befundung von Röntgenaufnahmen der Thoraxorgane [58].

Die Abfragesysteme sind in der Regel übersichtlicher, da der Arzt nur mit einer Auswahl der Fragebögen konfrontiert wird, die er selbst durch die eingegebenen Daten steuert. Bei der Datenerfassung auf Papier ist zusätzlich eine Schreibkraft mit der Eingabe der spezifischen Codes am Terminal bzw. mit der Überprüfung der Markierungsbelege beschäftigt.

Hierher gehören auch die oben bereits aufgeführten Systeme DUSP [76, 80] und KRAZTUR [62]. Bei dem System von Giere werden die Daten durch DUSP erfaßt und im Falle einer Befundschreibung durch DUTAP (vgl. oben) aufbereitet. Basis dieses Programmsystems ist eine leicht verständliche Programmiersprache in Form einer sog. Metasprache.

Eine andere Variante ist das SystemKRAZTUR. Es bietet die Möglichkeit, Standardbriefe wie beispielsweise Einbestellbriefe oder Nachsorgebriefe zu erstellen. Zuvor werden die festgelegten Minimaldaten auf Vollständigkeit geprüft. Der Bericht wird dann datengesteuert aus einzelnen Textbausteinen zu mehreren fest vorgegebenen Textblöcken zusammengesetzt.

Darüber hinaus gibt es Systeme zur Freitexteingabe, bei denen der Arztbrief auf konventionelle Art diktiert und geschrieben wird. Als Nebenprodukt wird ein Lochstreifen gestanzt, der in einen Rechner eingelesen wird. Der eingelesene Brieftext wird anschließend einer Klartextanalyse unterzogen, und die Basiskodumentation wird auf diese Weise extrahiert.

Zwei zusammenhängende Arbeiten vom Department of Pediatrics of the University of Utah Medical Center berichten als einzige von einer eigentlichen Berichterstellung im Rahmen der Intensivtherapie [105, 106]. Ausgangspunkt für die Entwicklung waren die hohen Fehlerraten der Krankenblätter. Durch die doppelte Schreibkraft bei verschiedenen Formularen wurde die Fehlerwahrscheinlichkeit zusätzlich erhöht und eine Fehlerrate bis zu 25% erreicht [180, 225]. Zudem waren Ärzte und Schwestern mit Schreibarbeit zu sehr belastet. Es wurde ein einziges Formular entworfen, das weitgehend alle Daten erfaßt. Die Patientendaten werden zu bestimmten Zeiten registriert und laufend ergänzt. Bei Entlassung oder Tod sieht eine verantwortliche Person alle Daten durch und vervollständigt das Formular durch die Eingabe von Behandlungsverfahren und Diagnosen.

Der Computer erstellt dann automatisch den Entlassungsbericht und Briefe an andere beteiligte Ärzte, Versicherungen bzw. Kassen und an das „Department of Public Health Infant Transport Summary". Der Arzt prüft und unterzeichnet den Bericht vor der Versendung. Eventuelle formale oder inhaltliche Fehler werden am nächsten Tag von der verantwortlichen Person, dem „Project Nurse Coordinator", verbessert.

Für die Auswertung der gespeicherten Daten bietet das System die Möglichkeit, unabhängige und abhängige Variablen gegeneinander darzustellen.

Nach Meinung der Autoren hat sich das System inzwischen in der Anwendung bewährt, die Fehlerquote konnte auf ein Zwölftel gesenkt werden [106].

Die Hardware des Systems besteht aus Terminals vom Typ IBM 3270 und einem Konsoldrucker. Die Terminals sind an den Großrechner der Universität Utah (IBM 370/158) angeschlossen. Die Dateneingabe geschieht mit Lichtgriffeln.

Alle kommerziellen Systeme bedienen sich benutzerfreundlicher bettseitiger Monitore, zu deren Bedienung eine ausgefeilte Software zur Verfügung steht. Die Systeme eignen sich gut zur kontinuierlichen Überwachung bis zu einem Zeitraum von wenigen Tagen [19, 37, 43, 105, 106, 149, 179]. Schwächen zeigen alle diese Systeme in einer inzwischen etwas überholten Grundstruktur. Nachteile liegen in einer unzureichenden Darstellung von Abhängigkeiten verschiedener Überwachungsgrößen sowohl unter therapeutischen als auch unter wissenschaftlichen Gesichtspunkten. Die kontinuierliche Überwachung von Beatmungsparametern ist nur teilweise realisiert. Mittelungen und Gruppierungen als Voraussetzung zur Entwicklung optimaler Beatmungsmuster sind nicht verwirklicht, eine therapeutische Entscheidungshilfe bis hin zu einer etwaigen Respiratorsteuerung ist in allen Konzepten der kommerziellen Systeme nicht vorgesehen und kann mit den zugrundeliegenden Strukturen auch nicht realisiert werden.

Die von verschiedenen Arbeitsgruppen erstellten Systeme repräsentieren überwiegend sehr flexible und komfortable Patientendatensysteme. Es darf dabei aber nicht übersehen werden, daß alle diese Systeme in erster Linie „marktgerecht" entwickelt worden sind, d. h., daß spezifischen stationsinternen Bedürfnissen nicht von vornherein Rechnung getragen werden kann. Die Anschaffung eines kommerziell entwickelten Systems und dessen stationsgerechte Erweiterung schied für uns aus, da mit den im Rahmen eines Forschungsprojekts bewilligten Geldern am Institut eine Prozeßrechneranlage bereits zur Verfügung stand. Eine Übertragung bereits entwickelter Software kam wegen fehlender Kompatibilität nicht in Frage. Die Erstellung eines ärztlichen Berichts, der den Bedürfnissen unserer Intensivtherapiestation hätte gerecht werden können, fehlt in den beschriebenen Systemen.

Die Intensivmedizin stellt besonders hohe Anforderungen an die Textverarbeitung, da es praktisch unmöglich ist, einen Textvorrat anzulegen, der alle Eventualitäten berücksichtigt.

Die Vielschichtigkeit der Probleme, die bei jedem Patienten andere Beziehungen aufweisen und von Tag zu Tag differieren, führen zu einem immensen Datenpool.

Bei der Entwicklung und Realisierung eines eigenen computergestützten Patientendatensystems stehen die Überlegungen, dieses ganz auf die spezifischen Bedürfnisse der institutseigenen Intensivtherapiestation auszurichten, im Vordergrund. Gleichzeitig kann nur dann eine ausreichende Leistungsfähigkeit erwartet werden, wenn neben stationsinternen Bedürfnissen auch wissenschaftlichen Gesichtspunkten durch das System Rechnung getragen wird, und dieses entsprechend flexibel und erweiterbar konzipiert ist.

Es bedarf wohl keiner besonderen Begründung, daß das Hauptanliegen eines Patientendatensystems einer Intensivtherapiestation darin zu sehen ist, daß die konventionelle Dokumentation und Organisation verbessert werden. Diese ist schon allein wegen der Inhomogenität der Dokumentationshilfsmittel nicht in der Lage, jederzeit dem behandelnden Arzt oder dem Pflegepersonal einen vollen Überblick zu gewähren.

Die Akutmedizin – speziell die Intensivmedizin – verlangt von Arzt und Pflegepersonal, eine sehr große und unterschiedliche Informationsmenge über die Patienten zu verarbeiten [72, 124, 261]. Eine Verbesserung der Überwachung und Behandlung solcher Patienten ist eng verknüpft mit der Anzahl und Genauigkeit von Informationen, die Arzt und Pflegepersonal zugänglich sind [14, 33].

Die komplexe Problematik eines mechanisch beatmeten Patienten erfordert, soll ein optimales Maß an Patientenüberwachung erzielt werden, eine Reihe teils nichtinvasiver, teils aber auch invasiver Meßtechniken, die heute nur an ausgewählten Zentren, sog. Intensiveinheiten mittlerer bis größerer Kliniken verfügbar sind [24, 124]. Dies beinhaltet, daß die den einzelnen Patienten belastenden Meßmethoden ein Patientengut voraussetzen, bei dem diagnostische Eingriffe – wie das Einlegen eines Einschwemmkatheters in die Pulmonalarterie – bereits zur Routine gehören, und daß der enorme pflegerische und apparative Aufwand mit nicht unerheblichen Kosten verbunden ist [17, 38, 42, 266].

Das Problem liegt in der Informationsflut, die es bei konventioneller Dokumentation unmöglich macht, zu jedem gewünschten Zeitpunkt eine Neuordnung der gesammelten Informationen unter wechselnden Fragestellungen zu erhalten.

Voraussetzungen von Hardware und Software

Bei der Vielzahl aufzunehmender Daten sowie gleichzeitiger Kurvenanalyse ist die Grenze einer sinnvollen Rechnerbelastung bei der Überwachung von 2 Bettplätzen erreicht, da die Datenaufnahme pro Meßwert ca. 10 ms, die Kurvenanalyse mit Alarmerkennung ca. 50 ms erfordert, so daß keine Zeit mehr für Anfragen an zeitlich weiter zurückliegende bereits peripher abgespeicherte Daten verbliebe. Um aber dennoch eine Überwachung an mehreren Bettplätzen gleichzeitig durchzuführen, müssen vorverarbeitende Datenaufnahmegeräte verwendet werden.

Hierzu bietet sich eine dezentralisierte Datenvorverarbeitung durch „intelligente" Respiratoren, hochintegrierte Monitore und bettseitige Mikroprozessoren an, die ihrerseits wieder mit der zentralen Datenverarbeitungsanlage und den externen Speichereinheiten in Kontakt stehen (Abb. 6; [82]).

Dazu zählen die für jeden Meßparameter geeigneten Meßfühler (Kreislaufmonitore mit Druckwandler, Respiratoren mit Recheneinheiten, z. B. SERVO-Ventilator 900B) nebst Computerinterface, welches die zu messende Größe im Falle der On-line-Erfassung in ein eindeutig zuordenbares Spannungssignal umwandelt und auf die Logik der Rechenanlage überführt (ADU).

Entscheidend für dieses Konzept ist die günstige Preisentwicklung der Mikroprozessoren im Vergleich zu den Entwicklungskosten von Meßprogrammen [82, 223].

Beim Aufbau eines solchen sternförmigen Subprozessorsystems sollte die eingesetzte Zentraleinheit sowie deren Peripherie zur Erhöhung der Ausfallsicherheit soweit als möglich in doppelter Ausführung vorhanden sein. Optimal wäre eine völlige physikalische Verdoppelung, wie sie beispielsweise bei Laborsystemen der Fa. Tandem, Augsburg, realisiert wurde [273]. Jedoch beschränken hier wieder die hohen Kosten deren Einsatzfähigkeit. Wir gehen von einem Doppelrechnersystem mit zwei 621-Zentraleinheiten aus, die über den Inter-BUS — einem besonderen Datenkanal — untereinander verbunden sind und auf einen gemeinsamen Plattenspeicher zugreifen.

Ohne Zweifel besitzen bei der Programmierung die höheren Programmiersprachen wie FORTRAN, BASIC oder PASCAL Vorteile [31, 292]. Die Nachteile in Form von längeren Laufzeiten oder von größerem Speicherplatzbedarf werden durch den Vorteil der leichteren Verständlichkeit, insbesondere auch durch Fremde, bei weitem aufgewogen. Die notwendigen Compiler bzw. Interpreter für diese Sprachen werden heute von den meisten Rechnerfirmen für ihre Geräte zur Verfügung gestellt. Das Betriebssystem sollten den „gleichzeitigen" Betrieb durch mehrere Nutzer erlauben. Entsprechend der vorhandenen Rechenanlage der Fa. Dietz wurde als Betriebssystem das Time-Sharing Operating System (TSOS) implementiert, als Programmiersprache wurde C-BASIC gewählt. Bei der Lieferung der Minirechner an das Institut im Jahre 1975 stand der FORTRAN-Compiler noch nicht in ausgereifter Form zur Verfügung. Die ersten Arbeiten wurden deshalb in der relativ schnell erlernbaren Sprache C-BASIC entwickelt. Diese Sprache bietet einige Vorteile, sie eignet sich beispielsweise sehr gut zur Zeichenkettenverarbeitung und überprüft die Programmzeilen bei ihrer Eingabe über ein Bildschirmterminal sofort auf syntaktische Richtigkeit. Es muß allerdings auch eingeräumt werden, daß das vorliegende Sprachsystem keine Reentrantprogrammierung zuläßt, so daß bei gleichzeitigem Betrieb mehrerer Bettplätze der Programmablauf durch ständiges Nachladen der Segmente verlangsamt werden kann.

Eine Partitionsgröße von 16 kByte erlaubt in C-BASIC eine durchschnittliche Befehlszahl von 200, die mindestens zur Realisierung einer Off-line-Datenerfassung und Datenpräsentation notwendig sein wird.

Alle Real-time-Prozesse wie On-line-Datenaufnahme müssen im Assembler oder in dafür speziell ausgerichteten Sprachen (z. B. Prozeß FORTRAN, BASEX der Fa. Dietz) realisiert werden. Da in unserem Konzept alle Prozeßsteuerungen vom Mikroprozessor übernommen werden, deren Speicherplatz aber wegen der fehlenden peripheren Speichereinheiten begrenzt ist, können alle On-line-Verarbeitungen in Assembler geschrieben werden. Dies erfordert eine klare Schnittstellenbeschreibung sowohl hard- als auch softwaremäßig zwischen Mikroprozessor und zentralem Rechner.

Für die Kommunikation zwischen beiden Rechnern wurde am Mikroprozessor ein eigenständiges Programmodul entwickelt, welches, ähnlich wie die Meßwertverarbeitung, beim Anfall von Transferdaten selbständig gestartet wird und den Datentransfer nach entsprechender Anmeldung beim Minirechner durchführt.

Die gewählte Geschwindigkeit entspricht der des Konsolenbildschirms und erwies sich als ausreichend.

Alle Daten werden aus Gründen der Datensicherung als druckbare Zeichen mit Paritybit verschlüsselt.

Bei unserer Anlage betrug die Kabellänge zwischen beiden Rechnern ca. 70 m. Störungen im Datentransfer aufgrund von Parityfehlern oder verlorengegangener Werte wurden in der Testphase nicht festgestellt. Neben diesem automatischen Datentransfer, der sich bei intakter Hardware von Seiten des Mikrorechners als unproblematisch erwies, wurde noch ein sogenannter Transparentmode geschaffen. Dieser ermöglicht dem Benutzer die Kommunikation mit dem Minirechner von der Konsole des Mikroprozessors aus. Alle im Mini existierenden Serviceprogramme bzw. Datenbanken sind damit auch vom Mikroprozessor abrufbar.

Voraussetzung für eine sinnvolle Arbeit ist ein ungestörtes Weiterarbeiten der Meßwertaufnahme des Mikroprozessors. Dies wurde durch das entwickelte Meßbetriebssystem gewährleistet. Problematisch dagegen blieb ein eventuelles Überlaufen des Meßwertpuffers des Mikroprozessors, falls der Transparentmode zu lange, evtl. aus Versehen, angewählt bleibt. Während dieser Zeit ist nämlich nur der Transfer von Daten vom Mini zum Mikrorechner möglich. Zur Meßwertaufnahme im Minirechner muß in die Benutzerpartition des Minis ein entsprechendes Verarbeitungs- bzw. Abspeicherprogramm geladen werden. Falls nun die Benutzerpartition durch ein anderes Programm belegt wird, müssen alle anfallenden Meßwerte im Mikroprozessor gespeichert bleiben, bis der Transparentmode beendet und die Benutzerpartition freigegeben wird.

Ein schneller Wechsel der Programme auf dem Minirechner und damit eine (fast) gleichzeitige Verarbeitung von Daten und Abruf von Benutzerprogrammen ist wegen des langsamen Zeitverhalten des Minibetriebssystems nicht realisierbar. Um ein Überlaufen des Transferpuffers im Mikroprozessor zu vermeiden, wurde dieser groß genug gewählt. Zudem wurde die Frequenz des Datentransfers reduziert. So werden nicht mehr alle Minutenmeßwerte sondern nur noch die sog. 10-Minutenwerte transferiert, was natürlich mit einem Genauigkeitsverlust verbunden ist. Hier eine befriedigende Lösung zu finden, die keinen Informationsverlust nach sich zieht, bleibt weiteren Arbeiten vorbehalten.

Hauptaufgabe des zentralen Minirechners bleibt die intermediäre Speicherung sowie die Langzeitarchivierung der Meßdaten in Datenbänken. Dies erfordert bei einem gemeinsamen Datenbanksystem Maßnahmen zur Gewährleistung der Datenintegrität. Würden beispielsweise von mehreren Terminals aus Daten für das gleiche Bett bzw. für den gleichen Patienten gespeichert oder geändert, könnte der Indexbereich für dieses Bett fehlerhaft werden. Ein fehlerhafter Indexbereich würde aber wiederum zu inhaltlichen Fehlern und höchstwahrscheinlich beim nächsten Zugriff auf diesen Bereich zum Programmabbruch führen. Die Einführung eines Bitschalters in einem gemeinsamen Externspeicherbereich sperrt den Bereich eines Bettes für weitere Zugriffe, solange von einem Benutzer mit diesem Bett gearbeitet wird. Durch die Verknüpfung des Dateinamens mit der „User"-Nummer, die vom Betriebssystem geliefert wird, kann für jeden Benutzer eine eigene Arbeitsdatei zur Datenaufbereitung, -anzeige und -haltung eröffnet werden.

Wesentlich für die Verwendbarkeit des ganzen Systems bleiben die Antwortzeiten auf Benutzerebene. Nach Aufforderung durch den Benutzer müssen alle dem Bett zugeordneten Daten der Datenbank innerhalb vernünftiger Antwortzeiten zur Verfügung gestellt werden. Die Antwortzeiten sollten auch bei Anfrage an bereits peripher gespeicherte Daten nicht länger als 30 s betragen. Eine Datenbank, die mit wenigen Plattenzugriffen die gewünschten Daten zur Verfügung stellt, ist deshalb unbedingte Voraussetzung für ein befriedigendes Arbeiten mit dem System. Nur so kann ein wesentlicher Vorteil der elektronisch gespeicherten Daten voll ausgenutzt werden, nämlich die Möglichkeit der ständigen Neuordnung nach variablen Kriterien bzw. nach wechselnden Fragestellungen [194, 195]. Realisiert wird dies durch die Verwendung patientenspezifischer Files auf den peripheren Speichern. Da der zur Verfügung stehende Speicherplatz der Anlage mit 79 MByte auf den Plattenlaufwerken ausreichend ist, konnte die notwendige Optimierung von Platz- und Zeitverhalten zugunsten der Zeit entschieden werden.

Zusammen mit einer dezentralen Datenerfassung und Verarbeitung, wie sie in unserem Konzept realisiert ist, wird so die Belastung des zentralen Minirechners in Grenzen gehalten, so daß auch bei gleichzeitiger Überwachung mehrerer Bettplätze die Antwortzeiten an den bettseitigen Bildschirmen bei Routineabfragungen in annehmbaren Grenzen bleiben. Darüber hinaus stehen alle aufgenommenen Daten auf üblichen Datenträgern (Magnetband) in einer Weise zur Verfügung, die auch eine Auswertung zu späteren Zeitpunkten an anderen Rechenanlagen erlaubt.

Verwaltung von Daten

Anästhesie

Mit der Entwicklung eines computergerechten Anästhesieprotokolls als Basisdokumentationsträger [162, 168] wurde es möglich, eine große Anzahl von Anästhesien und die damit anfallenden Informationen zur Klärung bestimmter Zusammenhänge und Leistungen zu nutzen.

Das vorgestellte Datenverarbeitungsprogramm stellt eine wesentliche Weiterentwicklung dar. Vorher benutzte Konzeptionen ließen zusätzliche Datenträger notwendig werden.

Erfahrungen wurden dabei zunächst mit zusätzlichen Datenträgern in Form von Lochkarten und Markierungsbelegen gesammelt [98, 158, 163, 164, 168]. Die Randlochkarte bestand aus dünnem Karton mit Novoscriptpapier, das als Durchschlag für das Krankenblatt [163] abgegeben werden konnte. Die Karte wurde im Bereich der Lochspalten während und nach der Anästhesie markiert und später von einer Sekretärin geschlitzt. Die Karte enthielt auf der Vorderseite (Abb. 160) Daten zur Person des Patienten, Angaben über Vor- oder Nebenerkrankungen, Prämedikation, Anästhesieverfahren, Komplikationen, den postoperativen Verlauf, Blut- und Flüssigkeitsbilanzen sowie Op.- und Anästhesiezeiten. Die Rückseite diente der Erfassung des Verlaufs im Aufwachraum. Der Kartenrand enthielt die Kriterien, die für die spätere Auswertung bedeutungsvoll erschienen. Die am Rand aufgeführten Daten wurden nach Sachgebieten geordnet; insgesamt wurden 20 Sammelbegriffe mit 27 Untergruppen gebildet. Die mit der Lochkarte gewonnenen Erfahrungen machten deutlich, daß der Auswertungsprozeß relativ zeitaufwendig war.

Zwei Aufgaben konnten mit diesem Datenträger gelöst werden:

1. Wiederauffindung von Einzelprotokollen,
2. Aufstellung einfacher Häufigkeitsverteilungen.

Die dritte Aufgabe, die Beantwortung von Zusammenhangsfragen, konnte mit vernünftigem Zeitaufwand nicht mehr zufriedenstellend bearbeitet werden [165].

Weitere Arbeitsgruppen, die Lochkarten zur Dokumentation und Auswertung benutzen, beurteilen dieses Verfahren unterschiedlich.

Lejhanec et al. [151] mußten die Dokumentation und Verarbeitung der Daten mit Randlochkarten beenden. Gründe für den Mißerfolg waren in der praktisch nicht durchführbaren

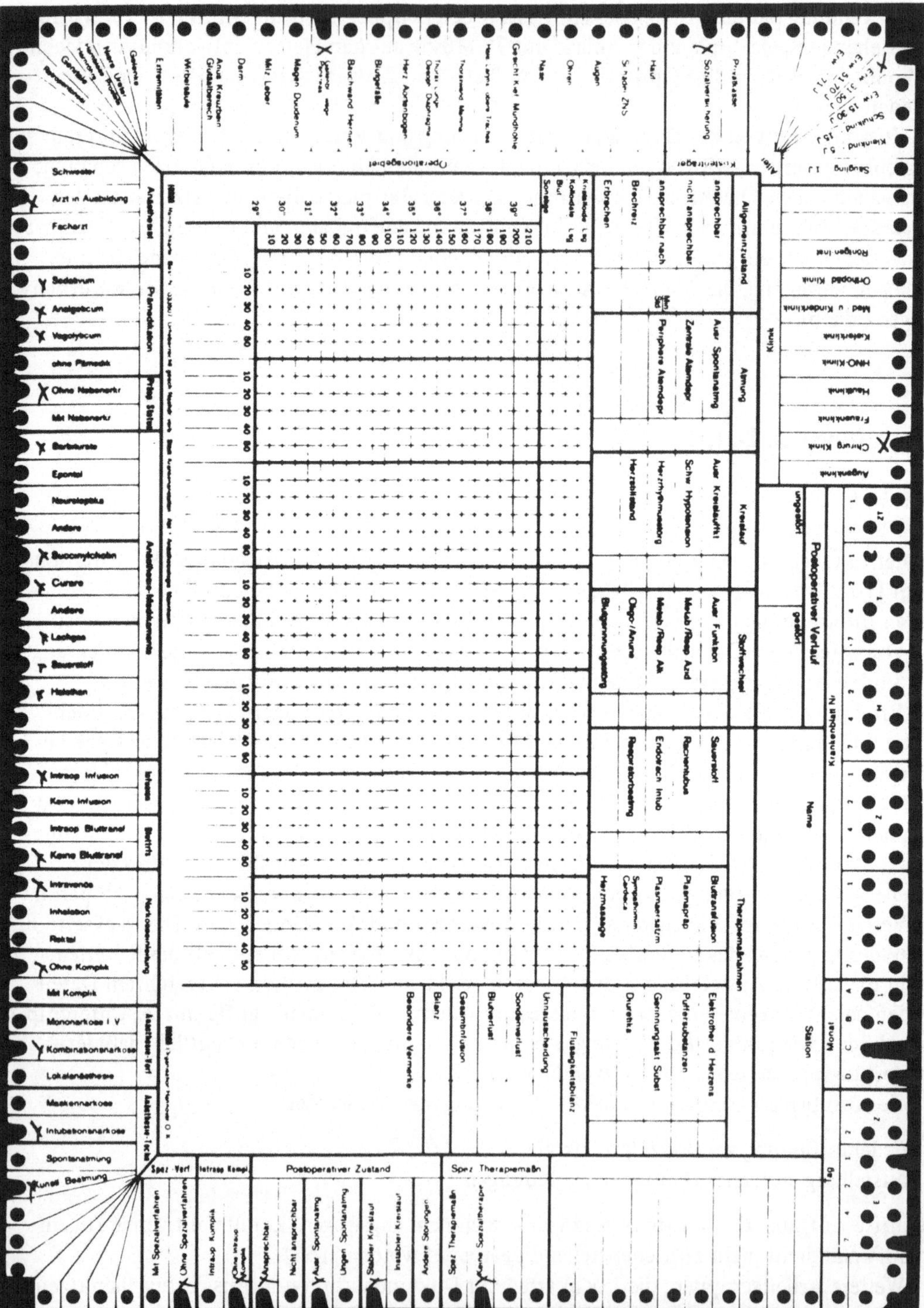

Abb. 160. Beispiel einer Randlochkarte, die im Institut für Anästhesiologie und Reanimation in Mannheim benutzt wurde

Plausibilitätskontrolle einerseits, andererseits in der Unvollständigkeit der Datenträger zu
sehen, die durch nicht überwindbare Probleme — wie Fluktuation der Mitarbeiter — zustande
kam.

Werden nur einfache Ansprüche an das System gestellt, z. B. die Erstellung einfacher Auflistungen, so können mit Hilfe von Sortiermaschinen ausreichende Ergebnisse erzielt werden
[27, 28, 127, 135, 136, 227, 280]. Diffizilere Fragestellungen müssen prospektiv geplant sein,
da eine Beantwortung mit diesem System nur durch aktuell gelochte Codes, welche für bestimmte Zusammenhänge spezifisch sind, später möglich ist.

Problematisch bei der Verwendung von Lochkarten, insbesondere von Mehrkartensyste-
men [34, 71, 84, 103, 281], bleibt darüber hinaus die Archivierung der Datenträger, die unter bestimmten klimatischen Verhältnissen erfolgen muß, sollen die Karten wiederverwend-
bar bleiben. Das Lochkartensystem erwies sich daher für die Dokumentation einer großen
Anzahl durchgeführter Anästhesien als nicht praktikabel [64].

Eine Weiterentwicklung stellte die Anwendung von Markierungsbelegen als Datenträger
dar [158]. Das Markieren des Belegs (Abb. 2) wurde mit Bleistift vorgenommen. Die Markierungen werden aufgrund von Veränderungen der Lichtreflexion erkannt. Der Markierungs-
leser ist entweder mit einem Kartenlocher verbunden oder dient der direkten Eingabe in ein
Datenverarbeitungssystem. Die Markierungsmethode ist sehr vielseitig, sofern es möglich ist,
die Begriffe und Zuordnungen auf dem Formular vorzusehen, die zur Auswertung kommen
sollen. Ist das nicht möglich, so müssen Codes vorhanden sein und markiert werden.

Unkorrekt oder unvollständig markierte Belege werden aussortiert. Problematisch ist die
sorgfältige Markierung, da dies während der Narkoseführung geschieht, meist unter Zeitdruck.
Fehler sind daher relativ häufig. Eine Plausibilitätskontrolle der einzugebenden Daten ist nur
mit erheblichem Zeitaufwand möglich, da dann jeder einzelne Beleg mit dem Originalprotokoll verglichen werden muß. Die Auswertung der gesammelten Daten erfolgt durch einen mit
speziellen Fragestellungen programmierten Computer [168].

Für die Zahl der an unserem Institut durchgeführten Anästhesien wurde die durch die
Dokumentation verursachte zusätzliche Arbeit zu groß [91, 165].

1978 wurde daher das Belegsystem aufgegeben, und die Informationen wurden direkt
vom Anästhesieprotokoll off line im Dialogmode in den Minirechner über eine Bildschirm-
konsole eingegeben [92, 135]. Diese direkte Eingabe vom originären Datenträger minimiert
die Möglichkeit, Fehler — entstanden durch Datenübertragung — in die Dokumentation einfließen zu lassen. Eine Falschmarkierung ist nicht möglich, es sei denn, Patientenparameter
oder Befunde werden falsch vom Anästhesisten interpretiert, so daß eine falsche Rubrik ange-
kreuzt wird. Durch die Eingabe im Dialogverfahren am Terminal und durch den visuellen Vergleich des Eingegebenen mit dem Protokoll ist die Falschdatendokumentation sehr gering.
Belegprüfung oder -lochung, beides aufwendige Prozesse, entfallen.

Was die oben beschriebene Programmtechnik betrifft, liegt der Nachteil in der verlängerten Laufzeit der Programme; dies macht sich zwar in der täglichen Anwendung nicht bemerk-
bar, aber es werden pro Segment ein oder mehrere Plattenzugriffe erforderlich, und die pro-
grammtechnische Handhabung ist kompliziert. So erfordert der z. Z. benutzte C-BASIC-Com-
piler bei *Änderung eines Segments* eine Neukompilierung des gesamten Programmkomplexes.

Vorteil dieser Programmtechnik ist die große Zeitersparnis in der täglichen Anwendung,
da gerade Öffnen und Schließen einer Datei bei dem verwendeten Betriebssystem TSOS sonst
sehr zeitaufwendig wäre.

Das eingeführte System erlaubt die Verarbeitung von bis zu 40000 Anästhesien durch
eine Dokumentationsassistentin; der jetzige Bedarf liegt bei 20000 bis 25000 Anästhesien.

Der Durchlauf der Bildschirmmasken dauert 2–3 min. Die Belastung des Anästhesisten ist gegenüber den früher benutzten Systemen gemindert worden, darüber hinaus wesentlich vereinfacht [95].

Die Weiterverarbeitung der Daten – einschließlich der Dateneingabe – erfolgt permanent, so daß die Aktualität gewährleistet ist.

Das Programm bietet ein Höchstmaß an Flexibilität. Es erlaubt neben der reinen und vollständigen Daten- und Befunddokumentation die Klärung von Zusammenhängen (vgl. Anwendungsbeispiele S. 68 ff.; [94, 95]. Ändert sich das Interesse aufgrund sich wandelnder Grundlagen, läßt sich das Programm innerhalb kürzester Zeit umstellen, so daß retrospektiv aus gespeicherten Ressourcen andere Relationen oder Auflistungen erstellt werden können; Die Fragestellung muß also nicht prospektiv geplant sein.

Das entwickelte Dokumentationssystem wird folglich durch die Lösung von Zusammenhängen – wie Risikogruppe und Komplikationen bei bestimmten Anästhesieverfahren – hinsichtlich eventueller Diskussionen über die Wahl des Narkoseverfahrens mit als Entscheidungsgrundlage durch exakte Datenanalyse nutzbar sein. Dies gilt insbesondere, wenn der individuelle Risikoschwerpunkt des Patienten – gemäß Checkliste – bekannt ist. Durch solches Vorgehen kann aus der Analyse des Gesamtkollektivs einer bestimmten Klinik eine direkte Verbesserung der Versorgung entstehen, d. h. das Risiko, die Komplikationsmöglichkeit für den individuellen Patienten läßt sich verringern [95].

Die klinische Relevanz dieses Datenweiterverarbeitungsprogramms ist in der Validierung der verschiedenen Anästhesiemethoden in Abhängigkeit des Krankengutes der verschiedenen Kliniken und der präoperativ erfolgten Risikogruppenzuteilung zu sehen.

Die Überprüfung der gewonnenen Erkenntnisse ist durch die jederzeit durchführbare neue Datenpräsentation auf dem Bildschirm oder als Ausdruck möglich. Innerhalb 1 min sind die Zahlen verfügbar; damit ist das System sehr effizient anwendbar.

Intensivmedizin (Datenhaltungssystem)

Das für die operative Intensivtherapiestation entwickelte Datenhaltungssystem (KBSYST) bietet ein vollkommen integriertes und vollständiges System bezüglich des Datenvolumens und der Datenarten [196, 197]. Alle zu dokumentierenden Daten werden in einer zentralen Datenbank redundanzfrei gespeichert. Die Daten werden für alle Anwendungen nur einmal erfaßt. Die Datenintegrität ist durch die Einführung eines Bitschalters in einem gemeinsamen Externspeicherbereich gewährleistet. Das System ist über die bettseitigen Terminals in der Lage, alle möglichen Datenarten aufzunehmen.

Auch ein sorgfältig nach optimalen Kriterien entworfenes Terminal ist immer noch ein in der Bedienung nicht ganz einfaches Gerät. Es muß als Tatsache hingenommen werden, daß der befundende Arzt – bezogen auf die konventionelle Art dèr Dokumentation (z. B. Diktat) – u. U. länger und angestrengter bei der Befundeingabe im Dialogsystem am Bildschirm zu arbeiten hat. Dies fällt weniger bei der Eingabe numerischer Größen wie bei den Laborwerten oder bestimmter Kreislauf- oder Atmungsgrößen ins Gewicht als vielmehr bei sog. „höheren" Tätigkeiten wie der Klartexteingabe von Anamnese oder dem aktuellen Untersuchungsbefund.

Eine Hauptschwierigkeit liegt darin, daß das Dialogsystem *sowohl* den Anfänger *als auch* den eingearbeiteten Benutzer befriedigen muß. Dies gelingt mit der Einführung einer Benutzerführung, die es dem unerfahrenen Benutzer erlaubt, schrittweise vorzugehen. Wird das System vollkommen beherrscht, können hingegen ganze Eingabesequenzen unter Zuhilfe-

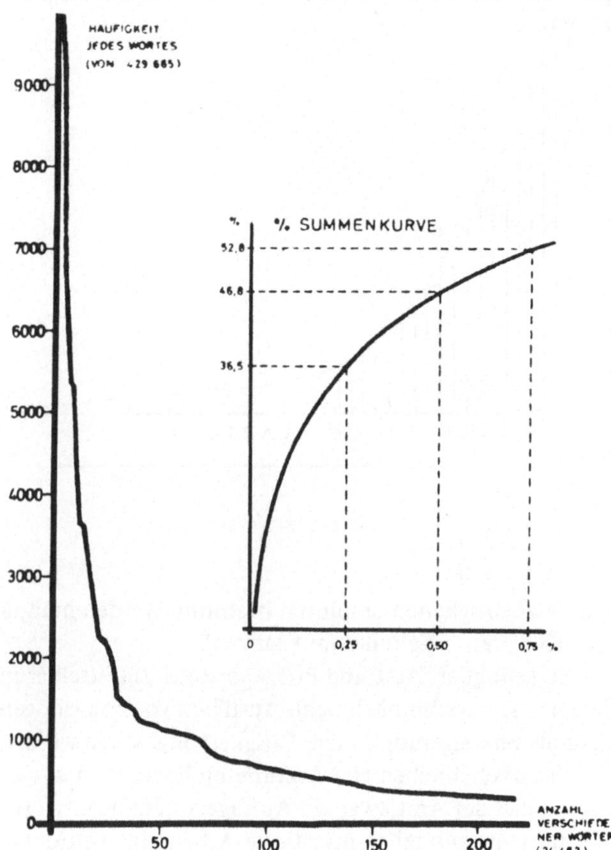

Abb. 161. Häufigkeitskurve der benutzten Diagnosewörter

nahme einer einfachen Komandosprache en bloc abgehandelt werden, was den Ablauf wesentlich beschleunigt. Um eine entsprechende Benutzerfreundlichkeit zu erreichen, ist die Benutzerschnittstelle leicht verständlich und damit wirkungsvoll gehalten. Die Bedienung des Programms setzt keinerlei spezielle Kenntnisse voraus. Lange Benutzeranleitungen, die das Vertrauen des Personals in das System beeinträchtigen könnten, entfallen aufgrund einer einfachen Handhabung. Jede notwendige Information wird auf Wunsch mittels einer sog. „Hilfefunktion" vom System geliefert. Falsche bzw. fehlerhafte Angaben werden vom Programm abgefangen, um ein „Aussteigen" (Programmabbruch) zu verhindern, und werden in verständlicher Form weitergegeben.

Das Spektrum der Daten reicht in der Medizin von numerischen Daten über Bilder bis hin zu Textdaten. Wollte man alle denkbaren Tatbestände der Medizin berücksichtigen, wäre ein unendlich großer Wortschatz notwendig. Die Kombination formatierter mit formatfreien Kapiteln basiert auf der Tatsache, daß die Häufigkeitskurve der benutzten Diagnosewörter exponentiell abfällt (Abb. 161) und zur Beschreibung der meisten in der Medizin vorkommenden Tatbestände sehr wenige Deskriptoren genügen (Abb. 162; [79]). Unter Deskriptoren werden in diesem Zusammenhang sämtliche medizinische Aussagen, also Diagnosen, Symptome oder komplette Sätze verstanden. Wenn auch die Grenze der Kodierung auf der Kurve der Wort-

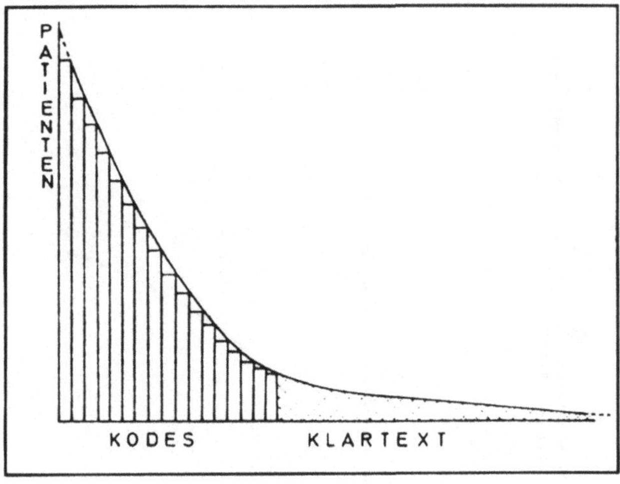

Abb. 162. Häufigkeit medizinischer Deskriptoren

und Satzhäufigkeiten empirisch bestimmt werden muß, bleibt doch das Grundprinzip: „Häufiges Kodieren – Seltenes im Klartext".

So gelingt es, Arzt und Pflegepersonal unmittelbar in die Datenerfassung mit einzubeziehen, wie herkömmlich beim Ausfüllen von Fragebögen, so daß die Eingabe der Daten nicht mehr als verweigerungsfähige Tätigkeit angesehen werden kann.

Für das Schreiben von Arztbriefen bedeutet das – dies sei an dieser Stelle vorweggenommen –, daß der Arzt zwar ein Abfragesystem beantworten muß, als Ausgleichsprodukt dann aber für seine zusätzlich investierte Arbeit einen automatisch erstellten Bericht bekommt.

Neben der standardmäßigen Datenhaltung trägt eine Reihe von Sonderfunktionen des implementierten Systems den speziellen Bedürfnissen der Intensivtherapiestation Rechnung.

Bei der Eingabe der Verordnungen und des Kurvenkopfes kommt es zu einer Zeitersparnis, da durch das Einführen eines Zwischenspeicherbereichs nur die jeweilig veränderten oder zu ergänzenden Daten eingegeben werden müssen; belastende Doppeleingaben werden vermieden, und das Personal wird von unnötiger Schreibarbeit entlastet. Eine automatische Flüssigkeitsbilanz und das Erstellen von Tageslisten einschließlich der gewohnten Fieberkurve verbessern entscheidend die Übersichtlichkeit. Eingaben zur Flüssigkeitseinfuhr bzw. -ausfuhr werden aufaddiert und um 6, 12 und 18 Uhr in der Datenbank abgespeichert. Dadurch werden Arzt und Schwester von Rechenaufgaben befreit. Durch einen entsprechenden Bildschirmaufbau wird die Übersichtlichkeit zusätzlich verbessert. Der Benutzer erhält auf dem oberen Bildabschnitt ständig Auskunft über die Patientenidentifikation, Bemerkungen oder Besonderheiten und maßgebliche Probleme des Kranken. Die Zeile der aktuellen Flüssigkeitsbilanz schließt diesen oberen Bildbereich nach unten ab. Der untere Bildbereich steht je nach angewähltem Formularzeichen der Datenein- oder -ausgabe zu speziellen Parametern zur Verfügung. Ein zusätzliches Modul erlaubt den Ausdruck einer Liste über die Daten eines Patienten, welche am jeweiligen Behandlungstag eingegeben wurden. Die Daten sind zu diesem Zweck chronologisch nach Datenart sortiert. Die Liste beginnt mit einem Ausdruck, der dem Bildschirmaufbau entspricht und enthält abschließend zur Vervollständigung den aktuellen Stand der Flüssigkeitsbilanz. Man erhält damit eine übersichtliche Darstellung aller eingegebenen Daten und man kann über die Daten auch bei einem eventuellen Ausfall der Anlage verfügen (Abb. 79a–c).

Da damit zu rechnen ist, daß sich während des praktischen Einsatzes Erkenntnisse ergeben können, die eine Veränderung oder Erweiterung, beispielsweise für wissenschaftliche Fragestellungen, erforderlich werden lassen, sind die Datenstrukturen durch das Einführen einer Datenbeschreibung zur Feld- und Strukturbeschreibung leicht änderbar und erweiterbar. Um die Wartung einfach zu gestalten und um Detailänderungen ohne größeren Aufwand vornehmen zu können, ist das System modular programmiert.

Durch die komplette Krankenblattführung im Dialogsystem wird eine vollständige Bereitstellung der an einem Tag anfallenden Daten der Intensivtherapiestation möglich. Diese Datensammlung dient als Grundlage für die Meßwertaufbereitung durch Analysen, Trends und Meßwertverknüpfungen und für die maschinelle Berichterstellung. Darüber hinaus wird besonderer Wert auf eine Datenbasis für eine ausführliche Aufnahme- und Entlassungsstatistik gelegt. Die klinischen Daten werden teils bei der Aufnahme, teils bei der Entlassung der Patienten von der Station aufgezeichnet. Dazu gehören Daten über diagnostische oder therapeutische Verfahren, Diagnosen, Komplikationen und Verwaltungsdaten. Folglich ist man in der Lage, innerhalb verschiedener Zeiträume alle protokollierten Parameter zu vergleichen; man erhält nützliche Informationen administrativer und klinischer Art, die es erlauben, auch Vergleiche mit anderen Intensiveinheiten anzustellen. Insbesondere können Kriterien über Liegezeit, Morbidität und Mortalität verschiedener Krankheitsbilder errechnet werden, die als Grundlage für Untersuchungen zur Kosten-Nutzen-Analyse in Frage kommen.

Intensivmedizin (Graphiksystem)

Die mechanische Ventilation als notwendige Behandlungsform ateminsuffizienter Patienten wird im Rahmen zunehmender Einsichten in die Pathophysiologie respiratorischer Störungen immer schwerer überschaubar [23, 24, 81, 210].

Für den in der Intensivmedizin tätigen Arzt ist die adäquate Sauerstoffversorgung der Körperorgane ohne zusätzliche Schädigung der Lunge durch hohe Sauerstoffkonzentrationen oder durch die Beatmungstechnik das primäre Behandlungsziel. Eine engmaschige Kontrolle der arteriellen Blutgase ist hier im praktischen Vorgehen entscheidend. Versuche, die inspiratorische Sauerstoffkonzentration unter den potentiell toxischen Bereich zu senken, scheitern nicht selten daran, daß die erforderlichen Beatmungsdrucke und insbesondere der positiv-endexspiratorische Druck (PEEP) zu Kreislaufschwierigkeiten führen [156, 213, 270].

Die Zahl der zur Verfügung stehenden Meßwerte kann durch einfache invasive technische Hilfsmittel erweitert werden. Der pulmonalarterielle Katheter beispielsweise ist heute nicht nur für eine verfeinerte Diagnostik, sondern bei komplexen kardiopulmonalen Krankheitsbildern auch zur Therapieführung als Methode der Wahl anzusehen [13, 35, 203, 272, 294, 295]. Eine Abnahme des Herzzeitvolumens vermindert die Effizienz der Beatmung, insbesondere durch Ansteigen des funktionellen Totraums [213, 286]. Shuntbestimmungen, Totraummessungen und weitere aufwendigere atemphysiologische Untersuchungen sind zweifellos unerläßlich für das Verständnis der komplexen pulmonalen Gasaustauschstörung des akuten Lungenversagens und zur Beurteilung einer effektiven Therapie des beatmeten Patienten, wobei die engen Wechselwirkungen zwischen Störungen der Atem- und Kreislauffunktion in den Vordergrund rücken [10, 63, 143, 156, 210, 213, 214, 216, 271, 286].

Durch die heute zur Verfügung stehenden hochpotenten vasoaktiven Substanzen hat der behandelnde Arzt die Möglichkeit, die Therapie immer präziser zu gestalten.

$$D_{AaO_2} = (p_B - pH_2O) \cdot F_IO_2 - p_aCO_2 \cdot \left(F_IO_2 + \frac{1 - F_IO_2}{R}\right) - p_aO_2 \qquad \text{[mmHg]}$$

$$\dot{Q}_S/\dot{Q}_T = \frac{(p_AO_2 - p_aO_2) \cdot 0{,}0031}{(O_2\text{-Konz.}_a - O_2\text{-Konz.}_v) + (p_AO_2 - p_aO_2) \cdot 0{,}0031} \cdot 100 \qquad \text{[\%]}$$

$$TK_{O_2} = (Hb \cdot 1{,}34 \cdot SAT_a + p_aO_2 \cdot 0{,}0031) \cdot C.O. \qquad \text{[ml } O_2/\text{min]}$$

$$D_{A\bar{v}O_2} = (Hb \cdot 1{,}34 \cdot SAT_a + \frac{p_aO_2}{100} \cdot 0{,}0031) - \left(Hb \cdot 1{,}34 \cdot SAT_{\bar{v}} + \frac{p_{\bar{v}}O_2}{100} \cdot 0{,}0031\right) \quad \left[\frac{\text{ml } O_2}{100}\right]$$

$$V_D/V_T = \frac{p_aCO_2 - p_ACO_2}{p_aCO_2} \cdot 100 \qquad \text{[\%]}$$

$$R_{pulm} = 80 \cdot \frac{\overline{PAP}^{\,a} - PCWP}{C.O.} \qquad \text{[dyn} \cdot s \cdot cm^{-5}]$$

$$R_{syst} = 80 \cdot \frac{\overline{AP}^{\,b} - CVP}{C.O.} \qquad \text{[dyn} \cdot s \cdot cm^{-5}]$$

$$C.I. = \frac{C.O.}{KOF} \qquad \text{[1/min/m}^2 KOF]$$

$$SI = \frac{SV}{KOF} \qquad \text{[1/min/m}^2 KOF]$$

$$LVSI^c = SI \cdot \overline{AP}^{\,b} \cdot 0{,}0136 \qquad \text{[g} \cdot m/m^2 KOF]$$

[a] $\overline{PAP}$ pulmonaler Mitteldruck
[b] $\overline{AP}$ Systemmitteldruck
[c] LVSI linksventrikulärer Schlagindex

Abb. 163. Mathematische Beziehungen der errechneten Größen

Eine alleinige Darstellung der Meßwerte in Abhängigkeit von der Zeit reicht nicht aus, allen routinemäßig anfallenden klinischen und wissenschaftlichen Fragestellungen gerecht zu werden. Um möglichst vielen Gesichtspunkten zu genügen, wurde mit dem Programmsystem JOROOT ein Programmkomplex bereitgestellt, dessen Schwerpunkt auf einer variablen graphischen Präsentation der gespeicherten Daten liegt. Die Realisierung des Programmkomplexes wurde so allgemein wie möglich gehalten, d. h. die Darstellung eines jeden Meßwerts wurde in Abhängigkeit irgendeines anderen Meßwerts angeboten. Gleichzeitig ist es gerade im Hinblick auf wissenschaftliche Zielsetzungen und weitere Ausbaustufen möglich, bestimmte Patienten unter Berücksichtigung ihrer gemeinsamen Grunderkrankung (z. B. ARDS, schwere Pneumonie, schwere Sepsis) zusammenzufassen, um gemeinsame Abhängigkeiten herauszufinden. Zusätzlich werden weitere Meßgrößen, die sonst nur nach aufwendigen, Zeit beanspruchenden

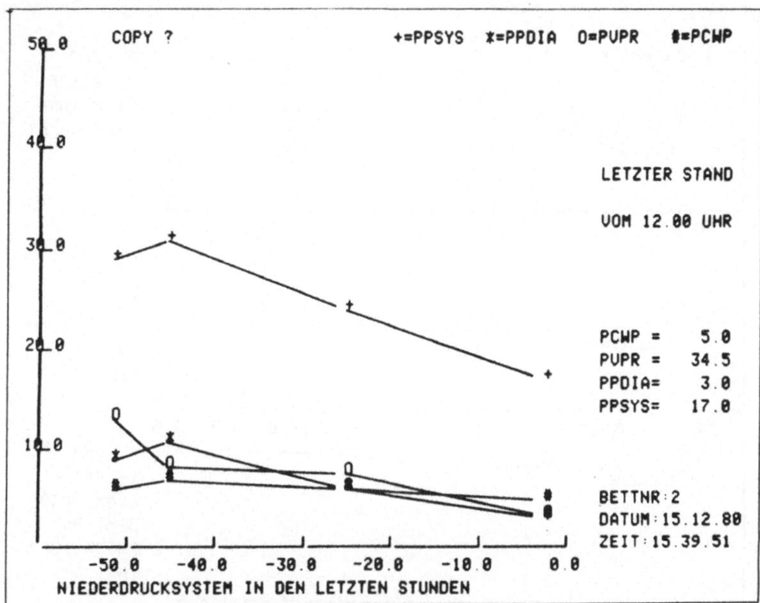

Abb. 164. Off-line-Trend, Beispiel Niederdrucksystem

Rechenoperationen zur Verfügung stehen, nach etablierten physiologischen Beziehungen errechnet und bereitgestellt.

Die Auswahl der Parameter, die in dem Programmsystem JOROOT Berücksichtigung finden, erfolgte mittels optimaler Abstimmung zwischen der Notwendigkeit, ein umfassendes Bild über den Zustand des kardiovaskulären und pulmonalen Systems zu erhalten, und der zumutbaren Belastbarkeit des Benutzers bei der Handhabung der Daten. Eine Beschränkung von seiten des Speicherplatzes existiert nicht.

Berücksichtigung fanden unter den Parametern von Hämodynamik, Lungenmechanik und Gasaustausch nicht nur direkt vom Monitor abzulesende Variablen, sondern in gleichem Maße aus diesen Variablen errechnete Größen. Die erfaßten Meßwerte und die den errechneten Werten zugrundeliegenden Beziehungen sind in Abb. 163 aufgeführt. Zum Vergleich mehrerer Parameter oder gleicher Parameter verschiedener Patienten ist eine gleichzeitige graphische Darstellung von bis zu drei XY-Diagrammen vorgesehen. Daneben können auch vorgegebene Parametergruppen von je 4 Parametern über den zeitlichen Verlauf 12, 24, 36 h und mehr dargestellt werden (Abb. 164).

Therapeutische Entscheidungen beim Patienten mit respiratorischer Insuffizienz setzen das Verständnis einfacher pulmonaler Funktionsstörungen voraus. West u. Wagner [285] zeigten in ausgezeichneten Untersuchungen, daß die Störungen des Gasaustausches ihre häufigste Ursache in einem veränderten Ventilations-Perfusions-Verhältnis haben. Das Wechselspiel zwischen hämodynamischen und lungenmechanischen Veränderungen kann mit der Rechts-links-Shunt-Gleichung erfaßt werden. Allein die Errechnung des Rechts-links-Shuntvolumens ($\dot{Q}_S/\dot{Q}_T$) aber erfordert schon 8 Rechenschritte aufgrund von 6 Basiswerten (Abb. 163), selbst wenn statt dieser ausführlichen Formel Näherungswerte für den alveolären Sauerstoffpartialdruck benutzt werden, welche Veränderungen des respiratorischen Quotienten außer acht

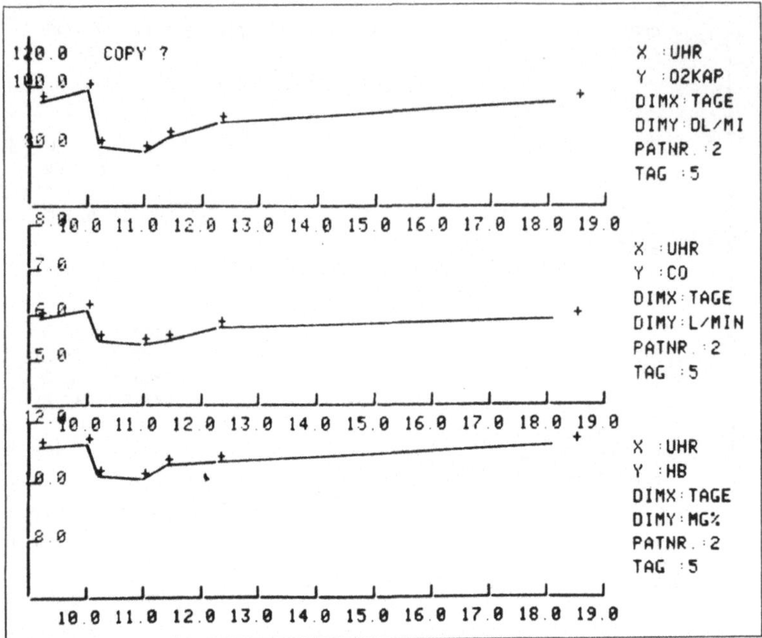

Abb. 165. Auffällige Reduzierung der Sauerstofftransportkapazität bei nur unwesentlicher Reduzierung des Herzzeitvolumens und Hämoglobingehalts (vgl. Text)

lassen. Die Zeitersparnis gerade durch die sofortige Präsentation errechneter Werte ist bedeutend.

Harmlos erscheinende Veränderungen von Primärwerten können zu bedeutenden Entgleisungen abgeleiteter Rechengrößen führen, die bei Nichtbeachtung wegen des zeitkostenden Rechenaufwands u. U. vernachlässigt werden [232].

So führte eine geringe Abnahme des Hämoglobingehalts um 10% — würde man sie isoliert betrachten — bei einer gleichzeitigen Reduktion des Herzzeitvolumens um 12% zu einer doch beträchtlichen Abnahme der Sauerstofftransportkapazität (Abb. 165).

Durch den Einsatz des Programmkomplexes JOROOT können direkt gemessene oder errechnete Vitalparameter retrospektiv als Patientenprofil dargestellt und komplexe Zusammenhänge einer differenzierten Diagnostik oder Therapie, insbesondere therapeutische Vor- oder Nachteile, im Hinblick auf die verschiedenen Organsysteme transparent gemacht werden. Durch die sofortige Präsentation einer verfeinerten Diagnostik wird eine schnelle und exakte therapeutische Entscheidung ebenso ermöglicht wie die Bearbeitung wissenschaftlicher Fragestellungen und die Klärung von Zusammenhangsfragen.

Die Bewertung einer Vielzahl von Vitalparametern ist daher auf der Intensivtherapiestation einfach, schnell und ohne Aufwand möglich.

Die an den Programmkomplex gestellte Aufgabe, durch eine gezielte Berechnung und Präsentation ausgewählter Parameter eine exakte Analyse eines Krankheitsverlaufs oder einer wissenschaftlichen Untersuchung zuzulassen, wird nach unseren bisherigen Erfahrungen erfüllt.

Es gibt wohl derzeit keinen Parameter, der allein in der Lage wäre, die Auswirkungen er-
höhter intrathorakaler Drücke durch die mechanische Ventilation auf das kardiopulmonale
System zu beschreiben. Nur die gleichzeitige Berücksichtigung verschiedener Parameter des
Gasaustausches, der Lungenmechanik und der Hämodynamik ermöglicht eine Einstellung des
PEEP oder der Inspirationszeit, die ein Minimum an Nebenwirkungen garantiert. Dies unterstreicht die Notwendigkeit einer einfachen und schnellen Meßwertberechnung und -präsen-
tation.

Monitoring

Anästhesie (Echtzeitanästhesieprotokoll)

Die kontinuierliche Überwachung und Dokumentation vitaler Parameter sind für den Bereich
der Intensivmedizin z. T. durch die Industrie [138, 241], z. T. durch Arbeitsgruppen entwickelte Mikroprozessorsysteme zur Routine geworden [59, 110, 181, 207, 238]. Die einzelnen Systeme unterscheiden sich hinsichtlich des Bedienungskomforts, der Datendarstellung
sowie der Speichermöglichkeiten [45, 112, 155, 296]. Ganz überwiegend werden kardiozirkulatorische Größen on line erfaßt. Für die Respiration wird meist nur die Möglichkeit geboten,
die Atemfrequenz kontinuierlich aufzuzeichnen [14, 15, 224]. Einzelne Zentren erarbeiteten
Programme für die On-line-Aufzeichnung pulmonaler Parameter [222, 277], die aber für einen
breiten Anwenderkreis nicht nutzbar sein werden, weil sie einen hohen technischen Aufwand
und die damit verbundenen Kosten erfordern.

Im Bereich der Anästhesie wird für die speziellen Erfordernisse dieses Fachgebiets indu-
striell kein angepaßtes Mikroprozessorsystem weder für die kardiozirkulatorische Aufzeichnung der gemessenen Parameter, noch der pulmonalen Meßwerte angeboten.

Einzelne anästhesiologische Institute [125, 174, 202, 231, 289] versuchten daher, selbst
eine adäquate Lösung zu finden, mit der Vorstellung, ein handschriftliches Anästhesieprotokoll möglichst weitgehend zu ersetzen. So wurden in Schweden und den USA [125, 202, 231]
Systeme vorgestellt, die ein computergestütztes On-line-Monitoring anästhesiologisch wichtiger
Größen gewährleisten. Der Schwerpunkt dieser Modelle liegt jedoch darin, Daten zu erfassen
und zu dokumentieren; eine geeignete transparente Datendarstellung, welche das Protokoll
überflüssig werden ließe, wird nicht geboten. Eine Fortentwicklung zeichnet sich in Atlanta/
USA ab [202] wo bislang das einzige komplette computererstellte Protokoll produziert wird,
wobei Erfahrungen über die Anwendung im Routinebetrieb nicht vorliegen.

Im Gegensatz dazu bewährt sich das für anästhesiologische Verhältnisse am Institut für
Anästhesiologie und Reanimation in Mannheim entwickelte System seit über 18 Monaten für
verschiedene Op.-Bereiche, z. B. Neurochirurgie, Gefäß- und große Abdominalchirurgie, im
Routinebetrieb. Es gewährleistet die Erfassung relevanter On-line- und Off-line-Parameter und
ermöglicht die lückenlose Erfassung und Darstellung der Meßwerte. Neben der objektiven
Dokumentation ist damit eine Arbeitsumverteilung für den Anästhesisten möglich geworden.
Dieser wird von der Routinedokumentationsarbeit – d. h. Führung eines Narkoseprotokolls –
entlastet und kann sich uneingeschränkt der Narkoseführung widmen. Die übersichtliche
graphische Präsentation der Meßwertverläufe vermittelt ein realistisches Bild vom bisherigen
Narkoseverlauf und schafft so die Grundlagen für bessere und sicherere Entscheidungen für

das weitere Procedere, da der Zusammenhang hinsichtlich der verabfolgten Anästhetika, Medikamente und Infusionen bzw. Transfusionen jederzeit transparent dargestellt ist.

Der zweckmäßigen Parameterauswahl als Basis für diese Entscheidungen kommt daher zentrale Bedeutung zu. Aus der Fülle der technisch heute erfaßbaren Biosignale müssen die aussagekräftigsten für den Routinebetrieb einerseits, für wissenschaftliche Fragestellungen und Interessen andererseits ausgewählt werden, wobei für den Patienten daraus kein zusätzliches Risiko (non-invasiv) erwachsen darf [101]. Anzustreben ist weiter die Erfassung von Parametern, die eine möglichst kontinuierliche Information ergeben. In erster Linie ist dies die Herzfrequenz, die während der Narkose zusammen mit dem Systemdruck den Eckpfeiler der Narkoseführung und Überwachung darstellt [57], da sämtliche Anästhetika diese Größen beeinflussen [55, 86, 243, 244, 259] können. Die Darstellung dieser Parameter ist somit von entscheidender Bedeutung, so daß Systemdruck und Herzfrequenz als Basisinformation immer auf dem Bildschirm dargestellt werden. Jedoch kann dieser Graph durch entsprechende Menüauswahl bei Bedarf „weggewählt" werden (s. Bedienungsablauf, S. 35 ff., 49 ff., 55, 60 ff., 64 ff.).

Weitere hämodynamische Größen müssen meist durch invasive Techniken ermittelt werden und bedürfen daher einer sorgfältigen Indikationsstellung.

Bei Vorerkrankungen des Myokards z. B., insbesondere des rechten Ventrikels, ist der zentrale Venendruck als Maß des rechtsventrikulären Preload der wichtigste Parameter [167]. Dadurch wird eine der Situation angepaßte Flüssigkeits- und Volumenzufuhr sicherer und überschaubarer. Bei pulmonalen Erkrankungen mit bestehender pulmonaler Widerstandserhöhung — Cor pulmonale — ist daneben der pulmonalarterielle Druck und sein Verlauf als Ausdruck der Nachbelastung ein wesentlicher Faktor [288] zur Beurteilung der Gesamtsituation des rechten Herzens.

In den Fällen, in denen die Überlastung den linken Ventrikel betrifft, ist der diastolische Pulmonalisdruck oder besser der pulmonalkapilläre Verschlußdruck (PCWP) als Repräsentant des linksventrikulären Füllungsdrucks (Preload) der geeignete Meßwert für eine sichere Beurteilung der Myokardinsuffizienz [12, 69, 153].

Durch die Verlaufsbeobachtung dieser Größen und ihrer gegenseitigen Beeinflussung kann der kardiale anästhesiologische Risikopatient effektiv überwacht werden; treten Veränderungen ein, die eine differenzierte intraoperative Therapie erfordern — z. B. die Gabe von Vasodilatanzien oder Katecholaminen —, ist die Auswirkung der Medikamentapplikation objektiv dokumentiert, nachvollziehbar und damit kontrollierbar.

Meßgrößen der Respiration werden durch nichtinvasive Methoden erhalten. Als Maß für ein ausreichendes Minutenvolumen wird das endexspiratorische CO_2 — neben Atemfrequenz und Zugvolumen — dokumentiert [74]. Da Blutgasbestimmungen nur punktuelle Messungen des p_aCO_2 erlauben und zudem zuverlässig nur durch arterielle Punktion zu erhalten sind, ist das endexspiratorische CO_2 ein einfach zu erhaltender Meßwert. Dieses ist bei neurochirurgischen Eingriffen mit gezielter Hyperventilation zur Senkung eines evtl. bestehenden erhöhten intrakraniellen Druckes [248, 290] eine geeignete Meßgröße, um das Atemminutenvolumen entsprechend zu modifizieren. Mit Hilfe der Dalton-Formel kann so der p_aCO_2 kalkuliert werden unter der Voraussetzung, daß keine CO_2-Diffusionsstörung vorliegt. Darüber hinaus sind Veränderungen des p_ECO_2 bei Operationen in sitzender oder halbsitzender Position als Hinweis für eine stattfindende Luftembolie zu werten [113, 140, 201].

Beim koronaren Risikopatienten wird demgegenüber eine Normoventilation anzustreben sein [7, 73, 115, 178]. Da CO_2-Produktionsänderungen und damit das endexspiratorische CO_2 während der Narkose durch Veränderungen der Temperatur und des Metabolismus [184] eine Korrektur der Ventilation erforderlich werden lassen, wird bei diesem Patientengut der

$p_E CO_2$ ein wesentlicher zu überwachender Parameter sein. Hyper- oder Hypoventilation beeinflussen die Ökonomie des Myokards nachteilig [66, 245, 275]. Durch kontinuierliches CO_2-Monitoring wird außerdem eine Hyperkarbie vermeidbar, mit allen Folgen der Hypoventilation auf Kreislauf und Metabolismus.

Überwacht werden weiter inspiratorische Sauerstoffkonzentration und Narkosegaskonzentration. Hypoxien durch technische Fehler werden so erkannt.

Die Darstellung der Hämodynamik und der Volatilia zeigt die Wechselwirkungen auf, zusammen mit der Off-line-Eingabe der Medikamente und Infusionen.

Veränderungen der Lungenmechanik — durch Obstruktionen, ungenügende Relaxation, Lageveränderung des Tubus, Umlagerung des Patienten — werden durch Änderungen der Compliance erfaßt und dokumentiert; entsprechende therapeutische Maßnahmen können unverzüglich eingeleitet werden [183].

Die Handhabung des Systems ist sehr einfach, da die vorhandenen Überwachungsgeräte und Monitoren benutzt werden und der Umgang mit diesen Einrichtungen jedem Anästhesisten vertraut ist. Das narkoseführende Personal wird also nicht durch die „Technik" abgelenkt, sondern wirksam unterstützt. Die Off-line-Eingabe ist schnell und unkompliziert durchzuführen.

Durch den modularen Aufbau und durch die Verlagerung der Datenverarbeitung zu den peripheren Monitoren wird die Unabhängigkeit jeder Stufe von Komponenten des höheren Levels erreicht [119]. Dadurch ist bei Ausfall der höheren Stufe das Patientenmonitoring primär ungestört.

Komplizierte Biosignalanalysen bleiben den peripheren Monitoren vorbehalten, so daß die Mikrosoftware vereinfacht, der Mikro weit weniger belastet wird. Dabei sind die Umwandlung der mechanischen Größen in elektrische Impulse und die Weiterleitung zum Mikro über den ADU kein Problem. Schwierigkeiten entstehen erst durch die Vielzahl der aufzunehmenden Daten. So ist z. B. für eine ausreichend genaue Analyse des Verlaufs des Beatmungsdrucks während eines Atemzuges eine Aufnahme von 1 000 Punkten mit einer Abtastfrequenz von 100 Hz erforderlich, bei der Druckkurvenanalyse des Systemdrucks von 1 000 Hz. Die anschließende Analyse der Kurve mit Artefakt- und Alarmerkennung belastet den Prozeßrechner in nicht zu vernachlässigender Weise. Daher ist die Vorverarbeitung durch die Peripherie, insbesondere bei der geplanten Anwendung des Systems für mehrere Operationssäle, eine vernünftige und adäquate Lösung [20, 68]. Die Verlegung der Biosignalerfassung zu den peripheren Monitoren setzt eine einwandfreie Signalerfassung voraus, welche der Kritik des Anästhesisten obliegt.

Problematisch sind nach wie vor die benutzten Meßfühler bzw. die Biosignalerfassung selbst.

Sie bilden die Grundlage für den Einsatz elektronischer Datenverarbeitungsanlagen. Der auftretende Meßfehler bei der Datenaufnahme darf dabei ein gewisses Maß nicht überschreiten, da sonst die eingesetzte Genauigkeit des Rechners nicht sinnvoll ausgenutzt werden kann. So konnte Gessner [75] nachweisen, daß bereits 5% Fehler bei den Eingangsparametern zu einer Fehlerfortpflanzung bis zu 25% führen können. Daher sind gut abgeschirmte elektrische Leitungen, massengetrennte Geräte sowie hinreichende Stabilität der Meßfühler gegen äußere Einflüsse wie Temperatur, Feuchtigkeit etc. äußerst wichtig. Eine leichte, einfach reproduzierbare Eichung der Meßfühler muß durchführbar sein. Dies gilt in erster Linie für die invasiven Techniken. Verstopfung oder Teilverlegung der Katheter, Lage der Öffnungen an der Gefäßwand, undichte oder zu lange Schlauchverbindungen zu den Meßfühlern, Luftblasen im Schlauchsystem, beeinflussen die Genauigkeit der gemessenen Drücke [67, 296]. Störungsmög-

lichkeiten der EKG-Ableitung sind durch nicht korrekt befestigte Elektroden oder Wechsel-
stromeinflüsse durch Thermokauter gegeben.

Die nichtinvasive Blutdruckmessung setzt richtig plazierte Manschetten voraus, erlaubt
dann aber die Messung ausreichend exakter Blutdruckwerte [4].

Die Bedeutung der Präzision der Meßfühler wird noch deutlicher dadurch, daß der Anästhesist aufgrund der Veränderungen der Hämodynamik und der respiratorischen Parameter
Medikamente appliziert, Flüssigkeiten infundiert und Beatmungsgrößen variiert. Die richtige
Beurteilung der Narkose und des Narkoseverlaufs ist von diesen Meßwerten abhängig, zusammen mit klinischen Eindrücken und der individuellen Erfahrung des Anästhesisten. Das folgende Diagramm veranschaulicht das Prinzip der Narkoseführung:

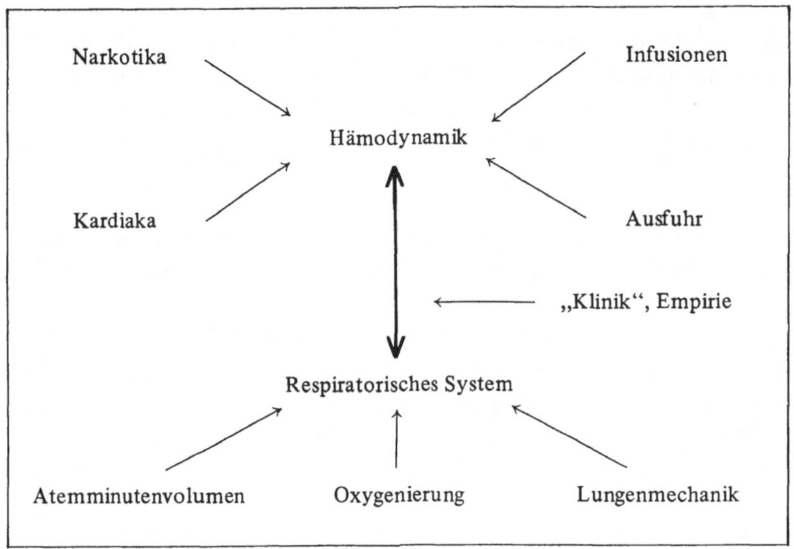

Die Erfassung respiratorischer Parameter ist nach bisherigen Erfahrungen [65, 187, 287]
zuverlässig. Die angewandte Calculation-Unit – die in den Narkoseservoventilator integriert
ist – arbeitet zuverlässig und ist als ausgereiftes System zu betrachten.

Störanfällig erweist sich im täglichen Gebrauch immer wieder das Perkin-Elmer-Massenspektrometer, das zur Gasanalyse eingesetzt wird. Es bietet neben dem Vorteil der präzisen,
auch wissenschaftlichen Ansprüchen genügenden Gaskonzentrationsmessung die Möglichkeit,
bis zu 8 Gase parallel zu dokumentieren. Für den Routineeinsatz muß jedoch – um einen reibungslosen Ablauf des Monitoring zu garantieren – die On-line-Überwachung der Gase durch
Kleingeräte – wie „Emma" – übernommen werden, die für klinische Möglichkeiten ausreichend genau arbeiten [154].

Die Flexibilität und die Konzeption des entwickelten Echtzeitprotokolls erlauben die
Verwendung des wissenschaftlich exakten wie auch des für den täglichen Einsatz robusten
Gerätes.

Die krankenblattgerechte Dokumentation und Archivierung, die für einen reibungslosen
Informationsfluß zur nachfolgenden Patientenbehandlung notwendig sind, werden entweder
durch die Hardcopy-Unit direkt vom Bildschirm oder als Druckerausgabe mit Hilfe des Schnell-
druckers realisiert.

Die Daten und Rubriken des erstellten automatischen Protokolls (s. Bildschirmaufbau, S. 35, 41, 45, 55 f.) werden nach Beendigung der Anästhesie der Weiterverarbeitung – wie die konventionell erstellten Protokolle auch – durch das ANNABEL-Programm zugeführt.

Die Komplikationsliste ist bewußt einfach und damit übersichtlich gehalten, um so ein vernünftiges Zeit-Nutzen-Verhältnis zu erreichen.

Kausal- oder Zeitzusammenhänge können durch freien Text erläutert werden.

Die wissenschaftliche Bedeutung des entwickelten Echtzeitprotokolls liegt in der Objektivität der Daten. Die Datenverarbeitung wird damit verbessert, die Ausgangsbasis für statistische und medizinische Aussagen sicherer.

Die Gegenüberstellung der erfaßten Parameter kann auch zur Entwicklung neuer, kontinuierlich erfaßbarer Kenngrößen führen, deren Verlaufsbeobachtung frühzeitige Hinweise auf drohende Gefahren geben könnten – wesentlich früher als die Betrachtung von Einzelparametern.

Intensivmedizin

Die früheste und häufigste Anwendung von Computern in der Intensivmedizin besteht in der wiederholten Aufzeichnung vitaler Funktionen. Die kontinuierliche Überwachung der als wesentlich erkannten Vitalparameter beim beatmeten Patienten ist eine absolute Notwendigkeit, da sich die lebenswichtigen Organfunktionen, das respiratorische oder kardiozirkulatorische System, rasch verändern können. Nur die lückenlose Darstellung der gemessenen Werte kann ein realistisches Bild vom jeweiligen Zustand des Patienten liefern und gewährleistet somit eine differenzierte Therapie des kritisch Kranken.

Typische automatisch überwachte Parameter sind z. B. die Herzfrequenz, die Drücke des großen und kleinen Kreislaufs, EKG, Atemfrequenz und Temperatur, wobei die Registrierung der Herzschlagfolge mit dem EKG wohl die am häufigsten und betriebssichersten überwachte Funktion ist [130]. On-line-Überwachung der Lungenmechanik und des Gasaustausches zeigen hingegen noch wenige Fortschritte, obwohl diese nicht weniger dringlich für eine differenzierte Diagnostik und Therapie eines beatmeten Patienten sind als die Parameter des kardiovaskulären Systems [30, 32, 46, 87, 173, 192, 204, 205, 210, 271, 274, 291].

Die meisten Respiratoren besitzen ein nur einfaches Monitoring mit Manometern und relativ ungenauen Volumetern zur Überwachung. Nur wenige Respiratoren haben adäquate Flow-, Volumen- und Drucksensoren, die eine Darstellung der erfaßten Größen als Trend ermöglichen. Eine gleichzeitige Präsentation mehrerer Größen ist in der Regel nicht möglich.

Osborn et al. berichten von zwei Systemen zur kontinuierlichen Überwachung von Lungenmechanik und Gasaustausch [61, 192]. Beide Systeme sind sehr aufwendig konzipiert. Respiratorische Größen werden mit einem Pneumotachographen (nach Fleisch) erfaßt [129]. Die Gase werden über ein spezielles Ventil gewonnen, das sich bei konstantem Flow bei einer definierten inspiratorischen Druckgrenze öffnet. In einem O_2- bzw. CO_2-Analyzer werden sie bestimmt. Compliance, Resistance, Atemarbeit und Sauerstoffverbrauch werden errechnet.

Neuere Flow-Sensoren – wie sie von Osborn [189] beschrieben werden – und Fortschritte in der Computertechnik haben die Entwicklung des respiratorischen Monitorings stimuliert.

Während die Zahl der on-line erfaßten hämodynamischen Parameter bei der gegenwärtigen Technologie durch die Notwendigkeit invasiver Techniken limitiert wird, erlaubt die online Erfassung überwiegend nichtinvasiver respiratorischer Parameter – wie eine engmaschige Bestimmung der statischen Compliance der Lunge und des Thorax – Tidalvolumen und PEEP den Bedürfnissen der kranken Lunge anzupassen und hilft, die Gefahr eines Barotraumas zu mindern [198, 214, 270, 271]. Eine routinemäßige Erfassung solcher Parameter bei künstlich beatmeten Patienten ermöglicht eine bessere Quantifizierung von Luftwegs- und Lungenerkrankungen [29]. Die relative Gefahr einer gelegentlichen Diskonnektion der Luftwege oder einer Störung des Respirators bei Patienten, die direkt von diesem abhängig sind, unterstreicht die Notwendigkeit einer kontinuierlichen Erfassung von Parametern der Atemfunktion. Bei der Mehrzahl beatmeter Patienten besteht neben einer respiratorischen Insuffizienz eine krankheits- oder medikamentenbedingte Muskelerschlaffung, die keine ausreichende Spontanatmung zuläßt. Andererseits benötigen Patienten während des Weanings mit IMV nur wenige Atemzüge/min zur Unterstützung ihrer eigenen Atmung. Eine sorgfältige Überwachung des Exspirationsvolumens, der Atemfrequenz und des Luftwegdrucks hilft hier, Katastrophen zu vermeiden [124, 215, 217].

Für eine umfassende und lückenlose Informationserfassung wurde ein Programmkomplex zur On-line-Datenerfassung entwickelt, der bettseitig auf Mikroprozessoren implementiert ist (M 6800) und sowohl als Stand-alone-System als auch gekoppelt an das Mikroprozessorsystem fungiert. Die Trenddarstellung von 16 Vitalparametern von Lungenmechanik, Hämodynamik und Gasaustausch erlaubt eine breite Überwachung nicht nur des kardiozirkulatorischen, sondern auch des pulmonalen Systems. Um im Bedarfsfall auch zusätzliche Meßparameter in die Überwachung bzw. in das Patientendatensystem aufnehmen zu können, ist die Zuordnung zwischen Eingangskanalnummer und Meßgröße am ADU variabel gehalten.

Die standardmäßig erfaßten Meßwerte sind in Abb. 166 zusammengestellt.

Der Aufwand für eine Signalanalyse bei unterschiedlicher Abtastfrequenz und unterschiedlichen Auswertungsverfahren unter Zugrundelegung desselben Kurvenverlaufs ist hoch [108]. Physiologische Werte unterliegen natürlichen Schwankungen, die von untergeordneter Bedeutung für die klinische Routine sind. Es interessiert in diesem Zusammenhang nicht so sehr das augenblickliche Meßergebnis eines bestimmten Parameters, sondern vielmehr dessen Verlaufsänderung.

```
01    ART.BLUTDRUCK SYS.       02    ART. BLUTDRUCK DIA.
03    HERZFREQUENZ            04    PUL. DRUCK SYS.
05    PUL.DRUCK DIA.          06    INTRAKRAN. DRUCK
07    RESP.FREQUENZ           08    ATEMMINUTENVOLUMEN
09    ZUGVOLUMEN              10    INEFF. ZUGVOLUMEN
11    SPITZENDRUCK           12    PLATEAUDRUCK
13    ENDEXSP. DRUCK         14    COMPLIANCE
15    RESISTANCE             16    ENDEX. CO2-KONZ.
17    CO2 MINUTENPROD.       18    TEMPERATUR


30    ZENTRALVEN. DRUCK       31    WEDGE DRUCK (PCWP)
32    ART. O2 PARTIALDRUCK    33    ART. CO2 PART.DRUCK
34    ART. O2 SAETTIGUNG      35    GEM.VEN.O2PART.DRUCK
36    GEM.VEN. O2 SAETT.      37    HAEMOGLOBIN
38    O2 KONZ. (FIO2)        39    HERZMINUTENVOL.(HZV)
40    SPONTANE ATEMFREQ.     41    SPONTANES ZUGVOL.
42    IN/EXSP.VERHAELTNIS    43    GEWICHT IN KG
45    URINPROD.


50    TOTRAUMVERHAELTNIS      51    ALVEOLO-ART.O2-DIFF.
52    ART. VEN O2 DIFF.       53    O2 TRANSPORTKAP.
54    SHUNTVOL.              55    PERI.GEFAESSWIDERST.
56    PUL.GEFAESSWIDERST.



                   WEITER = Y
```

Abb. 166. Variablenliste des Mikroprozessorsystems

Eine engmaschige Abtastfrequenz unter 60 s spielt bei der Verlaufsbeobachtung oder Zustandsbeschreibung eine untergeordnete Rolle. Zur Klärung spezieller Fragestellungen, wie z. B. der von Junger et al. [112] propagierten prognostischen Auswertung von Herzfrequenzmustern, kann die Abtastfrequenz jederzeit auf 30 s erhöht werden.

Die gleichzeitige Datensammlung mehrerer, verschiedener Vitalparameter über längere Zeiträume erfordert eine Datenreduktion durch die Bildung zeitlicher Mittelwerte. Verschiedene Meßgrößen unterliegen zum Teil sehr großen Schwankungen, die jedoch im Rahmen einer langfristigen Verlaufsbeurteilung nicht von Bedeutung sind. Um einerseits die Datenhaltung nicht zu belasten und eine ausreichend große Anzahl an Vitalparametern überwachen zu können, andererseits aber die Mittelungszeiträume nicht zu lang zu halten, wurden Mittelungszeiträume von 60 s gewählt.

Die vom System erfaßten Daten werden in das integrierte Datenhaltungssystem übernommen und können mit off line erfaßten Daten verknüpft und ausgewertet werden (KBSYST, JOROOT, IABSYS). Deshalb genügt es, die Minutenwerte im Mikroprozessor über 2 h zu halten. Für eine langfristige Verlaufsbeobachtung sind Mittelungszeiträume von jeweils 10 min gewählt.

Mit der Eigenentwicklung eines On-line-Mikroprozessorsystems wurde eine höhere Ausbaustufe der klassischen Überwachungssysteme erreicht, die hinsichtlich der Informationsgewinnung, Datendarstellung, Meßwertverarbeitung und Frühwarnung den kommerziell angebotenen Systemen überlegen ist.

Das System ist aus modularen Teilen aufgebaut, die einzelnen Prozeduren sind übersichtlich und dokumentieren sich weitgehend selbst. Durch das Einführen einer Signal- und Kanaltabelle gewinnt das System zusätzlich an Flexibilität. Die jeweilige Auswahl und Zuordnung der on line erfaßten Vitalparameter können jederzeit per Programm den speziellen Bedürfnissen eines Patienten oder des Arztes angepaßt werden, ohne daß spezielle Kenntnisse des Benutzers vorausgesetzt werden müßten. Die verwendeten Konstanten und Variablen sind am Anfang des Programmlistings hinterlegt und explizit beschrieben. Die On-line-Erfassung aller möglichen Vitalparameter über einen längeren Zeitraum erspart dem Personal die ermüdende Datensammlung. Die wiederholte Aufzeichnung vitaler Funktionen, die besonders die Zeit der Pflegekräfte beansprucht, kann durch den Rechner sehr viel häufiger geschehen. Pathophysiologische Störungen können somit früher erkannt werden [278]. Fehler beim Ablesen und Dokumentieren werden durch direktes Überspielen der Daten an den Minirechner vermieden. Für akute Veränderungen wurde als Kriterium das Abweichen eines Meßwerts um mehr als einen bestimmten Schwellenbetrag von zeitlich vorangehenden Meßwerten definiert. Da Artefakte häufiger sind als wirklich bedrohliche Situationen, ist eine Relevanzprüfung unverzichtbar. Häufige Fehlalarmierungen würden zur Nichtbeachtung tatsächlicher Veränderungen führen. Die Eliminierung von Artefakten ist ein außerordentlich schwieriges Problem. Unterschiedliche Verfahren zur Entdeckung und Eliminierung von Artefakten wurden insbesondere für das EKG von verschiedenen Arbeitsgruppen beschrieben [9, 49, 50, 190, 253]. Widerstandmessungen bis hin zu Korrelationen zwischen EKG und Blutdruck wurden mit wechselndem Erfolg praktiziert.

In unserem System wird die Überschreitung eines definierten Schwellenbetrages bei nur kurzfristigem Auftreten als Artefakt gewertet.

Eine Veränderung des Trends (Verlaufsänderung eines Parameters) ermöglicht zusätzlich ein rechtzeitiges Erkennen von Funktionsstörungen der Organsysteme. Unter kontrollierter Beatmung kann beispielsweise der angewandte Beatmungsdruck schnell und direkt mit seinen Auswirkungen auf die Hämodynamik verglichen werden. Durch die gleichzeitige Darstellung

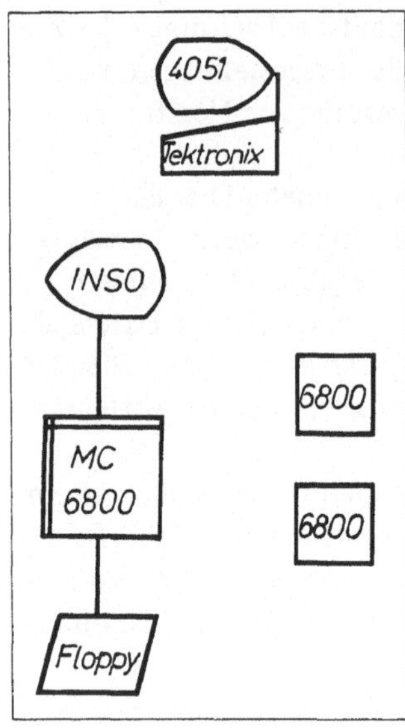

Abb. 167. Mikroprozessorsystem als Stand-alone-System

des Trends atemmechanischer und hämodynamischer Größen kann die Anwendung eines
PEEP in Verbindung mit anderen Informationen zu entsprechenden therapeutischen Maßnahmen Anlaß geben.

Bei der Entwicklung des Programmkomplexes wurde darauf geachtet, daß der Dialog einfach ist und wenig Zeit in Anspruch nimmt. Die Eingaben werden auf Syntax und Plausibilität
geprüft; Eingabefehler werden kommentiert, um die Benutzerfreundlichkeit zu erhöhen.

Das vorgestellte On-line-Mikroprozessorsystem ist als Stand-alone-System konzipiert und
ist auch ohne Hintergrundrechner einsatzfähig (Abb. 167). Bei den auf dem Markt erhältli-
chen Überwachungssystemen ist eine zentrale Recheneinheit Voraussetzung, wenn Trenddar-
stellungen gewünscht werden [138, 241]. Kommerzielle Systeme überwachen nur eine geringe
Anzahl an Standardparametern, die graphische Darstellung wird nur auf Anforderung präsentiert und nicht automatisch erstellt. Die Wiedergabe der Daten ist in übersichtlicher Form von
je 4 ausgewählten Trends über verschiedene Zeiträume möglich.

Der Anschluß des Systems an den vorhandenen Minirechner ermöglicht das Einfließen
aller on line erfaßten Größen in das oben beschriebene Datenhaltungssystem KBSYST und erlaubt eine Verknüpfung mit off line eingegebenen Werten. Dadurch stehen die gewonnenen
Meßwerte automatisch einer weiteren Meßwertaufbereitung innerhalb der anderen Teilsysteme
(IABSYS, JOROOT) zur Verfügung. Charakteristische Krankheitsverläufe werden im integrierten Datenhaltungssystem abgespeichert und können bei der Erstellung eines Berichts verwendet werden. Umgekehrt wird eine zwischenzeitliche Benutzung der anderen Teilsysteme am
gleichen bettseitigen Bildschirmgerät möglich. Die Trenddarstellung kann hierzu vorübergehend unterbrochen werden, ohne daß auf die kontinuierliche On-line-Erfassung der Parameter
verzichtet werden muß. Die Trenddarstellung wird anschließend vom System selbst nach 2 min
automatisch iniziiert.

Ausbildung

Anästhesie und Intensivmedizin

In der Praxis bedeutet der Einsatz von künstlicher Intelligenz („artificial intelligence", AI),
daß die Anwendung der Computertechnologie den Eindruck erweckt, daß eine Maschine in
der Lage wäre, intelligent auf gestellte Fragen bzw. Problemstellungen zu antworten. Techniken der künstlichen Intelligenz wurden bisher bei verschiedenen Problemstellungen eingesetzt,
so z. B. bei Spielen, Übersetzungen, Objektwiedererkennung und medizinischer Diagnosestellung.

Dies führte zu der Entwicklung von sog. adaptiven Systemen oder Expertensystemen.
Ein Expertensystem wäre somit definiert als ein System, das in der Lage ist, ein Problem zu
lösen aufgrund eingegebener Erfahrungswerte. Beispiele für solche Systeme gibt es in der Medizin oder auch in der Geologie. Die Erfahrungswerte sind üblicherweise von mehreren Experten bzw. Wissenschaftlern zusammengestellt, wobei die in Frage kommenden Problemlösungen zuvor simuliert wurden. Somit ist dann aber auch eine medizinische Diagnosestellung nur
möglich in Abhängigkeit der zugrundeliegenden Erfahrungswerte [142, 252].

Eine andere Möglichkeit der Unterstützung der therapeutischen Entscheidungsfindung
kann mit der Entwicklung von Entscheidungstabellensystemen versucht werden. Die Vielzahl
qualitativer und quantitativer Merkmale und deren Vergleich mit dem Fachwissen bei gleichzeitiger steigender Anzahl von erhobenen Merkmalen macht es immer schwieriger und zeitaufwendiger, die gesamte Information, die das Krankheitsbild eines Patienten in der perioperativen und in der intensivmedizinischen Phase bietet, zu verwerten.

Andererseits ist aber gerade in diesem Bereich die zeitgerechte und exakte Handlungsweise des Arztes erforderlich.

Nachteile einer derartigen Vorgehensweise bestehen in der aufwendigen Änderung und
Erweiterung der Modelle und Programme. Erschwerend kommt hinzu, daß einerseits die Erfahrung und das Fachwissen der Ärzte und andererseits algorithmisches Denken und das Abstrahierungsvermögen von Systemanalytikern vereint werden müssen. Daher wird ein flexibles,
adaptives Hilfsmittel gesucht, daß sowohl der Komplexität gerecht wird als auch ein geeignetes Kommunikationsmittel für die interdisziplinäre Arbeit darstellt. Beispiele aus verschiedenen medizinischen Bereichen zeigen, daß die Entscheidungstabellentechnik diese Aufgabe erfüllen kann [114, 251].

Es gibt verschiedene Verfahren der Entscheidungsgewinnung im medizinischen Bereich.
Die Entscheidungsunterstützung wird dabei nicht nur in der Wiedergabe von Daten bestehen,
sondern darin, daß ein Algorithmus Entscheidungen trifft, der Arzt diese wertet und ggf. modifiziert. Diese Algorithmen setzen operationale Regeln für Entscheidungen voraus [292]. Die
Erfahrung lehrt, daß selbst Spezialisten diese meist nicht formulieren können und daß die intensive Beschäftigung damit die Grundlagen für die Entscheidungen selbst verbessert. Die Medizin ist so komplex und spezialisiert, daß häufig Experten konsultiert werden müssen. Nicht
an jedem Ort und zu jeder Zeit ist aber der geeignete Spezialist verfügbar. Das System der
Entscheidungsunterstützung, welches den Experten simuliert, kann das Problem der Verfügbarkeit lösen helfen.

Die Benutzung eines Programms der Entscheidungshilfe für den Arzt hat Ausbildungsfunktion [72, 235], wenn das Programm erläutern kann, warum gewisse Entscheidungen getroffen wurden. Das im Programm inkorporierte Wissen kann zudem stets auf dem neuesten

Stand gehalten werden. Im medizinischen Bereich wurde die Entscheidungsunterstützung bisher am weitesten für den diagnostischen Prozeß entwickelt.

Verschiedene Verfahren der Entscheidungsgewinnung sind anwendbar. Das Prinzip der mathematischen Klassifikation besteht in der Zuordnung von Beobachtungseinheiten zu Grundgesamteinheiten. Dabei geht man davon aus, daß n Merkmale einen n-dimensionalen Merkmalsraum aufspannen. Die Daten der Beobachtungseinheiten werden als n-dimensionale Punkte oder Vektoren in diesem Raum gesehen. Den Grundgesamtheiten sind Punktmengen zugeordnet, die im gesamten n-dimensionalen Raum liegen können. Je besser nun diese Punktmengen getrennt sind, desto leichter ist eine Beobachtungseinheit der Grundgesamtheit zuzuordnen.

Diese Analyse von Abhängigkeiten ist in der Medizin seit langem etabliert und wird mit biostatischen Verfahren — wie der Varianzanalyse, der Regressionsanalyse, der Kovarianzanalyse oder der Faktorenanalyse — durchgeführt [236]. Eine gute Entscheidungsstrategie ist nun derart aufgebaut, daß die Wahrscheinlichkeit einer Fehlentscheidung möglichst klein wird [139, 211, 267, 268, 292]. Hauptanwendungsgebiete sind

— Diagnostik stumpfer Bauchtraumen [147],
— Pankreasdiagnostik [141],
— EEG-Diagnostik [296],
— EKG-Diagnostik [296].

Sequentielle Entscheidungsstrategien gehen davon aus, daß die ärztliche Entscheidung ein Prozeß ist, bei dem auf jeder Stufe verglichen werden muß, ob das erworbene Wissen, die Diagnose, die Therapie oder die Prognose hinreichend gut gesichert sind bzw. die Gefahr einer Fehlentscheidung hinreichend klein ist oder ob der Prozeß weitergeführt werden soll — und dann mit welcher Untersuchung.

Die optimale Lösung mit der dynamischen Programmierung fordert die Zuordnung von Eingangsgrößen zu den Zielgrößen. Die Darstellung dieser Zuordnung kann in Form einer Matrix erfolgen. Aus dieser Matrix wird dann ein Entscheidungsbaum entwickelt, der alle möglichen Strategien enthält. Die Anwendung dieses Verfahrens ist jedoch auf medizinische Gebiete beschränkt, deren Zusammenhänge vollständig und determiniert dargestellt werden können. Beispiele hierzu sind die Schilddrüsenfunktionsdiagnostik und die Diagnostik von Schädel-Hirn-Traumen [175].

Der Lösungsansatz der heuristischen Lösung berücksichtigt darüber hinaus die Tatsache, daß bei großen Entscheidungsbäumen die Bestimmung der optimalen Lösung praktisch unmöglich ist. Der Entscheidungsprozeß wird deshalb so fortgesetzt, daß durch geeignete Merkmalsauswahl die geringsten geschätzten Kosten verursacht werden, bzw. abgebrochen, wenn die Kosten seiner Fortsetzung die Kosten des Abbruchs übersteigen [292].

Die bislang diskutierten Verfahren — mit Ausnahme der heuristischen Lösung — setzen die vollständige Erfassung der Zusammenhänge eines medizinischen Spezialgebiets voraus. Da in der Praxis eine vollständige Aufzählung aller Möglichkeiten nach den Regeln der Kombinatorik oft nicht erreicht werden kann, versuchen die Verfahren, die zum Bereich der „arteficial intelligence" gehören, den menschlichen Entscheidungsprozeß zu simulieren, um so auch mit unvollständigen oder unpräzisen Daten vernünftige Entscheidungen zu treffen. In diesem Bereich wird zwischen „Modellbildung", „Folgern mit Problemlösung" und „heuristischer Suche" unterschieden [245, 292].

Wird versucht, die Entscheidungsverfahren für die spezifische Problemlösung an unserem Institut auf ihre Einsatzmöglichkeit zu prüfen, so müssen die Verfahren der mathematischen

Klassifikation, die auf statistischen Entscheidungsmodellen aufbauen, wegen nicht erfüllbarer Voraussetzungen verworfen werden. Am Institut wurde bislang aufgrund der großen Anzahl von Parametern keine Wahrscheinlichkeitsverteilung geschätzt.

Die Verfahren, die eine sequentielle Entscheidungsstrategie benutzen, weisen unterschiedliche Eignungsgrade auf:

- Die dynamische Programmierung setzt die Existenz eines vollständigen Entscheidungsmodells voraus.
- Die heuristische Lösung basiert auf den gleichen Voraussetzungen wie die dynamische Programmierung. Daher mußte dieses Verfahren ebenfalls verworfen werden.

Verfahren, die den menschlichen Entscheidungsprozeß simulieren, bieten sich daher an.

Die Modellbildung eignet sich vorzüglich zur Darstellung bekannter Sachverhalte. Der Nachteil des Verfahrens beruht auf der Tatsache, daß die Entwicklung eines solchen Systems hohe analytische Fähigkeiten und großes Abstraktionsvermögen vom Benutzer verlangt [185]. Testversuche mit den beteiligten Mitarbeitern ergaben, daß eine Modellentwicklung nicht bewältigt wird.

Das entwickelte Entscheidungshilfesystem basiert deshalb auf dem Lösungsprinzip der Entscheidungstabellentechnik.

Das Folgern mit Problemlösung beruht auf einer Strategie, die auf der Basis des gespeicherten Wissens und unter der Verwendung von Daten einer Beobachtungseinheit (hier: Patienten) zu Entscheidungen führt. Diese können Zielentscheidung (Therapie) oder aber Zwischenentscheidung (Erhebung eines neuen Parameters) sein. Dieses Verfahren läßt sich mit Entscheidungstabellennetzen einfach verwirklichen. Das medizinische Wissen kann in Form von Regeln erfaßt werden. Eine Erweiterung oder Änderung aufgrund sich ändernder Entscheidungskriterien kann durch Hinzufügen oder Modifikation der Entscheidungsregeln leicht erreicht werden. Die Ärzte werden somit in die Lage versetzt, selbständig ein Grundmodell zu entwickeln und kontinuierlich auszubauen. Die Möglichkeit der Netzwerkbildung berücksichtigt besonders das Konzept dieser intermediären Entscheidungen, so daß weitere Merkmale — in Abhängigkeit der bis dahin verwendeten Daten — in die Entscheidungsfindung mit einbezogen werden können. Entscheidungstabellennetze bieten den weiteren Vorteil, daß die Anwendung der Entscheidungslogik durch einen einfachen Algorithmus erfolgen kann.

Die Benutzung dieses Systems stellt eine wesentliche Unterstützung für den Therapieentscheidungsprozeß dar, weil die Eingangssituation standardisiert ist, übersichtlich dargestellt ist und ggf. auch schnell geändert werden kann. Der eigentliche Entscheidungsprozeß besteht aus der Zuordnung der Eingangsinformation zu einem Krankheitsbild und damit auch zu einer Therapie. Dieser Prozeß muß in der Praxis in den meisten Fällen unter Zeitdruck durchgeführt werden. Vom Arzt wird eine Entscheidung gefordert, die unter der Einbeziehung der unterschiedlichen Parameter und Wechselwirkungen bzw. der individuellen Besonderheiten des Patienten und der ärztlichen Sorgfaltspflicht gefällt werden sollte. Der gedankliche Vergleich mit dem Fachwissen und der bei ähnlichen Fällen gemachten Erfahrung wird in der Routine nicht in vollem Umfang jederzeit gewährleistet sein. Besonders kommt diese Diskrepanz in Spezialgebieten, die in der Regel eine sehr komplexe Struktur aufweisen, zum Ausdruck.

Praktische Bedeutung hat das Programmpaket auch als Lehrsystem für den Lernenden, da das Fachwissen erfahrener Ärzte in die Tabelle eingeht und bei jedem Therapievorschlag, den das System anbietet, die hierzu verwendeten Daten angezeigt werden, gemeinsam mit den Kommentaren.

Automatische Protokollierung

Anästhesie

Das Zusammenspiel der verschiedenen Fachdisziplinen — Anästhesie und Chirurgie — in der perioperativen Versorgung des Patienten, stellt besonders hohe Anforderungen an den Informationsfluß. Die Informationen müssen fehlerfrei, vollständig und rechtzeitig dort zur Verfügung stehen, wo sie gerade benötigt werden. Dies gilt insbesondere für die postoperative Versorgungsphase, d. h. nach Verlegung des Patienten auf die nachsorgende Station; die zunächst stabile Funktion der verschiedenen Organsysteme — Vorbedingung zur Verlegung des Patienten — kann sich plötzlich ändern; der dann behandelnde Arzt braucht jedoch Informationen von hohem Genauigkeitswert, um folgerichtig zu therapieren.

Für diese Informationsübermittlung ist der Computer aufgrund seiner Verarbeitungsgeschwindigkeit prädestiniert, zumal die Erstellung von Berichten zeit-, personal- und kostenaufwendig ist.

Mehrere Arten der Briefgenerierung können geplant werden:

1. Standardbriefe
Darunter versteht man die Erstellung eines Berichts mit nur wenigen Variablen. Berichte dieser Art sind z. B. Einbestellbriefe. Die Variablen sind abhängig von der Ausprägung eines bestimmten Merkmals (z. B. Geschlecht bei der Anrede).

2. Verlegungsbericht
In einem Verlegungsbericht werden jeweils nur die letzten Daten der Untersuchung aufgeführt. Alle persönlichen Daten, die im Kurzbrief erscheinen sollen, werden vor der Berichterstellung genau festgelegt.

3. Ausführlicher Brief
Hierbei wird zunächst blockweise zu jeder Frage des fachspezifischen Fragenkatalogs die jeweils neueste Antowrt am Bildschirm dargestellt. Der Arzt wählt nun, ob der gesamte dargestellte Block mit allen Daten in den Arztbrief aufgenommen wird oder ob nur Teile erwähnt werden.

EDV-unterstützte Verfahren zum automatischen Schreiben von Arztbriefen werden teilweise schon in der Klinikroutine eingesetzt. Dies gilt insbesondere für kleinere überschaubare Teilbereiche der Medizin wie der Röntgendiagnostik und Nuklearmedizin [133]. Diese begrenzten Bereiche lassen sich wesentlich leichter standardisieren und sind somit prädestiniert für automatische Schreibverfahren. Gerade die Standardisierung der medizinischen Terminologie bereitet indes erhebliche Schwierigkeiten.

Der einfachste Schritt zur automatischen Dokumentation von Befunden ist sicher die Einführung von Schreibautomaten. Daneben gibt es Modelle, die mehr auf Kodierung und Speicherung diktierter Befundberichte abzielen. Einige wenige Entwickler sind so weit gegangen, eine komplette Datenverarbeitungsanlage einzusetzen, um Berichte zu schreiben [58, 279]. Versuche der Berichtgenerierung im Bereich der Anästhesiologie liegen bislang nicht vor. Das vorgestellte System erfüllt einige wesentliche Forderungen [96], die an die automatische Berichtabfassung gestellt werden. Es werden diejenigen anamnestischen, laborchemischen und Kreislaufparameter vermittelt, die für eine effektive Weiterbehandlung des Patienten sinnvoll sind. Die Schwierigkeit liegt dabei in der Auswahl der Daten, da nicht zwingend die bei objektiver Analyse notwendig erscheinenden Daten den vom Benutzer erwarteten Daten oder den letztlich verwendeten Daten entsprechen.

Idealerweise sollten diese 3 Datenmengen zur Deckung gebracht werden. Aus diesem Grund muß das Dialogverfahren dynamisch, d. h. anpaßbar konzipiert sein.

Für den Aufwachraum enthält der Verlegungsbericht — der in wesentlich veränderter Form im Bereich der Intensivstation zur Anwendung kommt — in übersichtlicher Form zunächst Aussagen über den Verlauf der Operation, den Krankheitsverlauf im Aufwachraum, Besonderheiten jeweils als Klartexteingabe, die letzten erhobenen laborchemischen Parameter, die automatisch eingesetzt werden, sowie wiederum als Klartexteingabe die Therapievorschläge des vorbehandelnden Anästhesisten. Zusammen mit dem Anästhesieprotokoll erhält der Empfänger so ein vollständiges Bild vom perioperativen Zustand des Patienten; sowohl der weiterbehandelnde Arzt als auch das Pflegepersonal erhalten wichtige, schriftlich festgehaltene Informationen über die vitalen Funktionen des Patienten einschließlich seiner Vigilanz. Informationslücken, bedingt durch die Kompetenzübertragung, können durch diese vollständige Dokumentation vermieden werden.

Die formalen Abläufe werden dabei durch den Computer um ein Vielfaches schneller erledigt als durch menschliche Arbeitskräfte. Daher ist der Zeitgewinn bei der Berichterstellung trotz der notwendigen Klartexteingaben noch erheblich, hier wäre eine Arbeitsumverteilung, vom Arzt zur Dokumentationsassistentin, wünschenswert.

Die Eingabemöglichkeit von freiem Text erlaubt jedoch größtmögliche Adaptation und Individualität, so daß durch Standardisierungsmaßnahmen keine Informationen verlorengehen, die für den Einzelfall wichtig sind.

Intensivmedizin

Die hohe Spezialisierung, bedingt durch die ständige Verfeinerung diagnostischer und therapeutischer Verfahren, führt zu einem Anwachsen der Daten für den einzelnen Patienten, die als Information für den Arzt von Bedeutung sind. Die Dokumentation aller Maßnahmen diagnostischer und therapeutischer Art macht — wenn sie in engem Zusammenhang mit dem Krankheitsverlauf geschieht — die gegenseitige Beeinflussung erkennbar. Eine Dokumentation wird aber letztlich erst dann abgerundet, wenn alle Informationen fehlerfrei, vollständig und rechtzeitig dort zur Verfügung stehen, wo sie benötigt werden.

Der vorliegende Programmkomplex IABSYS beschreibt den Entwurf und die Realisierung eines Arztbriefsystems, das entsprechend den Bedürfnissen und den Gegebenheiten der instituteigenen Intensivtherapiestation konzipiert wurde.

Die gegenwärtige Form der Krankengeschichte hat sich entwickelt, indem sie vom Arzt zur Darstellung seiner Beobachtungen und Verordnungen benutzt wurde. Die Daten werden vom Arzt erfaßt, um von ihm selbst wieder gelesen und interpretiert zu werden. Die konventionelle Krankengeschichte hat sich so zu einem arztbezogenen Dokument entwickelt, dessen Assoziationen, Auslassungen, Schemata, Nomenklatur und Stil sehr subjektiv sind. Der größte Teil der Krankengeschichte enthält Klartext, der oft handgeschrieben und unleserlich für andere ist [279]. Die Berichterstellung in der Medizin ist im Zeitalter der Automation ein Problem der allgemeinen Textverarbeitung. Die Bearbeitung der Krankenakten einschließlich der Speicherung und Wiedergewinnung der Informationen ist Aufgabe spezieller Textverarbeitungssysteme. Gerade in der Medizin erlangt die Textverarbeitung große Bedeutung, da sich nur manche Funktionen, wie Untersuchungen oder Laborwerte, strukturieren, andere jedoch, wie

z. B. Fortschrittsnotizen und Bemerkungen, sich hingegen ausschließlich als Freitext ausdrükken lassen. Da zudem die Erstellung von Texten personal-, zeit- und damit kostenaufwendig ist, stellt die maschinelle Textverarbeitung eine wirtschaftliche Lösung dar.

Die Textverarbeitung ist als Textanalyse oder als Textsynthese möglich. Während bei dem Verfahren der Textanalyse die Daten in freiem Klartext wie beim Diktat eingegeben und durch den Computer analysiert bzw. automatisch kodiert werden [234], verfolgt die Textsynthese den umgekehrten Weg. Die Textsynthese basiert auf einem problembezogenen Textvorrat, wobei einzelne Textfragmente oder Textbausteine nach bestimmten Regeln − evtl. mit Freitextzusätzen − zu einem Protokoll zusammengesetzt werden. Die Textsynthese dient insofern der Kommunikation, als sie beschreibende Informationen mit den reinen Daten verknüpft. Voraussetzung für einen sinnvollen und effektiven Einsatz sind allerdings die Möglichkeiten der Klartexteingabe und -speicherung, da sonst das System den Anforderungen in der Medizin nicht gerecht wird. Denn gerade in der Intensivmedizin erweist sich eine Standardisierung als sehr problematisch, da diese aufgrund der Vielschichtigkeit der Probleme und Diagnosen ohne Klartext nicht auskommt. Es gibt wohl kein anderes Gebiet der Medizin, das dynamischer, flexibler, differenzierter und kreativer ist als die Intensivmedizin [123]. Die Anforderungen einer operativen Intensivtherapiestation an eine Textsynthese unterscheiden sich sehr von den Anforderungen beispielsweise einer Röntgenabteilung oder eines Tumorregisters. Vergleichbar wären die Anforderungen an eine Berichterstellung dann, wenn ein solcher Bericht über einen Patienten der Intensivstation lediglich über einen Zeitraum von 24 h zu erstellen wäre, wenn also während des gesamten stationären Aufenthalts eines Patienten täglich ein Arztbrief erstellt würde.

Auf einer Intensivtherapiestation wird der Patient mindestens einmal täglich gründlich untersucht. Der Stationsarzt dokumentiert hierzu pro Untersuchung seine Befunde. Die Problemkonstellation des Patienten kann sich jederzeit ändern. Da die Berichterstellung jedoch nach Entlassung bzw. Tod des Patienten erfolgt, ist somit eine Datenauswahl unerläßlich. Es ist eine vielfach gemachte Beobachtung, daß redundant oder sehr ausführlich dargebotene Informationen nicht mehr aufgenommen werden und dadurch u. U. wesentliche Inhalte übersehen werden können [229]. Diese Besonderheiten waren ausschlaggebend für eine Eigenentwicklung eines Arztbriefsystems am Institut.

Das hier vorgestellte Reportsystem IABSYS stellt mit dem vollautomatischen Verlegungsbericht ein Zwischenglied dar, um den reibungslosen Übergang von der konventionellen zur computergesteuerten Berichterstellung zu garantieren. Dieser teilformatierte Arztbrief tritt an die Stelle des bisherigen Arztbriefs. Durch seine starre Ablauffolge werden immer dieselben Eingabeformulare des Datenhaltungssystems (KBSYST) geprüft und die entsprechenden Daten aus den Patientendatensätzen herausgesucht.

Der Briefinhalt ist also hinsichtlich seiner Form immer gleich. Die Belastung des Benutzers ist sehr gering, da der Bericht vollautomatisch erstellt wird. Nach Programmaufruf des Arztbriefsystems beantwortet der Benutzer im Dialogbetrieb die vom System gestellten Fragen. Sind alle Antworten gegeben, erscheint am Bildschirm die Meldung, daß der Bericht nun für den/die Patienten(in) ..... erstellt wird (Abb. 42).

Bei maschineller Berichterstellung muß der Computer auf einen Textvorrat zurückgreifen können, der für jede Eingabe die adäquate Formulierung bereithält. Die passenden Formulierungen für das vorliegende Arztbriefsystem wurden aufgrund einer Analyse der konventionell geschriebenen Arztbriefe definiert. Als Arbeitsgrundlage dienten hierfür die Arztbriefe im Zeitraum eines Jahres (VI/79−VI/80). Für die benötigten Texte wurden verschiedene Dateien angelegt (Abb. 168). Die Patientendaten können ausnahmslos in dem oben diskutierten Daten-

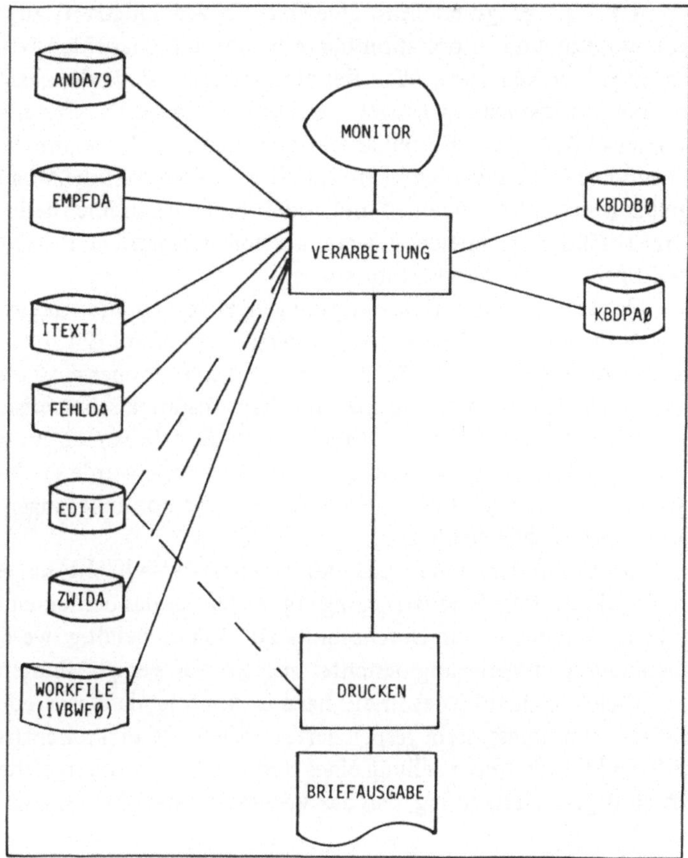

Abb. 168. Dateien des Arztbriefsystems

haltungssystem (KBSYST) erfaßt und gespeichert werden. Der Datenbankfile des KBSYST bildet die Datenbasis des Arztbriefsystems.

Abschluß- oder Zwischenberichte an andere Ärzte sollen unter Zuordnung zum betreffenden Problem das Wesentliche der Befunde und die vollständige Diagnose, ggf. kurze Hinweise auf differentialdiagnostische Erwägungen, die Schilderung zur Behandlung und Vorschläge zur Therapie enthalten [283]. Dabei sollen nur diejenigen anamnestischen, klinischen und labortechnischen Informationen übermittelt werden, die zur weiteren Abklärung oder Behandlung eines Problems notwendig sind.

Für die operative Intensivtherapiestation des Instituts enthält der automatisch erstellte Bericht die notwendigen Daten. Dieser sog. Verlegungsbericht schlägt die Brücke zwischen Aufnahme- und Entlassungsdaten eines Patienten. Er enthält von den im Behandlungszeitraum gemessenen Daten die ersten und die letzten Daten. Aufgrund seiner Ausbildung und Erfahrung erhält der Empfänger somit ein vollständiges Bild von der Anamnese und den aktuellen Problemen des Patienten. Die problemorientierte Struktur des Entlassungs- bzw. Verlegungsberichts und des Krankenblattes [283], wie sie im Datenhaltungssystem KBSYST vorgesehen ist, gewährleistet ein übersichtliches Dokument, das unmißverständlich alle Informationen beinhaltet.

Der Verlegungsbericht ist eine erste Entwicklungsstufe zur Handhabung der Befunddokumentation und Informationsübermittlung auf einer Intensivtherapiestation. Der Arzt benötigt jedoch keine speziellen Kenntnisse zur EDV, da der passive Dialog des Systems eine genaue Beantwortung vorgegebener Fragen fordert. Das System IABSYS ist so konzipiert, daß der starre Ablauf der Formularübergabe leicht durch die direkte Eingabe der gewünschten Formulare ersetzt werden kann. Damit wird dem Arzt die Möglichkeit gegeben, den Brief halbautomatisch zu erstellen und gezielt in die Zusammenstellung der Daten einzugreifen. Der Arzt trifft die Entscheidung, wann der vollautomatische Bericht für den nachfolgenden Arzt nicht mehr ausreichend informativ ist.

Zur arztgerechten Datenausgabe gehört von vornherein ein übersichtliches Schriftbild, soweit im Ausdruck Klartext zur Anwendung kommt [240]. Groß- und Kleinschreibung erfordert zwar eine längere Ausdruckzeit, erleichtert aber das Lesen. Zur besseren Übersicht wurden die Informationsgruppen auf dem Ausdruck schematisiert. Es wurde besonderer Wert darauf gelegt, daß der automatisch erstellte Bericht von einem diktierten Bericht nicht zu sehr abweicht. Bei der Formulierung der Standardtexte wurde die bisherige Ausdrucksweise der Ärzte berücksichtigt. Ein einfaches Ändern der Formulierungen ist möglich. Das übliche Briefformat wurde beibehalten.

Der Computer kann formale Abläufe um ein Vielfaches schneller erledigen als eine menschliche Arbeitskraft. Eine Befragung ergab, daß für das Schreiben eines Kurzberichts zur Verlegung eines Patienten im Durchschnitt 20—40 min benötigt werden. Die Erstellung eines vollautomatischen Verlegungsberichtes braucht nur wenige Minuten.

Eine Speicherung des Briefinhalts ist unnötig, da dieser jederzeit aus den im integrierten Patientenhaltungssystem gespeicherten Patientendaten rekonstruiert werden kann. Der Zeitaufwand für die Neuerstellung eines Berichts bei unvorhergesehenem plötzlichen Programmabbruch ist jedoch so gering, daß das Versenden eines Briefes dadurch praktisch nicht verzögert wird.

Unkorrekte Daten im Computergedächtnis werden unkorrekte Resultate hervorbringen [208]. So führen unkorrekte Aufnahmen der Anamnese oder der Symptome, Zeichen und Tests zwangsläufig zu einer falschen Ausgabe — konventionell wie computergestützt. Alle für den Bericht notwendigen Patientendaten werden im Datenhaltungssystem KBSYST erfaßt und geprüft. Im Arztbriefsystem IABSYS wurde eine Datei angelegt, welche die spezifischen Fehlermeldungen für jede Falscheingabe innerhalb dieses Programmkomplexes enthält (Abb. 169). Zusätzlich erfolgt ein Hinweis, wie die Fehler behoben werden können.

In naher Zukunft wird sich nur ein System durchsetzen können, das dem Benutzer — in diesem Fall dem Arzt — den Umgang mit der Maschine erleichtert und das eine spürbare Arbeitserleichterung bringt. Das vorliegende Arztbriefsystem wurde unter der Vorstellung entwickelt, als Nebenprodukt zur Datenerfassung den Informationsfluß zwischen Stationsarzt und weiterbehandelndem Arzt zu verbessern. Dies erscheint angesichts der ohnehin schwierigen sekretariellen Situation bei der noch weitgehend vorherrschenden konventionellen Berichterstellung besonders dringlich.

Trotz standardisierter Ausdrucke bleibt der individuelle Charakter eines jeden Briefes erhalten, da dieser immer von den spezifischen Patientendaten abhängt. Die automatische Erstellung des Berichts ermöglicht zudem individuelle und ausführliche Arztbriefe.

Die Vorteile der vollautomatischen Briefgenerierung gegenüber der konventionellen Art seien abschließend stichwortartig aufgelistet:

```
A U S D R U C K   D E R   F E H L E R D A T E I

NUMMER DER FEHLERMELDUNG: 00
TEXT: DIE CODE-NR. DES ARZTES IST NICHT ERLAUBT, DA <1 ODER >76

NUMMER DER FEHLERMELDUNG: 01
TEXT: SIE HABEN EINE ARZTCODE-NR. EINGEGEBEN, DIE NICHT BELEGT IST

NUMMER DER FEHLERMELDUNG: 02
TEXT: DIE EINGEGEBENE BETTNUMMER IST GROESSER ALS DIE MAX. BETTENZAHL

NUMMER DER FEHLERMELDUNG: 03
TEXT: SIE DUERFEN HIER KEINE BUCHSTABEN EINGEBEN, SONDERN NUR ZAHLEN

NUMMER DER FEHLERMELDUNG: 04
TEXT: BITTE WAEHLEN SIE EINEN DER ANGEGEBENEN BUCHSTABENCODES AUS

NUMMER DER FEHLERMELDUNG: 05
TEXT: DIESE CODE-NR. FUER EMPFAENGER IST NICHT ERLAUBT, DA <0 ODER >9

NUMMER DER FEHLERMELDUNG: 06
TEXT: DIE EINGEGEBENE CODE-NR. FUER EMPFAENGERANSCHRIFTEN IST NICHT BEL.

NUMMER DER FEHLERMELDUNG: 07
TEXT: DIE BRIEFANZAHL DARF HOECHSTENS 11 SEIN

NUMMER DER FEHLERMELDUNG: 08
TEXT: SIE HABEN DAS BRIEFDATUM FALSCH EINGEGEBEN. BITTE SO: TT MM JJ

NUMMER DER FEHLERMELDUNG: 09
TEXT: DER EINGEGEBENE BEHANDLUNGSTAG IST GROESSER ALS DER AKTUELLE
```

Abb. 169. Fehlerdatei

- Befundbericht steht dem nachbehandelnden Arzt schneller zur Verfügung,
- kein wichtiger Befund wird vergessen,
- die Briefe sind übersichtlich, somit gut vergleichbar und schnell zu lesen,
- Arbeitserleichterung für den Schreibdienst,
- Verringerung der Fehlerhäufigkeit,
- Korrekturmöglichkeit am fertiggestellten Brief vor dem Ausdruck,
- automatische Briefkopieerstellung mit anderen Empfängeradressen (mit der Bemerkung „Nachrichtlich an …“).

Schlußfolgerungen

Computergestützte Technik ist in der Medizin heute noch nicht in jedem Fall vorhanden. Bisher sind erst 12 Universitätskliniken in der Bundesrepublik mit leistungsfähigen Rechenzentren ausgerüstet, wobei eine Bevorzugung der Verwaltung und eine Vernachlässigung des ärztlichen und wissenschaftlichen Bereichs zu bemerken ist [60]. Dies wird nicht zuletzt dadurch deutlich, daß der Einsatz von Computern in einem so hochtechnisierten Teilbereich der Medizin wie der Intensivmedizin sich noch überwiegend in der Einführungsphase befindet.

Das präsentierte Datenverarbeitungsmodell stellt für den Bereich der Anästhesie durch seine Vollständigkeit ein Novum dar, das durch die Beachtung und Erfüllung verschiedener Vorbedingungen in der Lage sein kann, die Patientenversorgung merklich zu verbessern.

Die Forderungen Benutzerfreundlichkeit, Flexibilität und Maßnahmen des Datenschutzes konnten durch eine geeignete Konzeption im Hard- und Softwarebereich des Systems weitgehend erfüllt werden. Die Inbetriebnahme und Benutzung dieses Datenverarbeitungsmodells setzt keine Grundkenntnisse der Informatik voraus. Die Einarbeitungszeiten sind folglich sehr kurz und das System wird entsprechend rasch akzeptiert.

Durch den modularen Aufbau sind die einzelnen Teilsysteme ohne Beeinträchtigung der Gesamtkonzeption leicht änderbar. Wechselnden Anforderungen und Bedürfnissen im klinischen Anwendungsbereich ist problemlos Rechnung zu tragen. Erkenntnisse, die sich durch die Routineanwendung ergeben, lassen sich in das Programm ohne weiteres einarbeiten.

Datensicherung und Datenschutz konnten − ohne die Benutzerfreundlichkeit einzuschränken − wirksam realisiert werden. Einfache Zugangskontrollen, z. T. hierarchisch aufgebaut, gewährleisten, daß nur autorisierte Benutzer mit dem System arbeiten können. Plausibilitätskontrollen, Korrekturmöglichkeiten und Fehlererkennung dienen zusammen mit regelmäßiger Kopierung der Datenlangzeitspeicherung und der Datensicherheit.

Die medizinische bzw. anästhesiologische Relevanz des Systems umfaßt weite Teile des fachspezifischen Aufgabengebietes. Erarbeitet wurde ein Programm zur Erfassung und Auswertung dokumentierter Daten, das mit geringem Zeit- und Personalaufwand die Auswertung der während eines Jahres anfallenden Daten durch die vorliegenden Anästhesieprotokolle zuläßt. Dadurch wurde es möglich − wie die Anwendungsbeispiele belegen −, Zusammenhänge darzustellen; spezielle Risiken der einzelnen Anästhesieverfahren in Abhängigkeit von der präoperativen Risikoeinstufung sind besonders hinsichtlich ihrer intraoperativen Komplikationshäufigkeit transparent geworden und können zu einer gezielten Risikominderung für den einzelnen Patienten beitragen.

Administrative Verbesserungen erlaubt dieser Programmkomplex dadurch, daß mittels Kenntnis des spezifischen Patientengutes einer Klinik und der angewandten Anästhesieverfahren Ausbildungsschwerpunkte leicht erkennbar sind und entsprechend für die Weiterbildung beachtet werden müssen. Erfahrungszugewinn und Ausbildungsmöglichkeiten sind daher gezielt steuerbar.

Durch die Realisierung des Echtzeitanästhesieprotokolls erfolgte eine wesentliche Arbeitserleichterung des narkoseführenden Personals, so daß eine Umverteilung der Arbeitsbelastung — von der notwendigen Narkoseaufzeichnung zur Narkoseführung und exakten Überwachung — erreicht wurde. Objektive Meßwerte — durch invasive wie auch nichtinvasive Meßfühler im Bereich der Respiration und Hämodynamik — gelangen zur Aufzeichnung und bilden das Gerüst zur Beurteilung des Narkoseverlaufs durch einprägsame Graphiken. Die Grundlage notwendiger Entscheidungen ist damit überschaubarer und verbessert worden. Die Verwendung intelligenter, datenverarbeitender Monitore, die bei der Überwachung routinemäßig eingesetzt werden, lenkt den Anästhesisten nicht von seiner Aufgabe ab. Dieses automatisch erstellte Protokoll gewährleistet also ein Maximum an Objektivität und Vollständigkeit der Daten, so daß auch retrospektiv der Narkoseverlauf mit allen erfolgten Maßnahmen nachvollziehbar bleibt.

Erstmalig ist für den Bereich der Anästhesie ein System erarbeitet worden, das für die zu lösenden Probleme als Entscheidungstabelle nutzbar ist. Damit ist es möglich, in kritischen Situationen auf ein Wissenspotential zurückzugreifen, das dem Auszubildenden wie dem Erfahrenen bei der Entscheidungsfindung helfen kann bzw. durch Vergleich der getroffenen Entscheidung mit der des Computers Fehler und Irrtümer verringern kann. Der Hauptanwendungsbereich ist vornehmlich im Aufwachraum zu sehen. Die Beispiele zeigen, wie effizient das System arbeitet: daß an differentialdiagnostischen Überlegungen nichts „vergessen" wird, auch dann nicht, wenn unter Zeitdruck gearbeitet werden muß.

Eine Optimierung des Informationsflusses konnte durch die Erstellung halbautomatisch vom Computer erstellter Verlegungsberichte vom Aufwachraum zur nachbehandelnden Station erreicht werden. Die Fakten und Daten, die für die Patientenübergabe erforderlich sind, liegen schriftlich vor, besondere Anmerkungen können vom verantwortlichen Personal hinzugefügt werden. Informationsverluste werden minimiert, die Sicherheit der Entscheidungen der nachbehandelnden Ärzte wird für den unmittelbar postoperativen Zeitraum größer bzw. Fehlentscheidungen wegen nicht bekannter Fakten seltener.

Das hier dargestellte Datenverarbeitungsmodell in der Anästhesie ermöglicht insgesamt eine Verbesserung und Objektivierung der Datengewinnung, der Datenweiterverarbeitung und des Datenflusses. Unter der Voraussetzung der kritischen Anwendung und Bewertung der einzelnen Systeme kann eine Optimierung der Patientenversorgung resultieren. Der Computer allein schafft nur die objektive und breit angelegte Entscheidungsgrundlage für notwendiges diagnostisches und therapeutisches Vorgehen.

Bei der Entscheidung, für die operative Intensivtherapiestation des Instituts für Anästhesiologie und Reanimation an der Fakultät für klinische Medizin Mannheim der Universität Heidelberg ein eigenes Patientendatensystem zu entwickeln und zu realisieren, waren die nachfolgend aufgeführten Punkte ausschlaggebend.

Bei der Aufnahme dieser Arbeit stand am Institut für Anästhesiologie und Reanimation eine Prozeßrechneranlage der Fa. Dietz zur Verfügung. Die dazu notwendigen Gelder waren im Rahmen eines Projekts mit dem Endziel der Entwicklung und Realisierung optimaler Beatmungsmuster bei respiratorbedürftigen Patienten bewilligt worden [160]. Eine Anschaffung eines kommerziell entwickelten Überwachungssystems und dessen stationsgerechte Bearbeitung bzw. Erweiterung schied ebenso wie eine Übertragung einer speziellen Software deshalb aus. Programme können nicht auf andere Rechenanlagen anderer Intensivstationen ohne höhere Kosten übertragen werden. Die Zusammenarbeit mit dem Studiengang für medizinische Informatik der Universität Heidelberg (Fachhochschule Heilbronn) hingegen unterstützte eine Neuentwicklung. Bei der Neuentwicklung eines Patientendatensystems kann davon ausgegangen werden, daß alle Datenarten qualitativen und quantitativen Informationsgehalts erfaßt

werden können. Die Daten wurden dabei, wie in dem System von Weed eingeführt, auf der
Basis der jeweils zugrundeliegenden Krankheitsprozesse gruppiert [9, 282]. Durch die Verwendung einer gemeinsamen Zeitachse können regelmäßig gesammelte Daten mit intermittierend gesammelten oder zusätzlich errechneten Daten kombiniert werden. So können zeitliche
Beziehungen deutlich gemacht werden.

Auf eine Integration der durch Monitorüberwachung vitaler Funktionen on line erfaßten
Daten wird besonderer Wert gelegt.

Eine ausreichende Leistungsfähigkeit und Sicherheit des Systems wird durch ein Hardwarekonzept garantiert, das eine sukzessive Computerleistung in den einzelnen Teilbereichen
erlaubt. Störungsfälle wirken sich daher in erster Linie nur lokal aus, ohne die Funktion des
Gesamtsystems zu beeinträchtigen.

Mit dem Einsatz bettseitiger Mikroprozessoren zusammen mit hochintegrierten Respiratoren und Monitoren wird ein Hardwarekonzept gewählt, das durch die Vorauswahl und Vorverarbeitung der Daten die Zuverlässigkeit, Wirtschaftlichkeit und Effektivität des Systems
verbessert [32, 82, 223].

Die großen Vorteile des Computers als Kommunikationsmittel liegen darin, daß er einmal eingegebene Daten beliebig kombinieren und übersichtlich darstellen kann. Dabei spielt
es keine Rolle, wann und wo die Daten in den Rechner eingegeben wurden. Dies ermöglicht
Arzt und Pflegepersonal, sich ohne großen Aufwand und ohne umständliches Heraussuchen
von Akten ein vollständiges Bild zu machen. Selbst bei lange liegenden Patienten mit einem
multifaktoriellen Krankheitsgeschehen werden die Daten durch die mögliche Datenwahl übersichtlich präsentiert.

Die Intensivtherapiestation am Klinikum der Stadt Mannheim ist eine Intensivstation für
vorwiegend traumatisierte chirurgische Patienten. Die Einheit ist speziell für das Management
von Patienten mit schweren respiratorischen Problemen (z. B. ARDS) konzipiert. Im Jahres-
durchschnitt werden mehr als 300 Patienten behandelt, von denen 78% künstlich beatmet
werden müssen. Ein solches Patientengut benötigt einen außerordentlichen pflegerischen Aufwand. Hat man noch vor einigen Jahren den Ausfall eines zweiten Organs – z. B. das Auftreten einer Niereninsuffizienz bei bereits bestehender respiratorischer Insuffizienz – noch als
infaust bewertet, haben auch solche Patienten heute eine reelle Überlebenschance. Die an solchen Zentren etablierten Meßtechniken, wie beispielsweise die routinemäßige Verwendung
des Pulmonaliskatheters oder das gesamte kardiopulmonale Monitoring im Rahmen der maschinellen Ventilation und des Weaning sind mit einem enormen apparativen Aufwand und hohen
Kosten verbunden.

Eine exakte Berichterstattung dient v. a. zur Beurteilung klinischer und auch wirtschaftli-
cher Aspekte. Die konventionelle Art der Informationsgewinnung im klinischen wie im administrativen Bereich führt zu einer Überproduktion an unterschiedlichsten Informationen, die
so komplex und unübersichtlich sind, daß vergleichbare oder reproduzierbare Ergebnisse nicht
oder nur in wenigen Teilbereichen unter erheblichem Aufwand möglich sind.

Der Einsatz des entwickelten Patientendatensystems hat gezeigt, daß durch die Standardisierung der Datenerfassung unter Berücksichtigung spezifischer Fragestellungen die moderne
Technologie der Prozeßrechner in der Lage ist, bei der Überwachung und Therapie kritisch
kranker Patienten mit akutem Lungenversagen wertvolle Entscheidungshilfen zu liefern und
komplexe Zusammenhänge transparenter erscheinen zu lassen.

Wenngleich eine softwaremäßige Übertragung des entwickelten Systems auf andere Rechenanlagen nicht ohne erheblichen Aufwand möglich ist, erfahren doch 3 Punkte unserer Meinung

nach allgemeine Gültigkeit und sollten beim Einsatz von computergestützten Patientensystemen auf Beatmungseinheiten Berücksichtigung finden:

— Die Information der Patienten muß geordnet und systematisch erfolgen.
— Spezifische Informationsgruppen müssen ausgewählt bzw. definiert werden, um vergleichbare Aussagen zu ermöglichen.
— Ausgewählte Daten müssen besonderen Fragestellungen zugänglich werden.

Das Datenhaltungssystem KBSYST erlaubt eine vollständige Krankenblattführung und entlastet Arzt und Pflegepersonal von zeitraubenden Aufgaben wie der Ansammlung und Aufzeichnung von Daten. Die durch die Unterstützung bei stationsinternen Verwaltungsaufgaben erübrigte Zeit kann unmittelbar für die Patientenversorgung aufgewendet werden. Unterlassungsfehler können reduziert werden. Die manuelle und formlose Aufzeichnung erfordert geistige Konzentration. Wichtige Ergebnisse können bei der konventionellen Dokumentation infolge Inhomogenität übersehen werden und bei der Interpretation der Daten fehlen.

Standardisierte Statistiken machen Auswertungen über die Ausnutzung der Versorgungskapazität der Station bzw. ihre Auslastung möglich und verbessern den organisatorischen Ablauf. Kriterien können definiert werden, die eine Aussage über die Prognose bestimmter Krankheitsbilder bzw. Patientengruppen unter Berücksichtigung durchgeführter Behandlungsmaßnahmen und damit auch eine laufende Kontrolle therapeutischer Richtlinien ermöglichen. Die Mortalität ist hierbei allerdings nicht die einzige Basis für die Bewertung der Versorgung des kritisch Kranken. Der Aufnahmebefund eines Patienten ist von mindestens genauso entscheidender Bedeutung [254, 255, 256, 265].

Das Datenhaltungssystem bietet durch seinen problembezogenen Textvorrat die Voraussetzung für eine automatische Textverarbeitung.

Die vollautomatische Briefgenerierung durch das Reportsystem IABSYS stellt dem nachbehandelnden Arzt den Befundbericht schneller zur Verfügung und ist aufgrund der Entlastung des medizinischen Schreibpersonals eine wirtschaftliche Lösung. Gleichzeitig resultiert aus der sofortigen Information des nachbehandelnden Arztes eine Verbesserung der Kommunikation zwischen den Stationsärzten und den Ärzten der übrigen Abteilungen des Klinikums.

Die Berechnung verschiedener Parameter von Gasaustausch und Hämodynamik sind, manuell durchgeführt, sehr aufwendige Rechenoperationen. Durch den Einsatz des Programmsystems JOROOT werden diese Berechnungen in der Praxis routinemäßig möglich. Eine Meßwertverknüpfung ist durch variable graphische Präsentation einschließlich Gruppierung und Mittelung für die momentane Therapie und für eine spätere Auswertung von besonderem Wert. Zusammenhänge können jederzeit klar herausgearbeitet werden.

Die kontinuierliche Erfassung mittels Mikroprozessor von hämodynamischen und lungenmechanischen Vitalparametern erfolgt in breitem Umfang und mit großer Übersichtlichkeit. Die Genauigkeit und Verläßlichkeit der aufgenommenen Meßwerte werden hierbei nicht durch den Computer, sondern durch die Leistung des geeigneten Meßfühlers limitiert. Durch die Möglichkeit der Vorauswahl der Daten wird der zentrale Minirechner entlastet und die Effektivität des Systems verbessert.

Die Anwendung von Rechenanlagen macht ein vollständiges Überdenken der bisherigen Methoden der Datensammlung und -aufzeichnung notwendig. Von Arzt, Pflege- oder Schreibkräften wird die Umstellung von der gewohnten Formularvielfalt auf einige wenige, einfach aufgebaute Formen, die die wichtigen Informationen enthalten, gefordert.

Für die Intensivtherapiestation ist es wesentlich, daß die Dateneingabe schnell geht. Die Schreibarbeit darf nicht noch mehr anwachsen, da Arzt und Schwester schon jetzt einen großen Teil ihrer Zeit zur Dokumentation verwenden müssen. So findet man häufig eine Dokumentation des Krankheitsgeschehens, die eine nachträgliche Verlaufsübersicht unmöglich macht. Der Weg zu einer effektiven Auswertung der Daten und zur Forschung ist damit verschlossen. Hier muß ein Kompromiß zwischen der für die Pflege und für die Dokumentation aufgewendete Zeit gefunden werden.

Wenn auch unter der Voraussetzung einer sorgfältigen Fehlerprüfung die On-line-Datenerfassung eine erhebliche Entlastung für die Dateneingabe bedeutet, stellt sich beim Einsatz eines Computersystems für die Krankenversorgung auf der Intensivtherapiestation vielleicht mehr als in anderen Bereichen die Frage, welcher Personengruppe die Verantwortung für die Eingabe der Off-line-Daten obliegt. Die Entwicklung von Intensivtherapiestationen führte zu einer Hierarchie von ärztlichem, pflegerischem und medizinischem Assistenzpersonal. Die nichtärztlichen Mitarbeiter haben sehr viel mehr Gelegenheit, Entscheidungen zu treffen und Leistungen zur Aufrechterhaltung vitaler Funktionen zu erbringen als in anderen Bereichen eines Krankenhauses. Es kann so nicht zweifelsfrei entschieden werden, welcher Gruppe allein die Verantwortung für die Dateneingabe zukommt. Es wäre sicher vorteilhaft, dem Pflegepersonal diese Verantwortung zu übertragen, da viele Eingabedaten aus dem Pflegebereich kommen und da beim konventionellen System das Führen der Kurve dem Pflegepersonal ebenfalls obliegt. Da jedoch die umfassende pflegerische Versorgung der kritisch Kranken Hauptaufgabe der Schwester ist, sollten möglichst alle aktenführenden Tätigkeiten von ihr ferngehalten werden.

Eine Übertragung der Eingabeverantwortung auf den Arzt würde bedeuten, daß dieser dann sozusagen „spontan" umfassend informiert wäre.

Die zeitliche Mehrbelastung, die bei der Eingabe in Kauf genommen werden muß, wird dadurch gerechtfertigt, daß dem Arzt Informationen zugänglicher werden, die seine diagnostischen oder therapeutischen Tätigkeiten erleichtern [134].

Den besten Weg sehen wir in der Bedienung des Systems durch eine besonders ausgebildete Person, einer Dokumentationsassistentin. Bei ihr wird die Hauptverantwortung für diese Tätigkeit liegen. Sie kann zudem auf fehlende Daten hinweisen. Sie kann jeden an der Patientenversorgung Beteiligten von der Dokumentation entlasten und die gewünschten Daten mit Hilfe des Patientendatensystems zur Verfügung stellen. Weiterhin darf nicht übersehen werden, daß durch den Einsatz des Systems eine Verschiebung der anfallenden Arbeit resultiert. Obschon das Patientendatensystem für Pflegepersonal und Ärzte der Intensivtherapiestation eine Entlastung von Schreibarbeit und Dokumentationsaufwand bedeutet und die gewonnene Zeit unmittelbar der Krankenversorgung zugute kommt, erfordert doch der adäquate Einsatz eines computergestützen Systems neben einer Dokumentationsassistentin eine qualifizierte Persönlichkeit, welche die Aufgabe der Systemwartung, -verbesserung und der Anleitung übernimmt.

Das beschriebene Patientendatensystem ist in allen seinen Komplexen als getestet zu betrachten und läuft im Routinebetrieb. Ein „Aussteigen" der Programme auch bei fehlerhaften Eingaben wird nicht mehr beobachtet. Es darf allerdings nicht verschwiegen werden, daß die Prozeßrechneranlage nicht frei von gewissen Störungen ist, so daß, je nach Leistungsfähigkeit des Kundendienstes, ein Systemausfall von ein bis zwei Tagen toleriert werden muß. Um schwerwiegende Nachteile für den Ablauf der Intensivtherapiestation zu vermeiden, wird bis zur vollständigen physikalischen Verdoppelung der Rechenanlage die Basisdokumentation auf Tageskurven und auf vom System erstellten Listen weitergeführt. Die Eingabekapazität ist groß genug, um einen eingetretenen Rückstand kurzfristig auszugleichen.

Insgesamt betrachtet darf das seit über einem Jahr in Betrieb befindliche System wohl als leistungsfähig und zuverlässig bezeichnet werden.

Der Wert des Patientendatensystems läßt sich in folgenden Punkten zusammenfassen:

1. Die Datenerfassung ist komfortabel und erfordert keine speziellen Kenntnisse von seiten des Benutzers.
2. Eine Fülle von Daten kann übersichtlich bearbeitet werden.
3. Ein Vergleich älterer Daten mit neuen Daten ist jederzeit möglich, d. h. auch zeitliche zurückliegende Information kann in momentane Fragestellungen einfließen.
4. Statistische Aussagen bzw. komplexe numerische Analysen werden schneller möglich.
5. Aufwendige Rechenoperationen und Lösungen von Zusammenhangsfragen gehören zur täglichen Routine und verbessern entscheidend die Transparenz diagnostischer und therapeutischer Bemühungen am Patienten.

Die Technologie ist in Wirklichkeit oft nicht so genau und zuverlässig wie man annehmen möchte. Eine entscheidende Schwäche der Informationsautomation liegt gerade darin, daß sie zur Vergrößerung und Schematisierung führt. Die Speicher- und Verarbeitungskapazität mag noch so sehr gewachsen sein und immer billiger werden, sie wird niemals ganz ausreichen. Je größer der Gesamtumfang einer Datensammlung ist, desto stärker müssen die einzelnen Datensätze verkürzt werden. Setzt man trotzdem Automation ein, so werden notwendigerweise wichtige Differenzierungen unterlassen. Wer sich allein auf solche Informationssysteme verläßt, ist stets in Gefahr, ungerecht zu entscheiden, weil Besonderheiten des Einzelfalls unerkannt bleiben [36].

Ein Patientendatensystem kann sich nur dann positiv auf die Patientenversorgung auswirken, wenn es gezielt, mit der nötigen Sorgfalt und entsprechender Kritik angewendet wird.

Literatur

1. Abrahamson S, Denson JS, Wolf RM (1969) Effektiveness of a simulator in training anesthesiology residents. J Med Educ 6:515–519
2. Amaranath L, Burke P, Kruel J et al. (1978) Why monitor? In: Gravenstein JS, Newbower RS, Ream AK et al. (eds) Monitoring surgical patients in the operating room. Thomas, Springfield, pp 19–30
3. American Society of Anesthesiologists (1963) New classification of physical status. Anesthesiology 24:111
4. Apple HP (1980) Automatic noninvasive blood pressure monitors: What is available? In: Gravenstein JS (ed) Essential noninvasive monitoring in anesthesia. Grune & Stratton, New York London
5. ASA (1974) Handbook for delegates. 416-3, 2:3
6. Ashbaugh DG, Bigelow DB, Petta TC, Levine BE (1967) Acute respiratory distress on adults. Lancet II:319
7. Atlee JL (1980) Diagnosis and therapy of perioperative arrhythmias. In: Brown BR (ed) Anesthesia and the patient with heart disease. Davies, Philadelphia
8. Attia RR, Miller EV, Kitz RJ (1975) Teaching effektiveness: Evaluation of computer assisted instruction for cardiopulmonary resuscitation. Anesth Analg (Cleve) 54:308–311
9. Awasi JJ, Schmitt O (1974) Automated measurement of bioelectric impedance at very low frequencies. Comput Biomed Res 7:449
10. Bachofen H, Hobi HJ, Scherrer M (1973) Alveolararterial N_2-gradients at rat and during exercise in healthy men of different ages. J Appl Physiol 34:137
11. Baeza OR, Wagner RB, Lowery BD, Gott VL (1975) Pulmonary hyperinhalation. A form of barotrauma during mechanical ventilation. J Thorac Cardiovasc Surg 70:790
12. Barash PG, Kath JD, Gronau LH (1977) Intraoperative use and interpretation of Swan-Ganz catheter data. Yale School of Medicine, Connecticut
13. Barash PG, Chen Y, Kitahata LD, Kopriva CHJ (1980) The hemodynamic traching system: A method of data management and guide for cardiovascular therapy. Anesth Analg (Cleve) 59:169
14. Bartels H, Adolf J, Bonke S, Maurer PC (1979) Einsatz eines rechnergestützten Überwachungs- und Dokumentationssystems in der postoperativen Behandlung von Risikopatienten. Intensivbehandlung 4:99
15. Bartels H, Heinckelmann W, Maurer PC, Adolf J (1981) Komplexe Arrhythmieüberwachung als Teilfunktion eines rechnergestützten Überwachungssystems in der postoperativen Behandlung von Risikopatienten. In: Epple E, Junger H, Bleicher W, Schorer R, Apitz J, Faust U (Hrsg) Rechnergestützte Intensivpflege. Thieme, Stuttgart New York
16. Bartlett R (1979) Panel: „ARDS – Support or treatment?" The eight annual scientific and educational symposium of the society of Critical Care Medicine, San Francisco.
17. Baumann PC (1980) Die Bedeutung der hämodynamischen Überwachung in der Intensivmedizin. Schweiz Med Wochenschr 110:34
18. Beecher HK (1940) The first anesthesia records (Codman, Cushing). Surg Gynecol Obstet 71:689
19. Belleville JW, Bimar J, Lamy M, Norlander O (1975) Computers in anesthesiology and intensive care. Acta Anaesthesid Belg [Suppl] 23:241
20. Bender HJ (1981) Implementierung eines rechnergestützten Patientenüberwachungssystems. Dissertation, Universität Mannheim
21. Bender HJ, Osswald PM, Hartung HJ, Lutz H (1982) Online-Erfassung hämodynamischer und respiratorischer Größen in der Anästhesie. Anasth Intensivther Notfallmed 18:000–000

22. Bergmann H, Steinbereithner K (1980) Versuch einer quantitativen Bedarfsermittlung von Intensiv-
    pflegepersonal. Anasth Intensivmed 9:225
23. Blaisdell FW (1973) The respiratory insufficiency syndrome: Clinical and pathologic definition.
    J Trauma 13:195
24. Blaisdell FW, Lewis FR (1977) General treatment of the respiratory distress syndrome. In: Respira-
    tory distress syndrome of shock and trauma. Saunders, Philadelphia London Toronto
25. Böhm M, Höhne KH (1979) Aufbau eines Datenbanksystems nach dem Relationenmodell für die me-
    dizinische Anwendung. In: Eimeren W van, Neib A (Hrsg) Probleme einer systematischen Früherken-
    nung. Springer, Berlin Heidelberg New York (Medizinische Informatik und Statistik, Bd 15)
26. Böhner U (1979) Implementierung des Datenmodells einer Intensivstation. Diplomarbeit, Fachhoch-
    schule Heilbronn
27. Bonhoeffer K, Brückner JB (1970) Kritische Bemerkungen zum eigenen Anästhesie Dokumentations-
    system. Z Prakt Anasth 1:42
28. Borchert K, Benad G, Thierbach F, Kampehl HJ, Franke H, Bindernagel U (1972) Erfahrungen mit
    einem EDV-gerechten Dokumentationssystem in der Anästhesiologie. Zentralbl Chir 97:1616
29. Bowe RC (1980) Treatment of severe hypoxemia due to the adult respiratory distress syndrome.
    Arch Intern Med 140:85
30. Bowser MA, Hodgkin JE, Burton GG (1977) Techniques of ventilator weaning. In: Burtin GG,
    Gee GN, Hodgkin JE (eds) Respiratory care. A guide to clinical practice. Lippincott, Philadelphia
    Toronto
31. Braun G (1975) Programmierung. In: Koller S, Wagner G (Hrsg) Handbuch der medizinischen Doku-
    mentation und Datenverarbeitung. Schattauer, Stuttgart New York
32. Brimm JE, Peters RM (1977) Data handlung systems. In: Kinney JM, Bendixen H, Powers S (eds)
    Manual of surgical intensive care. Saunders, Philadelphia London Toronto
33. Brimm JE, Janson CM, Peters RM, Stern MM (1979) Computerized ICU DATA management.
    Presented at the first annual international symposium „Computers in Critical Care and Pulmonary
    Medicine", Norwalk.
34. Brückner, JB, Bonhoeffer K, Mertens W (1968) Planung und Organisation eines Anästhesie-Dokumen-
    tations-Systems mit maschineller Datenverarbeitung. Anaesthesist 17:135
35. Buchbinder N, Ganz W (1976) Hemodynamic monitoring. Anesthesiology 45:146
36. Bull HP (1980) Verwaltung ohne Verdatung. Plädoyer für ein menschliches Informationswesen.
    DIE ZEIT 45
37. Burakowskii VI, Lishchuk VA, Storozhenko IN (1978) Role of computer technology and mathe-
    matical modelling in the treatment of patients after operations on the heart. Kardiologiia 18:19
38. Cameron JS (1980) The cost of high technology. Lancet II:371
39. Campbell D, Kenney GNC, Schmulian C, Davis PD (1980) Computer assisted self assessment in
    anesthesia: A preliminary study. Anaesthesia, 35, 998
40. Chopin C, Chambrin MC, Gosselin B, Durocher A, Wattel F (1979) Un système informatisé de
    monitorage ventilatoire. Anesth Analg (Paris) 36:417
41. Chow CK, Wang SSM, Siegel JH (1979) Sequential classification of patient recovery patterns after
    coronary artery bypass graft surgery. Comput Biomed Res 12:589
42. Civetta JM (1973) The Inverte relationship between cost and survival. J Surg Res 14:265
43. Clifton JS, Ingram D, Todd-Pokropek AE, Allen LP (1976) Special purpose computer systems for
    intensive care applications. In: Payne JP, Hill DW (eds) Real time computing in patient management.
    Peregrinus, Stevenage
44. Collen MB (1970) General requirements for a medical informatic system (MIS). Comput Biomed
    Res 3:393
45. Comerchero H, Vernia M, Tivig G, Kalinsky D, Miller A (1979) SOLO: An interactive microcom-
    puter-based bedside monitor. Presented at the third annual symposium on „Computer Applications
    in Medical care", Washington
46. Conrad SA, George RB (1979) Computer assistance in assessment and management of mechanical
    ventilation. Presented at the first annual international symposium on „Computers in Critical Care
    and Pulmonary Medicine", Norwalk
47. Convoy WA, Cassels WH, Stodsky B (1948) Chicago keysort anesthesia record. Anesthesiology
    9:121

48. Cooper JB, Newbower RS, Moore JW, Trantman MS (1978) A new anaesthesia delivery system. Anesthesiology 49:310–31
49. Cox JR, Fozzard HA, Nolle FM, Oliver GC (1969) Some data transformations useful in electrocardiography. In: Stacy RW, Waxman BD (eds) Computers in biomedical research, vol III. Academic Press, New York
50. Cox JR, Nolle FM, Arthur RM (1972) Digital analysis of the electroencephalogramm, the blood pressure wave, and the electrocardiogram. Proc IEEE 60:1137
51. Crankshaw BP (1982) Computer symposium. Anaesth Intensive Care 10:183
52. Crankshaw D, Paull J (1982) Selecting a computer for your needs. Anaesth Intensive Care 10:197
53. Cullen DJ, Ferrara LC, Briggs BA, Walker PF, Gilbert J (1976) Survival, hospitalization charges and follow-up results in critically ill patients. N Engl J Med 18:982
54. Dietz: Dietz Computer Systeme. Dietz 621 Systemübersicht 3-7604-011
55. Doenicke A (1982) Klinische Pharmakologie. In: Benzer A, Frey R, Hügin W, Mayrhofer O (Hrsg) Anaesthesiologie, Intensivmedizin und Reanimatologie. Springer, Berlin Heidelberg New York
56. Dripps RD, Lamont A, Eckenhoff JE (1961) The role of anesthesia in surgical mortality. JAMA 178:261
57. Eberlein HJ (1977) Definition der Invasivität. In: Refresher course, ZAK Genève. Médecine et Hygiène, Genf
58. Ecker F, Gothier W, Katzenberger K (1976) Befunderstellung und Befunddokumentation in der Röntgenologie mit dem System „Habert". Methods Inf Med 15/III
59. Ehlers CT (1979) Datenverarbeitung im Klinikum der Georg-August-Universität Göttingen. Beschreibung des Gesamtsystems. Universität, Göttingen
60. Ehlers CT (1980) Einleitungsvortrag anläßlich der 25. Jahrestagung der GMDS. Erlangen
61. Elliot SE, Segger FJ, Osborn JJ (1966) Modified oxygen gauge for rapid measurement of pO_2 in respiratory gases. J Appl Physiol 21:1672
62. Ellsässer KH, Höske E, Offenhäuser KH (1979) KRAZTUR Technical Report Nr. 2. Heidelberg
63. Farhi LE (1966) Ventilation-perfusion relationship and its role in alveolar gas exchange. In: Caro CH (ed) Advances in respiratory physiology. Williams & Wilkins, Baltimore
64. Fassl H, Kleinheisterkamp U (1975) Anästhesiologie. In: Koller S, Wagner G (Hrsg) Handbuch der medizinischen Dokumentation und Datenverarbeitung. Schattauer, Stuttgart New York
65. Fletcher R, Jonson B (1980) Dead space analysis during different ventilator settings: Use of the single brealh test for CO_2. Symposium on „Computers in Critical Care and Pulmonary Medicine, Lund
66. Foex P, Prys-Roberts C (1975) Effect of CO_2 myocardial contractility and aortic input impedance during anesthesia. Br J Anaesth 46:669
67. Fournell A, Schwarzhoff W, Steinhoff H, Falke K (1981) Technik der blutigen arteriellen und venösen Druckmessung auf einer Wach- und Intensivstation. In: Epple E, Junger H, Bleicher W, Schorer R, Apitz J, Faust U (Hrsg) Rechnergestützte Intensivpflege. Thieme, Stuttgart New York
68. Freye E (1975) Computergesteuerte Überwachung im Operationsraum. Prakt Anasth 10:286
69. Friedman H (1979) Venous pressure. In: Friedman HH (ed) Problem – oriented medical diagnosis. Little Brown, Boston
70. Friedman RB, Gustafson DH (1977) Computers in clinical medicine, a critical review. Comp Biomed Res 10:199
71. Galla SJ, Schwarzbach R, Buccigrossi R (1969) A computer program for analysis of anesthetic records. Anesthesiology 10:565
72. Gardner RM, Clemmer TP, Morris AH (1980) Computerized medical decisionmaking – an evaluation in acute care. Symposion on „Computers in Critical Care and Pulmonary Medicine", Lund
73. Gattiker R (1982) Herz- und Gefäßchirurgie. In: Benzer H, Frey R, Hügin W, Mayrhofer O (Hrsg) Anaesthesiologie, Intensivmedizin und Reanimatologie. Springer, Berlin Heidelberg New York
74. Geisler LS, Rost HD (1972) Hyperkapnie, Pathophysiologie, Klinik und Therapie der CO_2-Retention. Thieme, Stuttgart New York
75. Gessner U (1979) Fehlerquellen bei der Berechnung von Lungen- und Herzfunktionsstörungen. Biotech Umsch 3:72
76. Giere W (1969) Zur Erfassung und Verarbeitung medizinischer Daten mittels Computer. 2. Mitteilung: Fehlerprüfung der durch das Datenerfassungs- und Speicherprogramm (DUSP) gespeicherten Daten. Methods Inf Med 8:197

77. Giere W (1971) Zur Erfassung und Verarbeitung medizinischer Daten mittels Computer. 3. Mitteilung: Das Dekodierungs- und Text-Ausgabe-Programm (DUTAP). Methods Inf Med 10:19

78. Giere W (1975) Zur Erfassung und Verarbeitung medizinischer Daten mittels Computer. 3. Mitteilung. Methods Inf Med 14

79. Giere W (1975) Projekt Datenverarbeitung in der Medizin DIPAS. Gesellschaft für Strahlen- und Umweltforschung mbH. München DVM Bericht 3

80. Giere W, Baumann H (1969) Zur Erfassung und Verarbeitung medizinischer Daten mittels Computer. 1. Mitteilung: Ein Datenerfassungs- und Speicherprogramm (DUSP) zur Dokumentation von Krankengeschichten. Methods Inf Med 8:11

81. Gilston A (1977) The effects of PEEP on arterial oxygenation. An examination of some possible mechanisms. Intensive Care Med 3:267

82. Glaeser DH, Trost RF, Brown DB (1975) A hierarchical minicomputer system for continous post surgical monitoring. Comput Biomed Res 8:336

83. Gockel HP (1974) Praktische Erfahrungen mit der programmierten Befundschreibung. EDV Med Biol 5:21

84. Görisch I (1966) Anwendung von Kerbkarten als Anästhesieprotokoll in der HNO-Heilkunde. HNO 14:15

85. Grant MB (1975) Office of Special Programs, Bureau of Health Manpower Education, National Institute of Health

86. Greisheimer EM (1965) The circulatory effects of anesthetics. In: Handbook of physiology vol III, chapt 70. Williams & Wilkins, Baltimore

87. Grossmann RF, Hew E, Aberman A (1977) Validertion of a computer program to manage patients on mechanical ventilations. Intensive Care Med 3:211

88. Hahn AE (1982) Computers in medicine: Medical decision making and informatics. Eng Med Biol (IEEE) 1:13

89. Hallen B (1973) Computerised anesthetic record-heeping. A clinical study of the preanesthetic data, the risk group and the choice of anesthetic methods. Acta Anaesthesiol Scand [Suppl] 52

90. Hamann CM (1982) Einführung in das Programmieren in LISP. De Gruyter, Berlin

91. Hartung HJ, Osswald PM, Böhner U, Lutz H (1981) Data recording and presentation in the department of anaesthesia and reanimation, Mannheim. Springer, Berlin Heidelberg New York (Lecture notes in medical informatics, vol 11)

92. Hartung HJ, Osswald PM, Böhner U, Lutz H (1981) Datenmodell in der Anästhesie am Klinikum Mannheim. Anasthesiol Intensivmed 5:141

93. Hartung HJ, Bender HJ, Osswald PM, Lutz H (1982) Continuous surveillance of vital parameters during anesthesia. Presented at the international symposium on „Computing in Anesthesia", Los Angeles

94. Hartung HJ, Osswald PM, Tolksdorf W, Bender HJ, Lutz H (1982) Häufigkeit der Nebenwirkungen bei 4042 Plexusanästhesien: Eine computergestützte Auswertung. Anasth Intensivther Notfallmed 17:35

95. Hartung HJ, Osswald PM, Lutz H (1982) Computergestützte Auswertung intraoperativer Komplikationen während Intubationsnarkosen, Spinal- und Periduralanästhesie. Anaesthesist 31:6

96. Hengstler I (1980) Entwurf und Implementierung eines Arztbriefsystems für eine operative Intensivstation. Diplomarbeit. Fachhochschule Heilbronn

97. Hilberman M, Osborn JJ (1976) Monitoring of the patient in shock. In: Ledingham IMcA (ed) Shock, clinical and experimental aspects. Excerpta Medica, Amsterdam Oxford New York, American Elevier, New York

98. Hildebrand PO, Lutz H, Hildebrand F, Klose R, Peter K (1975) Mehrzweckmodell eines Markierungsbelegs für anästhesiologische Befunddokumentation. In: Bergmann H Intensivtherapie. Springer, Berlin Heidelberg New York (Anaesthesiologie und Wiederbelebung, Bd 94)

99. Hill DW (1982) The computer in anaesthesia. A cautionary note. Anaesth Intensive Care 10:203

100. Hooper R (1977) The National Development Programme in computer assisted learning. Council for Education in Technology, London

101. Hossli G (1977) Ethische Überlegungen – Coreferat. In: Refresher Course, ZAK Genève. Médecine et Hygiène, Genf

102. Hur D, Gravenstein JS (1979) Is EEG monitoring in the operating room cost effective? Biotelem Patient Monit 6 4:200

103. Immich H (1970) Problematik der Dokumentation in der Anästhesiologie. Z Prakt Anasth 1:1

104. Jacobitz K, Bogenstaetter P (1974) Genaue Beschreibung des FTSS (Free Text Synthesis System). Methods Inf Med 13

105. Janik DS, Swarner DW, Henriksen KM, Wyman ML (1978) A computerized single entry system for recording and reporting data on high risk newborn Infants. J Pediatr 93:519

106. Janik DS, Swarner DW, Henriksen KM, Wyman ML (1979) Computerized newborn intensive care data recording and reporting. II. An online system. J Pediatr 94

107. Janson CM, Brimm JE, Peters RM (1979) Instrumentation and automation of an ICU respiratory testing system. Presented at the first annual international symposium „Computers in Critical Care and Pulmonary Medicine", Norwalk

108. Jensch P, Meyer J, Ameling W, Effert S (1975) Systematische Fehler bei der Verwendung verschiedener numerischer Methoden zur Analyse von Drucksignalen. Biomed Tech 20 (Berlin)

109. Jester HG, Imhof G (1974) Programmierte Textverarbeitung in der Medizin. IBM Nachr 222:292

110. Joly H, Troller J, Weill MH, Shubin H (1971) Real time entry and display of clinical data in an intensive care unit. In: Wagner G (ed) Methods of information in medicine, vol 10, No 3. Springer, Berlin Heidelberg New York

111. Jonson B, Nordström L, Olsson SG, Akerback D (1975) Monitoring of ventilation and lung mechanics during automatic ventilation. A new device. Bull Physio Pathol Respir 11:729

112. Junger H, Deyk K, Epple E, Koop M, Schorer R (1980) New aspects in monitoring of polytraumatized patients on a computer assisted ICU. Presented at the second international symposium „Computers in Critical Care and Pulmonary Medicine", Lund.

113. Kalenda Z (1975) Capnography: A sensitive method of early detection of air embolism. Acta Anaesthesiol Belg 45:78

114. Kammestiess R, Dinkloh HG, Müller M (1980) Entscheidungstabellentechnik als Mittel der Verständigung zwischen Medizinern und Systemanalytikern. Informatik Spektrum 3/1979

115. Kelman GR (1977) Applied cardiovascular physiology. Butterworths, London Boston

116. Kenney GNC (1979) Programmable calculator: A program for use in the intensive care unit. Br J Anaesth 51:793–796

117. Kenney GNC, Schmulian C (1979) Computer assisted learning in the teaching of anaesthesia. Anaesthesia 34:159

118. Keys THE (1968) Die Geschichte der chirurgischen Anästhesie. Springer, Berlin Heidelberg New York

119. Kieninger E (1980) Mikroprozessorsystem zur Erfassung und Darstellung von Vitalparametern mechanisch beatmeter Patienten. Diplomarbeit, Fachhochschule Heilbronn

120. Gestrichen

121. Killian H (1927) Experimentelle Narkosestudien. Arch Klin Chir 147:503

122. Killian H, Weese H (1954) Die Narkose. Thieme, Stuttgart

123. Kinney JM, Bendicen HH, Powers SR (1977) Manual of surgical intensive care by the committee on pre- and postoperative care. Saunders, Philadelphia London Toronto

124. Kirk BW (1978) Respiratory monitoring. In: Weil MH, Da Luz PL (eds) Critical care medicine manual. Springer, Berlin Heidelberg New York

125. Klain MM, Finestone SC (1980) Computerized cardiopulmonary monitoring in the operating rooms. Symposium on „Computers in Critical Care and Pulmonary Medicine", Lund.

126. Klaus G (1969) Kybernetik und Erkenntnistheorie. Deutscher Verlag der Wissenschaften, Berlin

127. Kleinheisterkamp U, Fassl H (1970) Erfahrungen mit dem anästhesiologischen Dokumentationssystem der Universitätskliniken Mainz. Z Prakt Anästh 1:38

128. Klingman J, Pipberger HU (1968) Computer classification of electrocardiograms. Comput Biomed Res 1:1

129. Klose R (1975) Veränderungen der Atemmechanik und Blutgase bei maschineller Langzeitbeatmung. Habilitationsschrift, Universität Mannheim

130. Klose R, Lutz H (1980) Postoperative Überwachung und Therapie. In: Zenker R, Deucher F, Schalk W (Hrsg) Chirurgie der Gegenwart, Bd I. Urban & Schwarzenberg, München Wien Baltimore

131. Kodlin D, Standish J (1971) A response time model for drug surveillance. Comput Biomed Res 4:620

132. Köhler CO (1973) Integriertes Krankenhausinformationssystem. Zielsetzung und Rahmenmodell. Heim, Meisenheim

133. Köhler CO, Wagner G, Wolber U (1979) Computer assisted writing of medical reports. Methods Inf Med 18/II:98

134. Koeppe P (1971) Zum Problem der EDV-gerechten Erfassung medizinischer Befunde. Methods Inf Med 1:25
135. Köppen R (1975) Erfahrungen mit unserem dokumentationsgerechten Anästhesieprotokoll. In: Bergmann H (Hrsg) Intensivtherapie. Springer, Berlin Heidelberg New York (Anästhesiologie und Wiederbelebung, Bd 94)
136. Köppen R, Bonhoeffer K (1972) Ein neues datenverarbeitungsgerechtes Anästhesieprotokoll. In: Danzmann E (Hrsg) V. Symposium Anäesthesiologicae Internationale, vol 1. Berlin Buch, Berlin
137. Koffer EP, Kamarek D, Kuzemi H, et al. (1973) Computer interpretation of ventilatory studies. Comput Biomed Res 6:347
138. Kontron Medical (1980) DPS 100, Datenverarbeitungssystem für Intensivüberwachung. Roche Medical Systems, Basel
139. Krauth J, Lienert GA (1973) KFA. Die Konfigurationsanalyse. Freiburg München
140. Krier C, Wiedemann K (1978) Luftembolie. Prakt Anasth 13:386
141. Künkel H (1976) Quantitative EEG Analyse und klinische Diagnostik, Stand und Perspektiven. In: Schneider B, Schönenberger R (Hrsg) Datenverarbeitung im Gesundheitswesen. Springer, Berlin Heidelberg New York
142. Kulinowsky C (1980) Artificial intelligence. Methods and systems for medical consultation. IEEE Trans PAMI, PAMI 2:464–476
143. Kumar A, Falke KJ, Geffin B, Aldredge CF, Laver MB, Lowenstein E, Pontoppidan H (1970) Contineous positive pressure ventilation in acute respiratory failure. Effects on hemodynamics and lung function. N Engl J Med 283:1430
144. Kunz JC, Fallat RJ, McClung DH, Osborn JJ (1980) Automated interpretation of pulmonary function test results. In: Nair S (ed) Computers in critical care and pulmonary medicine. Plenum, New York
145. Kunze I (1977) Rechnergestützte Patientenüberwachung in der Anästhesie und Intensivtherapie am Beispiel des Institutes für Anästhesiologie und Reanimation der Städt. Krankenanstalten Mannheim. Diplomarbeit, Fachhochschule Heilbronn
146. Laeser S (1974) Programmierte Befundung mit RADIAR (Oude Delft). Radiologe 14:335
147. Lange HJ (1979) Förderungsvorhaben des Institutes für Medizinische Datenverarbeitung. In: Schneider B, Schönenberger R (Hrsg) Datenverarbeitung im Gesundheitswesen. Springer, Berlin Heidelberg New York
148. Larson EB (1981) New Technology in radiology. AJR 136:838
149. Lauwers P, Ferdinande P, van de Walle J (1978) Computers assisted monitoring in intensive medicine. Acta Anaesthesiol Belg 29:184
150. Lawin P, Scherer R (1980) Risikoerfassung und Risikominderung in der Intensivmedizin. In: Lawin P, Wendt M (Hrsg) Aktuelle Probleme der Intensivbehandlung II INA Bd 17. Thieme, Stuttgart
151. Lejhanec J, Lempert J, Mayrhofer O, Novak G (1972) Erfahrungen und Probleme mit einer computergerechten Datenerfassung. Anaesthesist 21:496
152. Lincoln TL, Korpman RA (1980) Computers, health care, and medical information science. Science 210:257
153. Lozman J, Powers SR, Older T (1974) Correlation of pulmonary pressures wedge and left arterial pressures. Arch Surg 109:270
154. Luff NP, White DC (1981) Evaluation of the EMMA anaesthetic gas monitor. Br J Anaesth 53:1102
155. Lustig IJ, Parrish JN, Augenstein J, Civetta JM, Rodman GA, Laruthers TE (1981) Clinical experience with a minicomputer based data management system in surgical intensive care. 3. Intern. Symposium „Computers in Critical Care and Pulmonary Medicine", Norwalk (USA) Abstract-Band
156. Lutch JS, Murray BF (1972) Continous positive pressure ventilation: Effects on systemic oxygen transport and tissue oxygenation. Am Intern Med 76:193
157. Lutz H (1970) Direkte maschinelle Datenerfassung und Datenverarbeitung mit Markierungsbelegen und Markierungslesern. Z Prakt Anästh 5:45
158. Lutz H (1970) Direkte maschinelle Datenerfassung und Datenverarbeitung mit Markierungsbelegen und Markierungslesern. Z Prakt Anästh 5:45
159. Lutz H (1976) Jahresbericht des Instituts für Anästhesiologie in Mannheim
160. Lutz H (1977) Einsatz eines Patientendatensystems für Anästhesie und Intensivtherapie am Klinikum Mannheim. DFG-Antrag

161. Lutz H (1978) Dokumentation von Intensivbehandlungsmaßnahmen. In: Lawin P, Morr-Strathmann U (Hrsg) Aktuelle Probleme der Intensivbehandlung 1 INA vol 12. Thieme, Stuttgart
162. Lutz H (1982) Dokumentation. In: Benzer H, Frey R, Hügin W, Mayrhofer O (Hrsg) Lehrbuch der Anästhesiologie, Reanimation und Intensivtherapie, 5. Aufl. Springer, Berlin Heidelberg New York
163. Lutz H, Beimel R (1970) Anästhesiedokumentation mit der Randlochkarte. Z Prakt Anästh 1:28
164. Lutz H, Hildebrand PO (1972) Anästhesiologische Befunddokumentation mit Markierungsbelegen: Erfahrungen nach zweijähriger Verwendung. Anaesthesist 21:292
165. Lutz H, Kunze I (1980) Autonome rechnergestützte Anästhesiedokumentation. Anasth Intensivther Notfallmed 15:494
166. Lutz H, Peter K (1973) Das Risiko der Anästhesie unter operativen Bedingungen. Langenbecks Arch Chir 334:671
167. Lutz H, Stoeckel H (1969) Physiologie und Pathophysiologie des zentralen Venendruckes. In: Just OH, Zindler M (Hrsg) Venendruckmessung. Springer, Berlin Heidelberg New York (Anästhesiologie und Wiederbelebung, Bd 34)
168. Lutz H, Peter K, Ahlborn E, Winnewisser U (1970) Erster Erfahrungsbericht über den praktischen Einsatz des neuentwickelten Anästhesieprotokolls „Mannheim" zur maschinellen Datenverarbeitung. Anasthesiol Inf 11:2
169. Lutz H, Klose R, Peter K (1976) Die Problematik der präoperativen Risikoeinstufung. Anasthesiol Inf 17:342
170. Mapleson WW (1971) The use of analogs in the teaching of the pharmacokinetics of the inhalation anaesthetic agents. Int Anesthesiol Clin 9:65–97
171. McIntyre JWR (1980) Computer-aided instruction as part of an undergraduate programme in anaesthesia. Can Anaesth Soc J 27:68–73
172. Melborn JM, Legler WK, Clark GM (1979) Current attitudes of medical personals towards computer. Comput Biomed Res 12:327.
173. Menn SJ, Barnett GO, Schmechel D (1973) A computer program to assist in the care of acute respiratory failure. JAMA 223:308
174. Mitchell MM, Meathe EA, Ozaki GT, Saidman LJ (1979) Application of computer technology to intraoperative patient monitoring. Anesthesiology 51:334
175. Möhr JR (1979) Medizinische EDV-Anwendungen. Vorlesungsscriptum, Fachhochschule Heilbronn
176. Moore FD (1971) Posttraumatic pulmonary insufficiency. In: Hardy JD (ed) Critical surgical illness. Saunders, Philadelphia London Toronto
177. Morrison MC (1979) Respiratory intensive care nursing. Little Brown, Boston
178. Müller C (1967) Anästhesiologische Probleme bei kardialen Eingriffen. In: Anaesthesie in der Gefäß- u. Herzchirurgie. Springer, Berlin Heidelberg New York (Anaesthesiologie und Wiederbelebung, Bd 20)
179. Müller J, Preston TD, Dann PE, Bailey JS, Tobin G (1978) Charting microcomputers in a postoperative cardiothoracic ICU. Nurs Times 74:1423
180. Niswander KR, Gordon M (1972) The women and their pregnancies. Saunders, Philadelphia London Toronto
181. Norlander OP (1973) Patientendatensystem für Operation und Intensivpflege. Chirurg 44:445
182. Nosworthy M (1943) Method of keeping anesthetic records and assessing results Br J Anaesth 17:160
183. Nunn JF (1969) Applied respiratory physiology with special reference to anaesthesia. Butterworths, London Boston
184. Nunn JF (1980) The effects of anaesthesia on respiration. In: Gray TC, Nunn JF, Utting JE (eds) General anaesthesia, vol 1. Butterworths, London Boston
185. Oberle T (1981) Realisierung einer rechnergestützten Systematik für Entscheidungsprobleme in der Intensivtherapie. Diplomarbeit, Fachhochschule Heilbronn
186. Oh TF, Cameron PD (1982) Bedside computer programs in the intensive care unit. Anaesth Intensive Care 10:217
187. Olsson SG (1980) Clinical studies of gas exchange during ventilatory support – A method using the Siemens-Elema CO_2-Analyser. Br J Anaesth 2:491
188. Opderbecke HW (1981) Der Verantwortungsbereich des Anästhesisten. In: Opderbecke HW, Weißauer W (Hrsg) Forensische Probleme in der Anästhesiologie. Perimed, Erlangen
189. Osborn JJ (1978) A flow meter for respiratory monitoring. Crit Care Med 6:349

190. Osborn JJ, Beaumont JO, Raison JCA, Abbott RP (1961) Computation for quantitative on-line measurements in an intensive care ward. In: Stacy RW, Waxman BD (eds) Computers in biomedical research, vol III. Academic Press, New York

191. Osborn JJ, Beaumont JO, Raison JCA, et al. (1968) Measurement and monitoring of acutely ill patients by digital computer. Surgery 64:1058

192. Osborn JJ, Elliot SE, Segger FJ, Gerbode F (1969) Continous measurement of lung mechanics and gas exchange in the critically ill. Med Res Eng 8:19

193. Osswald PM (1981) Separate Analyse zur Habilitationsschrift (unveröffentlicht)

194. Osswald PM, Bender HJ, Hartung HJ, Klose R, Lutz H (1980) A computer system for the respiratory intensive care unit. Presented at the second international symposium „Computers in Critical Care and Pulmonary Medicine", Lund.

195. Osswald PM, Bender HJ, Hartung HJ, Klose R, Lutz H (1980) Datensystem für Beatmungspatienten. Anasth Intensivther Notfallmed 15:501

196. Osswald PM, Böhner U, Hartung HJ, Bender HJ, Lutz H (1980) Computer based documentations system in the intensive care unit. Presented at the second international symposium „Computers in Critical Care and Pulmonary Medicine", Lund.

197. Osswald PM, Böhner U, Bender HJ, Hartung HJ, Krayl H (1980) Implementierung eines Datenmodells auf einer operativen Intensivstation. Intensivmedizin 17:215

198. Osswald PM, Hartung HJ, Klose R, Spier R (1980) Die Wirkung von verlängerter Inspirationszeit und PEEP auf die Compliance und den Gasaustausch bei der mechanischen Ventilation. Anasthesist 30:71

199. Osswald PM, Hartung HJ, Klose R, Spier R (1980) Die Wirkung von verlängerter Inspirationszeit und PEEP auf die Compliance und den Gasaustausch bei der mechanischen Ventilation. Vortrag anläßlich des XVI. Zentraleuropäischen Anästhesiekongresses, Innsbruck

200. Osswald PM, Bender HJ, Hartung HJ, Klose R, Lutz H (1981) Data system for patients requiring artificial ventilation. Crit Care Med 3:268

201. Pattison WJ (1975) End-tidal carbon dioxide levels in the early detection of air embolism. Anaesth Intensive Care 3:58

202. Paulsen AW, Frazier WT, Harbort RA, Hartung KJ (1980) Computer aided monitoring for the anesthesist. 2. Intern. Symposium „Computers in Critical Care and Pulmonary Medicine", Lund

203. Peter K (1978) Die Sicherstellung von Atmung und Kreislauf beim polytraumatisierten Patienten. Chirurg 49:601

204. Peters RM, Hilberman M (1971) Respiratory insufficiency: Diagnosis and control of therapy. Surgery 2:280

205. Peters RM, Brimm JE, Janson CM (1979) Clinical basis und use of an automated ICU testing system. Presented at the first annual international symposium „Computers in Critical Care and Pulmonary Medicine", Norwalk

206. Petterson SO, Seeman T, Wahlberger K, William-Olsson G, Akerhammar E, Öberg PE (1975) The computer in the hospital service, clinically oriented information system. Östra Hospital, Gothenburg

207. Pirtkien R, Giere W (1971) Computereinsatz in der Medizin. Diagnostik mit Datenverarbeitung. Thieme, Stuttgart

208. Pitule H (1976) Zum Operations- und Narkoserisiko. Dissertationsschrift, Universität Mannheim

209. Pöppl SJ (1979) Mustererkennung. Vorlesungsscriptum, Fachhochschule Heilbronn

210. Pontoppidan H, Browne DRG (1978) Weaning from mechanical ventialtion. In: Weil MH, DaLuz PC (eds) Critical care medicine manual. Springer, Berlin Heidelberg New York

211. Pontoppidan H, Laver MB, Geffin B (1970) Acute respiratory failure in the surgical patient. Adv Surg 4:163

212. Pontoppidan H, Geffin B, Lowenstein E (1973) Acute respiratory failure in the adults. Little Brown, Boston

213. Pontoppidan H, Wilson RS, Rie MA, Schneider RC (1977) Respiratory intensive care. Anesthesiology 47:96

214. Powers SR, Dutton R (1979) Correlation of positive end-expiratory pressure in ventricular function in dogs. Am J Physiol 236:534

215. Powers SR, Mannaz R, Nellerio M, et al. (1973) Physiologic consequences of positive end-expiratory pressure (PEEP) ventilation. Am Surg 178:265

216. Prakash O, Jonson B, Meij S (1977) Criteria for early extubation after intracardiac surgery in adults. Anesth Analg (Cleve) 57:703

217. Prakash O, Meij S, Borden B v. d. (1980) Monitoring of airway and compliance before and after cardiopulmonary bypass with total haemodilution. Presented at the second international symposium „Computer in Critical Care and Pulmonary Medicine", Lund
218. Prakash O, Meij S, Zeelenberg C, Borden B v. d. (1982) Computer-based patient monitoring. Crit Care Med 10/12
219. Pringl M, Dennis J, Hutton A (1982) Computerisation – the choice. Br Med J 284:165–168
220. Proppe A (1964) Die ärztliche Aufgabe und die Dokumentation. Methods Inf Med 3:10
221. Rader C, Taylor W, Hansen D (1981) A distributed microprocessor respiratory intensive care monitoring system with mass spectrometer proximal flowmeter and airway pressure transducer. 3. Intern. Symposium „Computers in Critical Care and Pulmonary Medicine", Norwalk
222. Randow T von (1979) So funktioniert der Mikroprotz. ZEIT 24
223. Rattenborg CC, Buccine R, Kestner J, Mikula R (1980) Ventilator surveillance – Routine application and quality control. In: Nair S (ed) Computers in critical care and pulmonary medicine. Plenum, New York London
224. Reekie D, Robertson JW, Lennox B (1975) The use of an independent network of semi-intelligent terminals for input to a hospital computer system. Health Bull (Edinb) 33:214
225. Reggia JA (1982) Computers in medicine: Systems support, not replace people. IEEE Eng Med Biol 1:24
226. Reiber W (1966) Einfaches Dokumentationsverfahren für Anaesthesie und Chirurgie. Anaesthesist 15:297
227. Reichertz PL (1975) Datenbanken und Informationssysteme. In: Koller S, Wagner G (Hrsg) Handbuch der medizinischen Dokumentation und Datenverarbeitung. Schattauer, Stuttgart New York
228. Reichertz PL (1976) Form und Kriterien einer zeitgerechten Datenverarbeitung im Dialog. In: Wagner G, Koehler CO (Hrsg) Interaktive Datenverarbeitung in der Medizin. Mensch – Maschine – Dialog. Schattauer, Stuttgart
229. Renkes-Hegendörfer U (1975) Anwendbarkeit der Systemanalyse zur Verminderung des Narkoserisikos. Anaesthesist 24:189
230. Ribbe T, Hallén B, Linnarsson D, Nygren G, Norlander O (1980) Data log system for monitoring during anaesthesia. 2. Intern. Symposium „Computers in Critical Care and Pulmonary Medicine", Lund
231. Rinecker H (1979) Überwachung der Atmung und Regelung der Beatmung. Vortrag anläßlich des Symposiums „Computereinsatz in der Intensivpflege", Tübingen
232. Roessler P, Lambert TF (1982) One year's evaluation of a system of online computerisation of anaesthetic records using a computer bureau. Anaesth Intensive Care 10:208
233. Roettger P, Reul H, Klein J, Summer H (1969) Die vollautomatische Dokumentation und statistische Auswertung pathologisch-anatomischer Befundberichte. Methods Inf Med 8:19
234. Rosin O, Elfström J, Holmgren H, Hägglund S, Wiggerts O (1981) Implementing feedback and tuning facilities in a system for patient management simulations. Springer, Berlin Heidelberg New York (Lecture notes in medical informatics, vol 11)
235. Sachs L (1974) Angewandte Statistik. Springer, Berlin Heidelberg New York
236. Saklad M (1940) A method for the collection and tabulation of anesthesia data. Anesth Analg (Cleve) 19:184
237. Saklat H (1974) Elektronische Patientenüberwachung in der internistischen Intensivpflege Station des Kreiskrankenhauses Herford. Röntgenstrahlen 30
238. Schiele-Luftmann K (1972) Arztgerechte Datenausgabe. In: Fuch G, Wagner G (Hrsg) Krankenhausinformationssysteme. Erstrebtes und Erreichtes. Schattauer, Stuttgart
239. Schillings H (1981) Der Rechner als Hilfsmittel zur klinischen Verlaufsdokumentation. Computergestützte Fieberkurvenschreibung im Göttinger Informationssystem für Intensivpflege. Vortrag anläßlich des 2. Tübinger Symposiums über Rechnergestützte Intensivpflege, Tübingen
240. Schillings H, Scharnberg B, Sabean RM, Ehlers CTH (1977) Patientenüberwachung mit Mikrorechnern. Ein neuer Weg des Monitorings? Vortrag anläßlich der 22. GMDS-Jahrestagung, Göttingen
241. Schillings H, Scharnberg B, Sabean RM, Ehlers CTH (1978) Ein neues Konzept computergestützter Schwerkrankenüberwachung. Göttinger Informationssystem für Intensivpflege (GISI). Methods Inf Med 17:173
242. Schorer R, Göring R (1967) Veränderung des Herzzeitvolumens durch Halothannarkose und durch Neuroleptanalgesie. Z Prakt Anasth 5:335

243. Schorer R, Foerster G von (1968) Der Effekt einer Propanidid- und Methoxyfluran Anaesthesie auf das HZV. Z Prakt Anasth 6:431

244. Scragg G (1976) Semantic nets as memory models. In: Charniak E (ed) Computional semantics. Wilks, Amsterdam Oxford New York

245. Seigel JH, Farrell EJ, Miller M, et al. (1973) Cardiorespiratory interactions ad determinants of survival and the need for respiratory support in human shock states. J Trauma 13:602

246. Shabot MM, Shoemaker WC, State D (1977) Rapid bedside computation of cardiorespiratory variables with a programmable calculator. Crit Care Med 5:105

247. Shapiro HM (1977) Physiologic and pharmacologic regulation of cerebral blood flow. Refresher Courses Anesthesiol 5:161

248. Sheppard LC, Kouchoukos NT (1977) Automation of measurements and interventions in the systematic care of postoperative cardiac surgical patients. Med Instrum 11:296

249. Sheppard LC, Kouchoukos NT, Shotts JF (1975) Regulation of mean arterial pressure by computer control of vasoactive agents, in postoperative patients. In: Computers in cardiology (IEEE). Comp Soc, Long Beach Ca.

250. Shortliffe EH (1976) Computer-based medical consultations: MYCIN. Elsevier, New York

251. Shortliffe EH, Buchanan BG, Feigenbaum EA (1979) Knowledge engineering for medical decision making. A review of computer-based, clinical decision aids. Proc IEEE 67:1207—1224

252. Shubin H, Weil MH, Palley N (1972) Computer surveillance of the seriously in patient. J Aboc Adv Med Instrum 6:48

253. Shubin H, Weil MH, Afifi AA (1974) Selection of hemodynamic, respiratory and metabolic variables for evaluation of patients in shock. Crit Care Med 2:326

254. Siegel JH, Goldwyn RM, Friedman HP (1971) Pattern and process in the evolution of human septic shock. Surgery 70:232

255. Siegel JH, Farrell EJ, Miller M (1973) Cardiorespiratory interaction as determinants of survival and the need for respiratory support in human shock states. J Trauma 13:602

256. Siemens Elema Betriebsanleitung Servo Ventilator 900 B

257. Siemens Elema Betriebsanleitung zu Lung Mechanics Calculator 940 CO_2 Analyzer 930

258. Siepmann HP (1979) Zur Herzwirkung von Inhalationsanaesthetika. Springer, Berlin Heidelberg New York (Anästhesiologie und Intensivmedizin, Bd 121)

259. Simon-System (1980) Systembeschreibung der Firma Siemens.

260. Skillman JJ, Bushnell LS (1975) Organization and management of an intensive care unit. In: Skillman JJ (ed) Intensive care. Little Brown, Boston

261. Smith U, Caspar K, Worth G, Schilling HJ (1975) Konzept eines klinischen Kommunikationssystems und Voraussetzungen seiner. DVM-Bericht. Gesellschaft für Strahlen- und Umweltforschung, Neuherberg

262. Smithies AP (1982) So you want to buy a computer? The Australian Computer Bulletin, February, 15—18

263. Sondak N, Kavaler F (eds) (1980) Computers in medical administration. Artech, Dedham

264. Stacy RW (1964) The comprehensive patient monitoring concept. In: Stacy RW, Wayman BD (eds) Computers in biomedical research, vol III. Academic Press, New York

265. Stafford T, Miller A, Payne J (1980) System design for the new generation of intensive care data management computers. Presented at the second international symposium „Computers in Critical Care and Pulmonary Medicine", Lund

266. Stange K (1977) Bayes Verfahren. Springer, Berlin Heidelberg New York

267. Steinhausen D, Langer K (1977) Clusteranalyse. Springer, Berlin Heidelberg New York

268. Stenson RE, Cronse L, Henry WJ, et al. (1964) A time-shared digital computer system for on-line analysis of cardiac catheterization data. Comput Biomed Res 1:605

269. Suter PM, Fairley HB, Isenberg MD (1975) Optimum end-expiratory airway pressure in patients with acute pulmonary failure. N Engl J Med 292:284

270. Suter PM, Fairley HB, Isenberg MD (1978) Effect of tidal volume and positive endexpiratory pressure in compliance during mechanical ventilation. Chest 73:158

271. Swan HJC, Ganz W, Forrester J, Marcus H, Diamond G, Chonette D (1970) Catheterization of the heart in man with the use of a flow-directed ballon-tipped catheter. N Engl J Med 283:447

272. Tandem (1976) Broschüre der Firma Tandem, Augsburg

273. Tantum KR, Dripps RD (1971) Clinical application of continous monitoring of respiratory failure. Annu Rev Med 22:304
274. Theye RA, Milde JM, Michenfelder JO (1966) Effects of hypocapnia on cardiac output during anaesthesia. Anesthesiology 27:778
275. Turnbull KW, Fancourt-Smith PF, Banting GC (1980) Death within 48 hours of anesthesia at the Vancouver General Hospital. Can Anaesth Soc J 27:160
276. Turney SZ (1981) Computerized multibed respiratory monitoring. 3. Intern. Symposium „Computers in Critical Care and Pulmonary Medicine", Norwalk
277. US-Department of Health, Education, and Welfare. Public Health Services and Mental Health Administration: National Center for Health Services Research and Development (1973) Evaluation of computer based monitoring systems, appendices A–E, vol I, summary. Little, Washington
278. Wagner G, Kohler CO (1976) Interaktive Datenverarbeitung in der Medizin. Mensch – Maschine – Dialog. Schattauer, Stuttgart
279. Wawersik J (1970) Datenverarbeitung in der Anästhesie am Beispiel eines dokumentationsgerechten Narkoseprotokolls. Z Prakt Anasth 1:27
280. Wawersik J, Koehler C, Bock B von (1972) Datenauswahl und praktische Durchführung einer anästhesiologischen Basisdokumentation. Z Prakt Anasth 7:14
281. Weed LL (1968) Medical records that guide and teach. N Engl J Med 11:278
282. Weed LL (1978) Das problemorientierte Krankenblatt. Schattauer, Stuttgart
283. Weil MH, Shubin H, Rand WM (1966) Experience with a digital computer for study and improved management of the critically ill. JAMA 198:147
284. Werner J, Graener R (1980) Data acquisition and processing in medicine: Contribution of the microprocessor. Methods Inf Med 19:69
285. West JB, Wagner PD (1977) Pulmonary gas exchange. In: West JB (ed) Bioengineering of the lung. Dekker, New York Basel
286. Westenskow DR, Jordan WS, Ohlson KB (1980) Feedback controlled ventilation. 2. Intern. Symposium „Computers in Critical Care and Pulmonary Medicine", Lund
287. Westermann KW (1977) Grenzen moderner Invasiv-Diagnostik XVIII: Rechtsherzkatheterisierung. Diagnostik 10:259
288. Whitesell R, Jablonski J, Burgos L (1979) Microprocessor automation of anesthesia records. Anesthesiology 51:333
289. Wiedemann K, Hamer J (1982) Zur Behandlung des Schädel-Hirn-Traumas. Anasthesiol Intensivmed 23:15
290. Wilson RS (1976) Monitoring the lung: Mechanics and volume. Anesthesiology 45:135
291. Wingert F (1979) Medizinische Informatik. In: Leitfäden der angewandten Informatik. Teubner, Stuttgart
292. Winter PM, Smith G (1972) The toxicity of oxygen. Anesthesiology 37:210
293. Wolff G, Dittmann M, Frede KE (1978) Klinische Versorgung des Polytraumatisierten. Chirurg 49:737
294. Wolff G, Dittmann M, Frede KE, Buchmann B, Skarvan K, Rittmann WW (1980) Hämodynamische Veränderungen. In: Wolff G, Keller R, Suter PM (Hrsg) ARDS, Akutes Atemnotsyndrom des Erwachsenen. Springer, Berlin Heidelberg New York
295. Wolf M, Bleicher W, Budwig G, Frey R, Fiderer F, Faust U (1981) Möglichkeiten der Artefaktunterdrückung. 2. Tübinger Symposium über Rechnergestützte Intensivpflege, März 1981. Abstracta.
296. Zeelenberg C, Hoave MR (1981) Herzrhythmus Überwachung. In: Epple E, Junger H, Bleicher W, Schorer R, Apitz J, Faust U (Hrsg) Rechnergestützte Intensivpflege. Thieme, Stuttgart New York
297. Zeelenberg C, Miller AC, Hagemeijer F, Krauss XH, Immink A, Hagenholtz PG (1974) Three years of experience with an operational system for intensive care monitoring. Thoraxcenter Medical Faculty and University Hospital, Rotterdam

Sachverzeichnis

MEDICAL SCHOOL DIDN'T PREPARE YOU FOR THE PRACTICE OF COMPUTERS

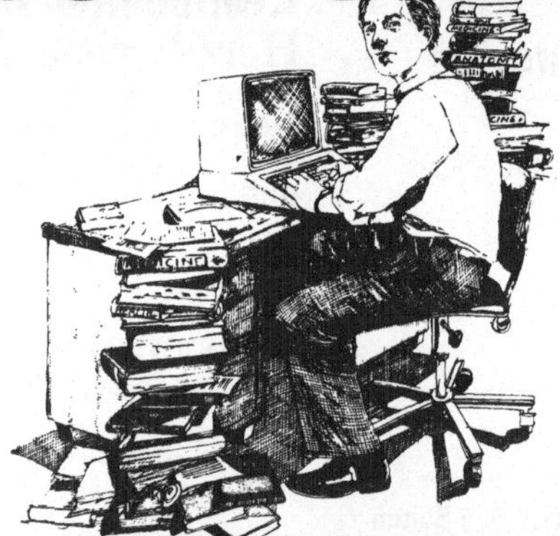

THAT'S THE REASON FOR M.D. COMPUTING

Medical practice and computer technology go hand-in-hand.

That partnership means progress in patient care –

- Improved diagnostic capabilities
- Enhanced monitoring potential
- Expanded access to current research
- Extended availability of educational materials

That partnership means progress in practice management –

- Greater efficiency in managing patient data
- Increased flexibility in business procedures
- More versatility in practice analysis
- Greater access to financial data

M.D. COMPUTING helps make your computer a partner in the practice of good medicine. It's the professional journal that keeps pace with the needs of your practice. That's because M.D. COMPUTING is written by physicians ... for the physician of today.

For subscription information or a free sample copy please write to
Springer-Verlag
Wissenschaftliche Information
Tiergartenstraße 17
D-6900 Heidelberg

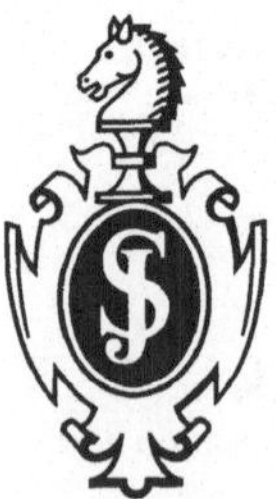

Springer International